新入职卫生监督员实训教材

刘艳 主编

上海远东出版社

图书在版编目(CIP)数据

新入职卫生监督员实训教材 / 刘艳主编. -- 上海：上海远东出版社，2025. -- ISBN 978-7-5476-2121-9

Ⅰ. R199.2

中国国家版本馆 CIP 数据核字第 20257FH439 号

责任编辑 季苏云

封面设计 徐羽情

新入职卫生监督员实训教材

刘 艳 主编

出 版 上海遠東出版社

(201101 上海市闵行区号景路 159 弄 C 座)

发 行 上海人民出版社发行中心

印 刷 上海新华印刷有限公司

开 本 890×1240 1/32

印 张 12.375

插 页 1

字 数 322,000

版 次 2025 年 5 月第 1 版

印 次 2025 年 5 月第 1 次印刷

ISBN 978-7-5476-2121-9/R · 126

定 价 68.00 元

编写人员名单

主　编

刘　艳

副主编

周万里

编　委

杨　凌　吴梦安　陈　勇
沈　斌　傅蓉华　曹　波

校　核

陈　勇

前　言

为规范培训新入职卫生监督员，提升其卫生监督职业胜任力，上海市浦东新区卫生健康委员会监督所结合工作实际，前期已编写并出版了《卫生监督员实用手册》。然而，在实践过程中，由于多种原因，原有内容已不能满足当前的工作需求。为此，上海市浦东新区卫生健康委员监督所在广泛征求一线监督员意见的基础上，紧密结合当前工作实际，对相关内容重新进行了整理和修订，以供新入职卫生监督员参考和学习。

本教材为新入职卫生监督员系统化实训提供了大纲及教材，涵盖应知应会、培训方式和时限要求、期满考核及专业知识等一系列基础性内容，结合一线监督员最常见的工作场景，本教材从现场监督、行政处罚、投诉举报、现场检测等环节入手，重点阐述了检查内容和方式、调查取证方式方法、法律适用等关键要素，旨在帮助新入职卫生监督员迅速了解一线监督工作，促使其尽快适应岗位要求，提升岗位胜任能力。

本套教材包括"新入职卫生监督员实训大纲""卫生监督基础""卫生监督法律法规体系""卫生监督常见工作场景现场检查要点和方法""行政处罚常用案由办案指引""现场快速检测常用仪器操作规程及采样保存方法""投诉举报处置"等内容。

为了编好本教材，编委会组建了一个拥有多年工作实践经验的编写团队，并多次组织专家进行讨论和审稿。感谢各位同仁、专家付出的辛勤劳动。

本书在编写过程中，得到了上海市浦东新区卫生健康委员会领导、相关专家以及上海远东出版社的鼎力支持和帮助，在此一并表示衷心的感谢。

由于编写时间紧、内容多，加之相关要求变化快，本套教材难免存在疏漏和不足之处，恳请各位专家、读者不吝赐教，提出宝贵意见。

刘艳

2024年10月

目 录

第一章

新入职卫生监督员实训大纲

第一节　实训目标与对象

一、实训目标

为贯彻国家卫生健康委和国家中医药局《关于印发2021—2025年全国卫生健康监督执法人员培训计划的通知》（国卫办监督函〔2021〕221号），推动卫生监督员标准化培养实训体系建设，提升监督员综合业务技能，使新入职卫生监督员能及时、快速、准确开展业务工作，特制定《新入职卫生监督员实训大纲》（以下简称《大纲》）。

二、实训对象

（一）新入职卫生监督员：当年度新入职卫生监督员及复训监督员。

（二）基层综合性卫生监督人才：要求具备多项专业知识、掌握执法办案技能、熟练运用现代信息技术、体现综合性、能够较好贯彻执行卫生监督执法任务、能够为卫生监督协管人员提供业务和技术指导。

（周万里　撰写）

第二节　实训内容与要求

(一) 卫生监督基础

1　卫生监督概述

1.1　实训内容

1.1.1　卫生监督的概念和特征。

1.1.2　卫生监督的形式和分类。

1.1.3　卫生监督的法律依据及效力。

1.2　实训要求

1.2.1　了解卫生监督的概念、特征、形式和分类。

1.2.2　掌握卫生监督的法律依据及效力。

2　卫生监督法律关系

2.1　实训内容

2.1.1　卫生监督法律关系的概念。

2.1.2　卫生监督法律关系的构成要素。

2.2　实训要求

2.2.1　了解卫生监督法律关系的概念和构成要素。

3　卫生监督证据

3.1　实训内容

3.1.1　卫生监督证据的概念和特征。

3.1.2　卫生监督证据的种类。

3.1.3　卫生监督证据的收集要求。

3.1.4　其他相关规定。

3.2　实训要求

3.2.1　了解卫生监督证据的概念和特征。

3.2.2　掌握卫生监督证据的种类及收集要求。

4 卫生行政执法文书

4.1 实训内容

4.1.1 卫生行政执法文书的概念和特征。

4.1.2 卫生行政执法文书的分类。

4.1.3 卫生行政执法文书的制作原则和要求。

4.1.4 卫生行政执法文书的制作规范。

4.2 实训要求

4.2.1 了解卫生行政执法文书的概念、特征及分类。

4.2.2 熟悉卫生行政执法文书的制作原则和要求。

4.2.3 掌握卫生行政执法文书的制作规范。

5 卫生监督检查

5.1 实训内容

5.1.1 卫生监督检查的概念和原则。

5.1.2 卫生监督检查的种类。

5.1.3 卫生监督检查的方式和程序。

5.2 实训要求

5.2.1 了解卫生监督检查的概念和原则。

5.2.2 熟悉卫生监督检查的种类和方式。

5.2.3 掌握卫生监督检查的程序。

6 卫生行政处罚

6.1 实训内容

6.1.1 卫生行政处罚的概念和原则。

6.1.2 卫生行政处罚的设定和管辖。

6.1.3 卫生行政处罚的种类。

6.1.4 卫生行政处罚程序。

6.1.5 卫生行政处罚自由裁量。

6.1.6 卫生行政处罚强制执行。

6.2 实训要求

6.2.1 了解卫生行政处罚的概念和原则。

6.2.2　熟悉卫生行政处罚的设定和管辖。

6.2.3　掌握卫生行政处罚的种类及程序。

6.2.4　熟悉行政处罚自由裁量原则和相关情形。

6.2.5　了解卫生行政处罚强制执行的概念、特征、内容和方式。

6.2.6　掌握卫生行政处罚强制执行的程序。

7　卫生行政强制措施

7.1　实训内容

7.1.1　卫生行政强制措施的概念。

7.1.2　卫生行政强制措施的实施要件。

7.1.3　卫生行政强制措施的分类。

7.1.4　卫生行政强制措施的程序。

7.2　实训要求

7.2.1　了解卫生行政强制措施的概念和分类。

7.2.2　熟悉卫生行政强制措施的实施要件。

7.2.3　掌握卫生行政强制措施的程序。

8　卫生监督现场抽检

8.1　实训内容

8.1.1　卫生监督现场抽检的概念。

8.1.2　卫生监督现场抽检的程序。

8.1.3　卫生监督现场抽检的要求。

8.2　实训要求

8.2.1　了解卫生监督现场抽检的概念。

8.2.2　熟悉卫生监督现场抽检的程序。

8.2.3　掌握卫生监督现场抽检的要求。

9　卫生监督投诉举报处理

9.1　实训内容

9.1.1　卫生监督投诉举报的概念。

9.1.2　卫生监督投诉举报的分类。

9.1.3　卫生监督投诉举报的处置流程。

9.2　实训要求

9.2.1　了解卫生监督投诉举报的概念。

9.2.2　熟悉卫生监督投诉举报的分类。

9.2.3　掌握卫生监督投诉举报的处置流程，包括登记受理、调查、处理和答复。

10　卫生监督法律救济

10.1　实训内容

10.1.1　卫生监督法律救济的概念。

10.1.2　行政复议内容。

10.1.3　行政诉讼内容。

10.1.4　行政赔偿内容。

10.2　实训要求

10.2.1　了解卫生监督法律救济的概念和形式。

10.2.2　了解行政复议的定义。

10.2.3　熟悉行政复议的受理范围和管辖。

10.2.4　掌握行政复议的程序。

10.2.5　了解行政诉讼的概念、特征和基本原则。

10.2.6　了解行政赔偿的概念、特征、构成要件、赔偿请求人和赔偿义务机关、赔偿方式和计算标准。

10.2.7　熟悉行政赔偿的程序和时效。

(二) 公共场所卫生监督(含控烟及集中式中央空调)

1　公共场所卫生监督

1.1　实训内容

1.1.1　公共场所卫生的概念和要点释义。

1.1.2　公共场所卫生法律法规体系。

1.1.3　公共场所现场监督要点。

1.1.4　公共场所常见行政处罚案由办案指引。

1.1.5　公共场所现场仪器设备操作及采样要求。

1.1.6　公共场所常见投诉举报处置。

1.2　实训要求

1.2.1　掌握公共场所卫生监督的概念。

1.2.2　熟悉公共场所卫生监督的法律、法规、规范性文件及相关标准。

1.2.3　掌握公共场所现场监督的流程和要点(包括执法依据、证照管理、卫生管理组织、制度管理、人员健康管理、公共用品用具管理、有毒有害物品管理、清洗消毒管理、清洁物品储存管理、公共用品洗涤、卫生相关产品管理、传染病和健康危害事故管理、空调设施及现场检测等)。

1.2.4　掌握公共场所常见案由行政处罚的执法依据、违法情形、检查要点(包括内容和要求)、证据种类和收集要求、适用法律的违反和处罚条款、应用标准及规范性文件、自由裁量等。

1.2.5　掌握常见现场快速检测仪器设备的操作和采样要求，包括：二氧化碳、一氧化碳、可吸入颗粒物的现场快检和公共用品用具的微生物采样要求。

1.2.6　掌握常见公共场所投诉举报处置的调查依据、调查方法、时限及调查流程和内容。

1.2.7　了解公共场所突发事件的调查方法和处置流程。

2　公共场所控烟监督

2.1　实训内容

2.1.1　公共场所控烟法律法规体系。

2.1.2　公共场所控烟范围。

2.1.3　公共场所控烟监督要点。

2.1.4　公共场所控烟常用行政处罚案由指引。

2.1.5　公共场所控烟查见投诉举报。

2.2　实训要求

2.2.1　掌握公共场所控烟管理对象和各部门职责分工。

2.2.2　掌握公共场所控烟现场监督要点和流程(包括禁烟标志、制度、禁烟措施等)。

2.2.3　掌握公共场所控烟常用行政处罚的执法依据、违法情形、检查要点、证据种类和收集要求、法律适用等。

2.2.4　掌握公共场所控烟投诉举报处置的调查依据、调查方法、时限和流程。

3　集中空调通风系统卫生监督

3.1　实训内容

3.1.1　集中空调通风系统的概念。

3.1.2　集中空调通风系统的法律法规体系。

3.1.3　集中空调通风系统现场监督要点。

3.1.4　集中空调通风系统常见行政处罚案由。

3.1.5　集中空调通风系统现场检测仪器设备使用及采样要求。

3.1.6　集中空调通风系统常见投诉举报。

3.2　实训要求

3.2.1　掌握集中空调通风系统的概念。

3.2.2　熟悉集中空调通风系统的法律、法规、标准、规范内容。

3.2.3　掌握集中空调通风系统现场监督要点和流程(包括卫生管理档案、前期预防、定期检测、日常运行管理、日常清洗消毒和应急管理等)。

3.2.4　掌握集中空调通风系统常见行政处罚执法依据、违法情形、检查要点(包括内容和要求)、证据种类和收集要求、适用法律的违反和处罚条款、应用标准及规范性文件、自由裁量等。

3.2.5　掌握常见现场快速检测仪器设备的操作和采样要求，包括：可吸入颗粒物的现场快检和微生物采样要求。

3.2.6　掌握常见公共场所投诉举报处置的调查依据、调查方法、时限及调查流程和内容。

（三）生活饮用水卫生监督

1　实训内容

1.1　生活饮用水卫生监督的概念。

1.2　生活饮用水的分类及概念。

1.3　生活饮用水卫生法律法规体系。

1.4　生活饮用水现场监督要点。

1.5　生活饮用水常见行政处罚案由办案指引。

1.6　生活饮用水现场检测仪器设备操作及采样要求。

1.7　生活饮用水常见投诉举报处置。

2　实训要求

2.1　了解生活饮用水的概念和分类。

2.2　熟悉生活饮用水卫生法律法规、标准和规范性文件。

2.3　掌握生活饮用水现场监督要点，包括卫生管理措施、储水设施卫生要求和清洗消毒情况等。

2.4　掌握生活饮用水常见案由行政处罚的执法依据、违法情形、检查要点（包括内容和要求）、证据种类和收集要求、适用法律的违反和处罚条款、应用标准及规范性文件、自由裁量等。

2.5　掌握生活饮用水现场快速检测仪器设备的操作和采样要求，包括浑浊度和消毒剂余量现场快检。

2.6　掌握常见生活饮用水投诉举报处置的调查依据、调查方法、时限及调查流程和内容。

2.7　了解生活饮用水突发事件的调查方法、处置流程和报告等。

（四）消毒产品和涉水产品卫生监督

1　实训内容

1.1　消毒产品和涉水产品卫生监督的概念。

1.2　消毒产品和涉水产品的分类及概念。

1.3　消毒产品和涉水产品卫生法律法规体系。

1.4　消毒产品和涉水产品现场监督要点。

1.5　消毒产品和涉水产品常见行政处罚案由办案指引。

1.6　消毒产品和涉水产品常见投诉举报处置。

2　实训要求

2.1　了解消毒产品和涉水产品的概念和分类。

2.2　熟悉消毒产品和涉水产品卫生法律法规、标准和规范性文件。

2.3　掌握消毒产品和涉水产品现场监督要点。

2.3.1　消毒产品生产企业：生产资质（卫生许可证、生产类别、有效期等）、生产过程、原料卫生质量、产品卫生安全评价报告、标签（铭牌）、说明书、生产记录和出厂检验报告等。

2.3.2　消毒产品经营单位：产品索证（生产企业许可证、安全评价报告）、产品查验（产品名称、标签、说明书等是否规范）和广告宣传（是否存在违法违规宣传疗效的情况）。

2.3.3　涉水产品生产企业：生产资质（涉水产品卫生许可批件、有效期等）、生产过程、原料卫生质量、标签（铭牌）、说明书、生产记录和产品检验报告等。

2.3.4　涉水产品经营单位：产品索证（涉水产品卫生许可批件）、产品查验（产品名称、标签、说明书等是否规范）和广告宣传（是否存在违法违规宣传疗效的情况）。

2.4　掌握消毒产品和涉水产品常见案由行政处罚的执法依据、违法情形、检查要点（包括内容和要求）、证据种类和收集要求、适用法律的违反和处罚条款、应用标准及规范性文件、自由裁量等。

2.5　掌握消毒产品和涉水产品常见投诉举报处置的调查依据、调查方法、时限及调查流程和内容。

（五）职业卫生监督

1　实训内容

1.1　职业卫生监督的概念和要点释义。

1.2　职业卫生监督法律法规体系。

1.3　职业卫生现场监督要点。

1.4　职业卫生监督常见行政处罚案由办案指引。

1.5　职业卫生现场检测仪器的使用和采样要求。

1.6　职业卫生常见投诉举报。

2　实训要求

2.1　了解职业卫生监督的概念和相关要点释义。

2.2　熟悉职业卫生监督的法律、法规、规章、标准和规范性文件。

2.3　掌握职业卫生现场监督要点，包括执法依据、职业卫生管理组织构建和制度建设、建设项目管理、职业病危害项目申报、职业卫生培训、工作场所职业病危害因素检测评价、职业病危害告知公布、职业健康监督、警示标示和警示说明、职业病防护设施和个人防护用品的管理、职业病诊断和病人保障、职业卫生档案、应急救援等。

2.4　掌握职业卫生监督常见案由行政处罚的执法依据、违法情形、检查要点（包括内容和要求）、证据种类和收集要求、适用法律的违反和处罚条款、应用标准及规范性文件、自由裁量等。

2.5　掌握职业卫生现场快速检测设备的操作和采样要求，包括噪声的现场检测。

2.6　掌握职业卫生常见投诉举报的调查依据、调查方法、时限、处置流程和内容。

（六）放射卫生监督

1　实训内容

1.1　放射卫生监督的基本概念和要点释义。

1.2　放射卫生监督法律规范体系。

1.3　放射卫生现场监督要点。

1.4　放射卫生监督行政处罚常见案由办案指引。

1.5　放射卫生监督现场仪器设备操作及采样要求。

2　实训要求

2.1　了解放射卫生监督的概念、基本术语和相关释义。

2.2　熟悉放射卫生监督法律、法规、规章、规范性文件和相关标准。

2.3　掌握放射卫生监督现场要点，包括机构资质、建设项目、质量管理、工作场所安全和防护管理、人员管理、患者告知、患者防护及应急处置。

2.4　掌握放射卫生监督常见案由行政处罚的执法依据、违法情形、检查要点（包括内容和要求）、证据种类和收集要求、适用法律的违反和处罚条款、应用标准及规范性文件、自由裁量等。

2.5　掌握现场快检设备的操作，包括X射线周围剂量巡检的使用。

（七）传染病防治卫生监督

1　传染病防治卫生监督基础

1.1　实训内容

1.1.1　传染病的基本概念与流行特征、动态趋势、法定传染病种类。

1.1.2　传染病防治目的和防治原则。

1.1.3　传染病防治卫生监督内容。

1.2　实训要求

1.2.1　了解传染病的基本概念、流行特征、动态趋势。

1.2.2　熟悉法定传染病的种类、防治目的和防治原则。

1.2.3　掌握传染病防治卫生监督种类。

2　传染病防治疫情报告监督

2.1　实训内容

2.1.1　传染病防治疫情报告的基本概念。

2.1.2　传染病防治疫情报告的病种和时限。

2.1.3　传染病防治疫情报告监督的法律法规体系。

2.1.4　传染病疫情报告监督的现场监督要点。

2.2　实训要求

2.2.1　了解医疗卫生机构传染病疫情报告的概念。

2.2.2　熟悉传染病防治疫情报告的责任单位和责任人、病种及时限要求。

2.2.3　熟悉传染病疫情防治报告监督的相关法律、法规、规章和规范性文件。

2.2.4　掌握传染病疫情防治报告现场监督要点，包括主体资质、制度管理和报告管理等。

3　传染病疫情控制监督

3.1　实训内容

3.1.1　传染病疫情控制监督的基本概念。

3.1.2　突发公共卫生事件的分级。

3.1.3　传染病疫情控制监督的法律法规体系。

3.1.4　传染病疫情控制现场监督要点。

3.2　实训要求

3.2.1　了解传染病疫情控制监督的基本概念。

3.2.2　掌握突发公共卫生事件的分级。

3.2.3　熟悉传染病疫情控制监督的法律、法规、规章和规范性文件。

3.2.4　掌握传染病疫情控制现场监督要点，包括主体资质、制度管理、设置管理和控制管理等。

4 预检分诊监督

4.1 实训内容

4.1.1 预检分诊监督的基本概念。

4.1.2 预检分诊监督的法律法规体系。

4.1.3 预检分诊现场监督要点。

4.2 实训要求

4.2.1 了解预检分诊的概念。

4.2.2 熟悉预检分诊监督的相关法律、法规、规章和规范性文件等。

4.2.3 掌握预检分诊现场监督要点，包括相关制度、台账、设置、防护、流程等。

5 发热门诊监督

5.1 实训内容

5.1.1 发热门诊监督的基本概念。

5.1.2 发热门诊监督的法律法规体系。

5.1.3 预检分诊现场监督要点。

5.2 实训要求

5.2.1 了解发热门诊监督的基本概念。

5.2.2 熟悉发热门诊监督的相关法律、法规、规章和规范性文件等。

5.2.3 掌握发热门诊现场监督要点，包括选址设置、功能分区、医务人员管理、医疗设施设备配置、消毒管理执行等。

6 预防接种监督

6.1 实训内容

6.1.1 预防接种的基本概念。

6.1.2 预防接种监督的法律法规体系。

6.1.3 预防接种现场监督要点。

6.2 实训要求

6.2.1 了解预防接种及相关内容的基本概念。

6.2.2　熟悉预防接种监督的相关法律、法规、规章和规范性文件等。

6.2.3　掌握预防接种现场监督要点，包括主体资质、接种资质、制度管理、公示告知、疫苗管理、接种人员管理及接种流程等。

7　医疗废物处置监督

7.1　实训内容

7.1.1　医疗废物相关概念及分类。

7.1.2　医疗废物处置监督的法律法规体系。

7.1.3　医疗废物处置现场监督要点。

7.2　实训要求

7.2.1　了解医疗废物的相关概念。

7.2.2　熟悉医疗废物处置监督的相关法律、法规、规章、规范性文件和标准。

7.2.3　掌握医疗废物处置现场监督要点，包括主体资质、管理制度、人员管理、登记和资料保存、分类收集、内部运输、暂时储存和集中处置交换。

7.2.4　熟悉医疗废物处置突发事件处置的流程、调查方式和报告时限。

8　病原微生物实验室生物安全监督(一二级病原微生物实验室)

8.1　实训内容

8.1.1　病原微生物实验室生物安全监督的基本概念。

8.1.2　病原微生物分类和实验室分类。

8.1.3　病原微生物实验室生物安全监督法律法规体系。

8.1.4　病原微生物实验室生物安全现场监督要点。

8.2　实训要求

8.2.1　了解病原微生物实验室生物安全的基本概念。

8.2.2　熟悉病原微生物实验室生物安全监督的相关法律、法规、规章、标准和规范性文件。

8.2.3 掌握病原微生物和实验室分类。

8.2.4 掌握病原微生物实验室生物安全现场监督要点，包括主体资质、实验室备案、实验室布局与硬件设备、安全管理制度、人员培训考核、菌（毒）种样本管理、菌（毒）种和生物样本运输、日常管理和职业防护等。

9 医院感染监督

9.1 实训内容

9.1.1 医院感染的基本概念。

9.1.2 医院感染监督的内容。

9.1.3 医院感染监督的法律法规体系。

9.1.4 医院感染监督的现场监督要点。

9.2 实训要求

9.2.1 了解医院感染的基本概念。

9.2.2 熟悉医院感染监督的法律、法规、规章、规范性文件和标准。

9.2.3 掌握医院感染监督的涉及科室和部门，包括消毒供应中心、口腔科、内镜室、治疗室、输液室和采血室等，了解相关器械、设备。

9.2.4 掌握医院感染现场监督要点，包括：

9.2.4.1 消毒供应中心：制度的建立和落实、人员培训、环境布局流程、消毒设施、器械清洗、消毒灭菌方法和监测、消毒灭菌过程、无菌物品存放、职业防护和采购验收等。

9.2.4.2 口腔科：管理制度、环境布局流程、消毒设施、器械清洗、器械消毒、器械包装、无菌物品存放、职业防护和采购验收。

9.2.4.3 内镜室：管理制度、环境布局流程、清洗消毒、内镜存放、职业防护和消毒灭菌效果等。

9.2.4.4 治疗室、输液室、采血室：布局设施、操作规范、诊疗物品管理和环境管理等。

10 医疗机构污水监督

10.1 实训内容

10.1.1 医疗机构污水的基本概念。

10.1.2 医疗机构污水监督法律法规体系。

10.1.3 医疗机构污水现场监督要点。

10.2 实训要求

10.2.1 了解医疗机构污水的基本概念。

10.2.2 熟悉医疗机构污水监督涉及的法律、法规、规章和标准。

10.2.3 掌握医疗机构污水现场监督内容，包括管理制度、人员管理、消毒设施、消毒与监测及消毒剂、消毒器械的采购验收。

11 传染病防治监督常见行政处罚案由办案指引

11.1 实训内容

传染病防治监督常见行政处罚案由。

11.2 实训要求

掌握传染病防治监督常见案由行政处罚的执法依据、违法情形、检查要点（包括内容和要求）、证据种类和收集要求、适用法律的违反和处罚条款、应用标准及规范性文件、自由裁量等。

12 传染病防治监督现场仪器设备操作及采样要求

12.1 实训内容

传染病防治监督现场仪器设备操作规程及采样要求。

12.2 实训要求

掌握传染病防治监督现场仪器设备的操作，包括紫外线辐照计现场检测、消毒剂有效浓度现场检测和采样。

13 传染病防治监督常见投诉举报处置

13.1 实训内容

传染病防治监督常见投诉举报处置。

13.2　实训要求

掌握传染病防治监督常见投诉举报的处置流程、调查方法、时限和答复等。

(八) 学校卫生监督

1　实训内容

1.1　学校卫生监督的基本概念和相关释义。

1.2　学校卫生监督法律法规体系。

1.3　学校卫生现场监督要点。

1.4　学校卫生监督行政处罚常见案由办案指引。

1.5　学校卫生监督现场检测要求。

2　实训要求

2.1　了解学校卫生监督的基本概念及内容。

2.2　熟悉学校卫生监督法律、法规、规章、标准和规范性文件等。

2.3　掌握学校卫生现场监督要点，包括传染病防治管理组织领导、传染病防治制度落实情况、传染病疫情报告执行情况、传染病防控措施落实情况、生活饮用水卫生管理情况、教学环境、生活环境、卫生室或保健室等。

2.4　掌握学校卫生监督常见案由行政处罚的执法依据、违法情形、检查要点(包括内容和要求)、证据种类和收集要求、适用法律的违反和处罚条款、应用标准及规范性文件、自由裁量等。

2.5　掌握学校卫生监督现场检测仪器的使用和采样要求，包括测距仪的使用(教室面积、课桌椅高度、黑板高度等)、照度计的使用和采样规范、声级计的使用和采样规范、学校生活饮用水浑浊度和消毒剂余氯的检测等。

(九) 托幼机构卫生监督

1　实训内容

1.1　托幼机构卫生监督的基本概念和相关释义。

1.2 托幼机构卫生监督法律法规体系。

1.3 托幼机构卫生现场监督要点。

2 实训要求

2.1 了解托幼机构卫生监督的基本概念及内容。

2.2 熟悉托幼机构卫生监督法律、法规、规章、标准和规范性文件等。

2.3 掌握托幼机构卫生现场监督要点，包括传染病防治管理组织领导、传染病防治制度落实情况、传染病疫情报告执行情况、传染病防控措施落实情况、生活饮用水卫生管理情况和保育员管理等。

(十) 医疗执业监督

1 医疗机构监督管理

1.1 实训内容

1.1.1 医疗机构监督的基本概念和内容。

1.1.2 医疗机构监督相关法律法规体系。

1.1.3 医疗机构现场监督要点。

1.1.4 医疗机构监督行政处罚常见案由办案指引。

1.1.5 医疗机构监督常见投诉举报处置。

1.2 实训要求

1.2.1 了解医疗机构监督的基本概念和监督内容。

1.2.2 熟悉医疗机构执业登记、校验相关流程和条件。

1.2.3 熟悉医疗机构监督相关法律、法规、规章和规范性文件等。

1.2.4 掌握医疗机构现场监督要点，包括机构资质(包括诊疗科目、服务方式)、人员管理、医疗质量管理(核心制度、医学证明文件、病历文书、处方书写)、药品(精麻药品、抗菌药物)和医疗器械管理(进货查验和大型医用设备管理)、医疗技术管理(限制类技术备案和管理、临床研究类医疗技术管理、医疗技术临床应用管理)、临床用血管理等。

1.2.5　掌握医疗机构监督常见案由行政处罚的执法依据、违法情形、检查要点(包括内容和要求)、证据种类和收集要求、适用法律的违反和处罚条款、应用标准及规范性文件、自由裁量等。

1.2.6　掌握医疗机构监督常见投诉举报的处置流程、调查方法、时限和答复等。

2　医疗卫生人员监督

2.1　实训内容

2.1.1　医疗卫生人员监督的基本概念和内容。

2.1.2　医疗卫生人员监督法律法规体系。

2.1.3　医疗卫生人员现场监督要点。

2.1.4　医疗卫生人员监督行政处罚常见案由办案指引。

2.1.5　医疗卫生人员监督常见投诉举报处置。

2.2　实训要求

2.2.1　了解卫生技术人员的概念;执业医师、护士、药学、检验及其他卫生技术人员的管理。

2.2.2　熟悉医师资格考试、执业注册和定期考核;护士执业考试和注册;乡村医生考核和执业注册。

2.2.3　熟悉医疗卫生人员监督相关法律、法规、规章和规范性文件。

2.2.4　熟悉医疗卫生人员现场监督要点,包括人员资质、制度管理、执业管理(含医师执业地点、执业类别、执业范围;外国医师、港澳台医师、乡村医师、执业助理医师管理,相应诊疗资质、医疗文书书写规范、首诊负责制等)。

2.2.5　掌握医疗卫生人员监督常见案由行政处罚的执法依据、违法情形、检查要点(包括内容和要求)、证据种类和收集要求、适用法律的违反和处罚条款、应用标准及规范性文件、自由裁量等。

2.2.6 掌握医疗卫生人员监督常见投诉举报的处置流程、调查方法、时限和答复等。

3 处方监督

3.1 实训内容

3.1.1 处方监督的基本概念和内容。

3.1.2 处方监督法律法规体系。

3.1.3 处方现场监督要点。

3.1.4 处方监督行政处罚常见案由办案指引。

3.1.5 处方监督常见投诉举报处置。

3.2 实训要求

3.2.1 了解处方监督的相关概念。

3.2.2 熟悉处方监督相关法律、法规、规章和规范性文件。

3.2.3 掌握处方现场监督要点，包括人员资质、处方开具、处方调剂、处方保管和处方点评等。

3.2.4 掌握处方监督常见案由行政处罚的执法依据、违法情形、检查要点(包括内容和要求)、证据种类和收集要求、适用法律的违反和处罚条款、应用标准及规范性文件、自由裁量等。

3.2.5 掌握处方监督常见投诉举报的处置流程、调查方法、时限和答复等。

4 母婴保健技术监督

4.1 实训内容

4.1.1 母婴保健技术的基本概念和内容。

4.1.2 母婴保健技术监督法律法规体系。

4.1.3 母婴保健技术现场监督要点。

4.1.4 母婴保健技术常见投诉举报处置。

4.2 实训要求

4.2.1 了解母婴保健技术的基本概念和内容。

4.2.2 熟悉母婴保健技术监督相关法律、法规、规章和规范性文件。

4.2.3　掌握母婴保健技术现场监督要点，包括机构和人员资质、相应制度建立、技术应用及文书管理等。

4.2.4　掌握母婴保健技术常见投诉举报的处置流程、调查方法、时限和答复等。

（十一）无证行医监督

1　实训内容

1.1　无证行医的基本概念和情形。

1.2　无证行医的相关法律释义。

1.3　无证行医监督法律法规体系。

1.4　无证行医监督现场检查要点。

1.5　无证行医案件移送和抄告。

1.6　无证行医投诉举报处置。

1.7　无证行医涉嫌致死案件处置。

2　实训要求

2.1　熟悉无证行医的基本概念和情形。

2.2　熟悉无证行医监督相关法律、法规、规章和规范性文件。

2.3　掌握无证行医现场调查要点，包括主体资格认定、文书制作、处理流程、证据固定（违法所得）等。

2.4　掌握无证行医案件法律适用（单位及人员）。

2.5　掌握无证行医案件移送和抄告条件：行刑衔接；抄告街镇和移送其他相关职能部门。

2.6　掌握无证行医投诉举报处置时限、流程、调查方式、答复等。

2.7　熟悉无证行医涉嫌致死案件处置的报告、调查、流程等。

（十二）其他（社会管理、依法行政、沟通技巧等）

1　社会管理

了解社会管理面临的新挑战，熟悉加强和创新社会管理的主要内涵，认识加强和创新社会管理的重要性和紧迫性。

2　依法行政

了解《全面推进依法行政实施纲要》《国务院关于加强法治政府建设的意见》等依法行政的重要文件，掌握当前推进依法行政的重点任务。

3　沟通技巧

了解人际交往沟通技巧，提高执法水平，提升执法效果。

（周万里　撰写）

第三节　实训形式与课时要求

新卫生监督员的实训分理论和实践培训开展，内容以实训大纲要求为准，采取理论培训、现场带教、实训基地轮训、案例分析、桌面演示等方式，通过各种形式的实训，使新入职卫生监督员具备开展一线卫生监督的基本技能（见表1-1、表1-2）。

表1-1　理论培训形式与课时要求

实训内容	培训课件	培训形式	授课课时（学时）
卫生法律基础	卫生监督概述	理论培训	2
	卫生法律关系	理论培训	2
	卫生监督证据	理论培训	4
	卫生监督检查	理论培训	4
	卫生行政处罚	理论培训	4
	卫生监督行政强制措施	理论培训	4
	卫生行政投诉举报处置	理论培训	4
	卫生监督法律救济	理论培训	4
	卫生监督现场抽检	理论培训	2
	各类卫生行政执法文书书写	理论培训	4

（续表）

实训内容	培训课件	培训形式	授课课时（学时）
公共场所（含控烟）	重点公共场所监督检查依据及要点	理论培训	8
	公共场所常见案由指引	理论培训、案例分析	4
	公共场所常见投诉举报处置	理论培训、案例分析	4
集中式中央空调	集中式中央空调监督检查依据及检查要点	理论培训	4
学校卫生监督	学校卫生监督检查依据及要点（教学环境、饮水、传染病）	理论培训	4
	学校卫生监督常见案由指引	理论培训、案例分析	2
托幼机构卫生监督	托幼机构卫生监督检查依据及要点（传染病）	理论培训	2
饮水卫生监督	二次供水监督检查依据及要点	理论培训	4
	现制现售水监督检查依据及要点	理论培训	2
	管道分支供水检查依据及要点	理论培训	2
	饮水卫生监督常见案由指引	理论培训、案例分析	4
	饮水卫生常见投诉举报处置	理论培训、案例分析	4
涉水产品卫生监督	涉水产品卫生监督检查依据及要点	理论培训	4
消毒产品卫生监督	消毒产品卫生监督检查要点	理论培训	4
职业卫生监督	职业卫生监督检查依据及要点	理论培训	8
	职业卫生监督常见案由指引	理论培训、案例分析	8
	职业卫生常见投诉举报处置	理论培训、案例分析	4
放射卫生监督	放射诊疗机构监督检查依据及要点	理论培训	4
	放射卫生监督常见案由指引	理论培训、案例分析	4
传染病防治监督	传染病疫情报告监督检查依据及要点	理论培训	2
	传染病疫情控制监督检查依据及要点	理论培训	2

（续表）

实训内容	培训课件	培训形式	授课课时（学时）
传染病防治监督	预检分诊监督检查依据及要点	理论培训	2
	发热门诊监督检查依据及要点	理论培训	4
	预防接种监督检查依据及要点	理论培训	4
	病原微生物实验室监督检查依据及要点	理论培训	4
	医疗废物（污水）监督检查依据及要点	理论培训	4
	医院感染监督检查依据及要点（消毒供应中心、口腔科、内镜室、治疗室、输液室、采血室）	理论培训	12
	传染病防治监督常见案由办案指引	理论培训、案例分析	4
	传染病防治常见投诉举报处置	理论培训、案例分析	4
医疗执业监督	医疗机构执业监督检查依据及要点	理论培训	8
	医疗机构人员管理监督检查依据及要点	理论培训	4
	医疗质量管理监督检查依据及要点	理论培训	4
	药品和医疗器械管理监督检查依据及要点	理论培训	4
	医疗技术管理监督检查依据要点	理论培训	4
	处方病例文书管理监督检查依据及要点	理论培训	4
	母婴保健技术管理监督检查依据要点	理论培训	4
	医疗执业监督常见案由办案指引	理论培训、案例分析	4
	医疗执业常见投诉举报查处	理论培训、案例分析	4
	无证行医监督检查依据及要点	理论培训、案例分析	8

（续表）

实训内容	培训课件	培训形式	授课课时（学时）
其他	依法行政	理论培训	2
	社会管理	理论培训	2
	沟通技巧	理论培训	2
合计			210

表 1-2　实践培训形式与课时要求

实践条线	实践内容	实践形式	实践课时（学时）
各类办公系统的使用	智慧卫监、卫生监督核心业务系统等	集中统一实训	8
各类执法工具的规范使用	录音笔、执法记录仪、照相机、执法终端等	集中统一实训	8
各类仪器使用及采样规范	现场快速检测设备、水样的采样及送样	集中统一实训	8
公共场所（含控烟）	现场监督要点	现场带教	24
	常见案由行政处罚案卷制作	现场带教、桌面演示	8
	投诉举报处置	现场带教、桌面演示	8
集中式中央空调	现场监督要点	现场带教	8
	常见案由行政处罚案卷制作	现场带教、桌面演示	8
	投诉举报处置	现场带教、桌面演示	8
学校托幼机构	现场监督要点	现场带教	16
	常见案由行政处罚案卷制作	现场带教、桌面演示	8
	投诉举报处置	现场带教、桌面演示	8
饮水卫生（二次供水、现制现售水、管道分质供水）	现场监督要点	现场带教	24
	常见案由行政处罚案卷制作	现场带教、桌面演示	8
	投诉举报处置	现场带教、桌面演示	8
产品健康（消毒产品及涉水产品）	现场监督要点	现场带教	24
	常见案由行政处罚案卷制作	现场带教或桌面演示	8
	投诉举报处置	现场带教或桌面演示	8

（续表）

实践条线	实践内容	实践形式	实践课时（学时）
职业卫生（用人单位）	现场监督要点	现场带教（含实训基地）	64
	常见案由行政处罚案卷制作	现场带教、桌面演示	8
	投诉举报处置	现场带教、桌面演示	8
放射卫生（X 射线诊断、核医学、介入治疗）	现场监督要点	现场带教	16
	常见案由行政处罚案卷制作	现场带教、桌面演示	8
	投诉举报处置	现场带教、桌面演示	8
传染病防治（传染病报告及控制、预检分诊、发热门诊等）	现场监督要点	现场带教（含实训基地）	16
	常见案由行政处罚案卷制作	现场带教（含实训基地）、桌面演示	8
	投诉举报处置	现场带教（含实训基地）、桌面演示	8
传染病防治（医疗废物、污水、消毒隔离等）	现场监督要点	现场带教（含实训基地）	24
	常见案由行政处罚案卷制作	现场带教（含实训基地）、桌面演示	8
	投诉举报处置	现场带教（含实训基地）、桌面演示	8
传染病防治（预防接种、实验室等）	现场监督要点	现场带教（含实训基地）	16
	常见案由行政处罚案卷制作	现场带教（含实训基地）、桌面演示	8
	投诉举报处置	现场带教（含实训基地）、桌面演示	8
医护人员执业	现场监督要点	现场带教（含实训基地）	8
	常见案由行政处罚案卷制作	现场带教（含实训基地）、桌面演示	8
	投诉举报处置	现场带教（含实训基地）、桌面演示	8
医疗机构执业（诊疗科目、医疗广告、健康体检、中医、药品器械、抗菌药物、精麻药品、抗菌药物及临床用血等）	现场监督要点	现场带教（含实训基地）	24
	常见案由行政处罚案卷制作	现场带教（含实训基地）、桌面演示	8
	投诉举报处置	现场带教（含实训基地）、桌面演示	8

（续表）

实践条线	实践内容	实践形式	实践课时（学时）
医疗质量（处方、病历文书及核心制度）	现场监督要点	现场带教（含实训基地）	8
	常见案由行政处罚案卷制作	现场带教（含实训基地）、桌面演示	8
	投诉举报处置	现场带教（含实训基地）、桌面演示	8
医疗技术（母婴保健、医疗美容及其他专项）	现场监督要点	现场带教（含实训基地）	16
	常见案由行政处罚案卷制作	现场带教（含实训基地）、桌面演示	8
	投诉举报处置	现场带教（含实训基地）、桌面演示	8
无证行医	现场监督要点	现场带教	8
	常见案由行政处罚案卷制作	现场带教、桌面演示	8
	投诉举报处置	现场带教、桌面演示	8
合计			560

（周万里　撰写）

第四节　实训期满考核

一、考核时间

实训期满前一周内开展考核。

二、考核内容

以《新入职卫生监督员实训大纲》为基础，分公共场所卫生监督、生活饮用水卫生监督、医疗执业监督（含传染病防治监督）、职业卫生（含放射卫生监督）四个专业条线，包括以下四个方面：

（一）理论知识掌握情况。

（二）现场监督基本能力和监督文书书写能力。

（三）现场快检仪器设备操作能力。

（四）常见案由行政处罚案件制作能力。

（五）常见投诉举报调查处置能力。

三、考核方式

（一）理论知识

采取闭卷考试的形式，按各专业条线分别由题库随机产生考试题目进行考试，计算平均成绩。

（二）现场监督基本技能和文书书写能力

被考核对象按专业条线对管理对象开展现场监督，对监督员的行为规范、监督程序、监督内容及《现场笔录》的书写能力当场进行考核评分。

（三）现场快检仪器设备操作能力

被考核对象对常用现场快检仪器设备中的浊度仪、余氯总氯分析仪、PM10 检测仪和射线装置及场所 X、γ 射线检测仪等逐一进行操作，对各仪器设备的操作情况当场进行考核评分。

（四）常见案由行政处罚案件制作能力

根据《大纲》要求，按专业条线编制案件基本情况各一份，被考核对象模拟实施行政处罚，制作各类行政处罚文书。

（五）常见投诉举报调查处置能力

根据《大纲》要求，按专业条线编制常见投诉举报情况一份，被考核对象根据基本情况编制调查方案和调查报告一份，对材料进行评分。

四、结果计算

考核结果由日常考核成绩、理论知识考核成绩、现场监督基本技能和文书书写考核成绩、现场快检仪器设备操作考核成绩、常用案由行政处罚案卷制作考核成绩和常见投诉举报调查处置考核成绩 6 个部分组成，由《考核办法》计算汇总成为综合成绩。其中：

（一）日常考核成绩 = 每季度日常考核平均成绩。

（二）理论知识考核成绩 = 各专业条线理论知识考试成绩平均分。

（三）现场监督基本技能和文书书写考核成绩 = 各专业条线现场检查和文书书写成绩平均分。

（四）现场快检仪器设备操作考核成绩 = 各仪器设备操作成绩平均分。

（五）常用案由行政处罚案卷制作考核成绩 = 各行政处罚案卷成绩平均分。

（六）常见投诉举报处置考核成绩 = 各专业条线常见投诉举报

案卷成绩平均分。

（七）综合成绩 = 日常考核成绩×20% +（理论知识考核成绩×20% + 现场监督基本技能和文书书写考核成绩×20% + 现场检测仪器设备操作考核成绩×10% + 常用案由行政处罚案卷制作考核成绩×30% + 常见投诉举报调查处置成绩×20%）×80%。

五、结果应用

（一）考核结果

考核结果分为：合格、基本合格、不合格。

【合格】 综合成绩 80 分及以上。

【基本合格】 综合成绩 80 分以下 60 分及以上。

【不合格】 综合成绩 60 分以下。

（二）结果应用

【合格及基本合格】 培训（实训）期满，可安排至相关科室从事一线卫生监督工作。

【不合格】 继续参加实训（培训）或自动离开卫生监督一线岗位，从事其他工作。

（周万里　撰写）

第二章

卫生监督基础

卫生监督员，除了应掌握包括卫生监督概述、卫生监督法律关系、卫生监督证据、行政执法文书、监督检查、行政处罚、行政强制措施、行政救济、投诉举报处置及现场抽检等基础性知识外，在实际工作中，还应深入了解依法行政、社会管理等相关内容，并灵活运用沟通技巧等来高效开展工作。相关的卫生监督基础知识已在《卫生监督员实用手册》中得以体现，本章节则着重对依法行政、社会管理以及沟通等内容进行补充介绍。

第一节 依法行政

权力作为一种社会存在，本身具有强烈的扩张性、侵犯性、排他性、诱惑性、腐朽性、渗透性等不良特性，如果没有法律规范的限制，就很有可能出现滥用权力、腐败，甚至独裁的现象。此外，公共行政系统与社会、公民之间存在着最直接、最频繁、最广泛、最具体的联系。在现代社会，公民从生到死的全部生活都与公共行政系统所履行的管理与服务职能密切相关。从这个角度来看，社会与公民受到行政系统侵权的风险最大。更为关键的是，由于法律规范往往具有相对抽象性和原则性，其适用过程中也常常伴随着模糊性和争议性。因此，作为执法机关的行政系统便拥有了较大的自由裁量空间，这也意味着其权力存在不断扩充的潜在风险。正因如此，自第二次世界大战以来，如何有效控制迅速扩张的公共行政权力，便成为各国政府与社会面临的一个基本宪政问题。迄今为止，实行行政权力法制化，确保依法行政，仍然是解决这一问题的最佳选择，至少是必不可少的重要途径。

一、概念及内涵

依法行政是指政府机关在行使职权、履行职责时，必须依照法律、法规和政策规定，尊重和保障公民、法人和其他组织的合法权益，维护社会公共利益，以法律为准绳，依法办事，依法管理，依法决策，依法监督，实行公开透明，维护公正廉洁的行政行为。作为现代化治理的基本方式之一，依法行政具有重要的意义和价值。它的内涵包括：

（一）依法行政的核心是规范行政权。

（二）严格依法行政，必须理解和把握行政执法的特点。

1. 行政执法依据的法律法规最多，达 80%以上。

2. 使用制裁手段概率最多，经常地、大量地、反复地使用行政处罚和行政强制手段。

3. 行政管理和行政执法具有积极性、主动性、强制性、单方面性的特点，不需要征得管理相对人的同意，就可以作出影响相对人权利义务的决定。

（三）依法行政所依之“法”必须是现行有效的法律法规。

（四）依法行政的目的是保护行政管理相对人的合法权益。

（五）坚持依法行政必须深化行政管理体制改革、转变政府职能。

（六）坚持依法行政还必须贯彻以人为本的理念，文明行政、文明执法，努力克服态度粗暴、工作方法简单的做法。

二、基本原则

（一）合法性原则

合法性原则是依法行政的根本原则，要求行政机关的一切行政行为都必须有法可依、法无禁止。行政机关在履行职能、行使权力时，必须依法行政，确保行政决策的合法性。

（二）公正公平原则

公正公平原则是依法行政的重要原则，要求行政机关在行政执法和行政裁决时，要公正、公平对待各方当事人，不得歧视、偏袒任何一方。行政机关的决策和裁决必须公开透明，遵循公正的操作程序。

（三）公共利益原则

公共利益原则是依法行政的核心原则，要求行政机关在行使职权时，要坚持保护和维护公民、法人和其他组织的合法权益，维护社会公共利益，以公共利益为出发点和归宿，推动社会和谐稳定发展。

（四）权责一致原则

权责一致原则是依法行政的基本要求，要求行政机关的权力与责任相一致，不可滥用职权，不行使非法的权力。行政机关在行政决策和行政执法时，要严格按照法定的权限和程序行使职权，确保合理、合法地行使公权力。

（五）服务公众原则

服务公众原则是依法行政的服务宗旨，要求行政机关在行政执行过程中，要依法提供优质高效的公共服务，为公民、法人和其他组织提供真实、准确、及时、完整的权益保障和服务，满足社会各界的合法需求。

（六）信息公开原则

信息公开原则是依法行政的重要保障，要求行政机关依法公开行政信息，保障公民、法人和其他组织的知情权、表达权和监督权。行政机关应建立健全信息公开制度，推动政府信息公开，提高行政活动透明度，实现公众对政府行政行为的监督。

总之，依法行政六大原则旨在保障公民的合法权益，推动社会公共利益的最大化，确保行政活动的合法性、公正性和廉洁性，提高行政效能，增强行政公信力，促进国家治理体系和治理能力现代化的建设。

三、基本要求

权责明确

政府机关必须明确自身的权力与责任,确保行使职权的合法性和合理性,不能以行政命令代替法定程序。

1. 程序规范

政府机关在行使职权过程中必须依法设定合适的程序,明确行为的具体步骤和要求,确保行政活动的合法性和透明度。

2. 信息公开

政府机关应当依法主动向公众公开政府信息,提高行政决策的透明度,保障公众的知情权、参与权和监督权。

3. 法规依从

政府机关在行使职权时必须遵守法律、法规和政策的规定,不得超越职权范围进行任意行使或滥用职权。

4. 法律保障

依法行政要求政府机关依法保障公民、法人和其他组织的合法权益,建立健全法律制度和法律保障机制。

5. 责任追究

政府机关在行政活动中如有违法、渎职或滥用职权的行为,应当依法予以追究和严肃处理,确保行政机关的法定权力不被滥用。

6. 社会参与

依法行政要求政府机关充分尊重和保障公众的知情权、参与权和监督权,通过建立有效的沟通和协商机制,推动社会参与和信息共享。

依法行政是现代治理的必然要求,也是推进法治国家建设和社会进步的重要保障。政府机关必须始终坚持依法行政的基本原则和基本要求,做到权力制约、程序规范、信息公开、责任明晰,以提高行政效能、保护公民权益、维护社会公正。唯有依法行政,才能推动国家和社会的良性发展，并取得长远的治理效果。

四、基本内容

依法行政之“法”不仅应包括法律规范，还应包括法律的一般原则、法律精神和法律目的。依法行政包括以下基本内容：

（一）行政主体合法

行政主体必须是依法设立的并具备相应的资格和条件。该项内容包括行政机关和其他行政公务组织都必须符合法律规定的主体地位、资格和组织条件。如果进行行政活动的主体不是依法成立的或者不具备行政主体资格，其行为不具有法律效力。

（二）行政权的取得和行使合法

具体包括：一是行政权的取得必须有法律依据。行政机关的权力不是固有的，而是来源于人民，由人民代表大会及其常委会制定的法律赋予的。二是行政权的行使必须符合法律法规的规定。该项内容包括行政活动必须有法律法规的依据，否则不得作出影响公民权利义务的行为；行政活动必须在法定的权限范围内活动，越权无效；行政主体不仅有消极的义务遵守法律的规定，而且要积极地采取行动或措施保证法律规范的实施；行政行为不仅要符合实体规定，也要遵守程序性规定。

（三）行使行政权必须承担相应的责任，权责统一

具体包括：1. 行政主体的职权与职责相统一；2. 行为主体与责任主体相一致；3. 责任与违法相对应，违法必须受追究；4. 基于行政主体的地位和公务的要求，行政公务人员还有一种道义上的责任，如对公务员的纪律要求等。

五、依据

依法行政要求行政机关要根据行政管理法、行政组织法和行政

程序法的规定来实施行政管理活动。

(一) 行政管理法

行政管理法是行政机关依法行政的依据，因此，依法行政必须要根据行政管理法的规定。

(二) 行政组织法

行政组织法规定政府的职权与职责，政府违反行政组织法的规定就会越位(即政府内部越权)、错位(即政府外部越权)、缺位(即政府不作为)。

(三) 行政程序法

行政程序法规定政府行为的方式、过程和步骤，作为规范行政权力、体现法治形式合理性的行为过程，行政程序是实现行政法治的重要前提，也是衡量一个国家依法行政和行政法治程度的重要标尺，政府违反行政程序法的规定就会导致行政权力的专断和滥用。比如，城市规划必须根据规划法的相关规定进行，但仅有这点是不够的，你还必须具有行政组织法规定的规划许可权限，虽然有了这种规划许可权限，但是，你如果没有按照行政程序法的规定向行政相对人说明理由、听取申辩或举行听政，仍然不能算依法行政。

六、具体措施

依法行政是指政府及其行政机关依照法律规定进行行政管理和公共服务，具体措施包括以下几个方面。

(一) 依法制定、修改、废止法律、行政法规和规章，制定并实施行政管理政策、文件和规范性文件，以规范行政行为，确保行政管理活动合法、公正、透明。

(二) 开展行政许可、执法、处罚、撤销等活动，对违反法律法规的行为进行监督、检查、调查和处理，并按照程序保障当事人的合法权益。

（三）建立行政复议、诉讼机制，对不满行政行为的当事人提供救济，维护当事人的合法权益，同时对行政行为进行监督和审查，预防和纠正行政不当。

（四）加强政府信息公开，提高行政透明度，让公众了解政府的工作、管理和决策过程，促进政府和社会的互动和参与。

（五）加强行政机关的内部管理和规范，建立健全行政管理制度，提高管理效能和行政服务水平。

（六）加强行政机关的监督和问责，保障行政过程的规范和合法，同时对不当行为进行惩戒和纠正，切实提高行政机关的责任意识和服务水平。

七、依法行政和依法执政的关系

依法执政是党的执政方式、执政理念；依法行政是政府活动的基本方式、基本原则。两者之间既有紧密联系，又有明显区分。依法执政是对执政党提出的一个要求，而依法行政是对政府行政机关提出的要求。在我国，共产党是执政党，共产党员在行政机关中占多数，因此要实现依法执政，必须强调行政机关依法行政，依法行政是依法执政的一个实现方式或者是实现途径。此外，依法行政又是依法执政的保障。我们600多万公务员队伍中，有不少在执法一线和政府部门，他们能否率先垂范，依法行政，直接关系到我们依法执政能否实现。所以，我们首先要在政府系统中强调依法行政，这是实现依法执政方式转变的关键。

（周万里　撰写）

第二节　社 会 管 理

一、基本知识

(一) 概念

社会管理主要是政府和社会组织为促进社会系统协调运转，运用法律、法规、政策、道德、价值等社会标准体系，对社会系统的组成部分、社会生活的不同领域以及社会发展的各个环节进行组织、协调、监督和控制的过程。这既是弥补“市场失灵”的必然要求，也是协调各种矛盾与冲突的必要前提。社会管理主要是以行政强制为基础，以法律为保障，对社会关系进行调整和约束，政府在其中起主导作用。它与中国特色社会主义经济建立、政治建立、文化建立、社会建立以及生态文明建立密切相关，是社会建立的重要内容。社会管理是人类社会必不可少的一项管理活动。社会管理，说到底是对人的管理和服务。

广义上的社会管理，是指由社会成员组成专门机构对社会的经济、政治和文化事务进行统筹管理；狭义上仅指在特定条件下，由权力部门授权对不能划归已有经济、政治和文化部门管理的公共事务进行的专门管理。

(二) 特点

1. 社会主体广泛：社会化管理注重社会的全面参与，是多元主体参与的一种形式。它不仅包括政府、企事业单位、非政府组织、社会团体等传统社会力量，还包括社区居民、志愿者、网络社会等多种主体。

2. 治理对象多样：社会化管理侧重于社会治理，涉及面广，治理对象涵盖政治、经济、文化、环境等各个领域，涉及国家和地方、公共和私人、个体和社区等多个层面，其边界相对模糊。

3. 治理手段多样：社会化管理是一种多元手段的管理模式，既包括制度、法规、政策、规划等硬性手段，也包括宣传、咨询、互动、扶持等软性手段，是一种动态的、灵活的管理模式。

4. 参与程度高：社会化管理注重公众参与，用户可以通过多种形式自由参与，例如发起行动、提出意见、投票表决等。

(三) 根本任务

1. 协调社会关系

对不同社会成员、社会集团的活动和关系进行有意识的调整的活动和过程，其目的是消除不同社会成员、社会群体、社会集团在活动和相互关系上的矛盾和冲突，使社会系统保持有序状态，以保障其功能的有效发挥和正常运转。

2. 规范社会行为

即通过各种法律、政策和道德规范来约束人们的行为，防止其对社会造成负面影响。

3. 解决社会问题

通过多方面的努力和合作，包括政府、企业和社会各界的力量，解决影响社会正常运转和个体福祉的各种现象，包括人口、贫困、环境、犯罪和失业等。

4. 化解社会矛盾

通过不断完善法治体系、注重调解与协商、强化社会保障、发挥社会组织作用以及加强党的建设等多方面的努力，构建一个和谐、稳定、繁荣的社会。

5. 促进社会公正

通过公正司法、保护民事权利以及推进法治社会建设等多方面的努力，逐步构建一个更加公平、正义、和谐的社会。

6. 应对社会风险

针对政治、经济、文化、社会等多个层面的社会风险，采取风险识别、评估、管理等措施和策略，以降低风险的产生和传播，提高社会系统的稳定性和可持续性。

7. 保持社会稳定

通过政治稳定、经济发展、文化认同、风险评估等措施，维护和促进社会的稳定，确保社会的协调有序发展。

(四) 实施路径

1. 制定合法政策法规：构建合理有效的制度规范体系，确保社会化管理的合法性。

2. 深化政府公开：加强政府信息公开，坚持自主公开和指南公开，促进信息透明化。

3. 规范社会组织：明确组织类型、资格准入、日常监督、行为规范等制度，加强对社会组织的规范建设。

4. 建立市场化机制：探索市场化机制，借助社会资本参与社会化管理，有效推动社区、企业、个体自我约束和规范化管理。

5. 广泛发动社会力量：依托弘扬社会正能量、增强全社会共治意识，发动各方面的智力资源、技术资源和物质资源，推动社会化管理的全面落地。

(五) 优缺点

1. 优点

(1) 加强社会治理效果

社会化管理是一种多元主体、多元手段的治理模式，它促进了各方力量的参与，有利于形成全民参与治理的良好氛围，提高了对社会问题的应对和解决能力。

(2) 提高政府能力

社会化管理对政府提出了更高的要求和挑战，政府机构需要开拓思路、改进管理、优化服务、树立形象，这有利于增强政府的管理能力和服务能力。

（3）提高政府公信力

社会化管理需要政府依靠制度、信息、公众、科技等手段，以提升治理能力和公信力，从而增强政府在社会中的影响力和话语权。

2. 缺点

（1）中央与地方权责关系不清

社会化管理模糊了权责分配，容易导致中央和地方政府之间权责不清、相互推责的情况，影响整个社会管理体系的建立。

（2）社会主体之间协调不足

在推动社会化管理过程中，政府、社会组织、市场等各方主体之间需要充分协调，但客观上存在着社会主体之间协调不足、利益冲突等问题，这些问题制约了社会化管理的有效推进。

（3）难以保证公共利益

在社会化管理中，部分个体和团体可能比较强势，依托自身资源参与社会管理，导致利益倾斜、打压弱势群体、忽视公共利益等问题有所增多。因此，需要从制度层面完善管理机制，以防止侵犯公共利益。

（六）启示

1. 社会化管理是新时代社会管理体系的一种重要探索，它既需要政府职能转变，也需要社会参与转型以及市场效能的增强。

2. 契合百姓的期待，才能实现有效治理。社会化管理需要密切关注民生问题，聚焦群众需求，整合公共资源，落实民主、法治治理原则。

3. 社会化管理需要从法律制度设计、信息公开、民主协商、社会组织规范等多个角度进行完善，不断拓展和深化参与形式，以增强社会治理能力，更好地服务于社会发展。

4. 关键在于做到公开公正公平。社会化管理需要公开信息、公正程序、公平裁决，加强舆论监督，以此提升社会治理的公信力，维护社会稳定。

二、社会管理体制演变阶段

社会管理体系是指政府和社会组织以及市场机制共同构建的管理系统，旨在维护社会秩序、保障公共安全、促进社会发展，实现了社会组织、市场经济和政府管理的有机结合，以满足人民对安全、稳定和幸福生活的需求。

社会管理体系涵盖政府管理、社会组织管理、市场监管、法制建设等方面，由多部门共同协作，形成一体化的协调机制。其中，政府管理作为基础和核心部分，负责规则的制定、政策的出台、行政职能的执行、公共服务的发展以及秩序的维护和安全的保障等。社会组织管理则专注于社会团体、社会组织、非营利组织等的管理，以便民、利民、解民困为宗旨。市场监管是保障市场公平、透明、规范运行的关键环节，而法制建设则是社会管理体系中的坚固基石，其完善程度直接关系到整个管理体系的运行效率和水平。

综上所述，一个健全、科学、优化的社会管理体系是实现中国特色社会主义发展全局目标的重要保障。只有在这一体系的坚实支撑下，才能实现经济、政治和社会的全面和谐发展。

第一阶段：1949 年到 1978 年，是传统社会管理体制的形成与巩固阶段。在这 30 年间，我国在高度集权的政治体制和计划经济体制基础上，建立了“国家—单位—个人”为核心的一元主体社会管理格局。执政党和政府成为社会管理的核心主体。当时的社会管理体系包括作为国家的社会控制和福利供给职能的延伸的单位体制，“议行合一、政社合一”的人民公社体制，作为单位体制补充、管理单位体制以外的城市居民的街道办事处和居民委员会体制（街居制），依靠政治-身份来划分的阶级分类体制并辅之以运动式、批斗式的政治管理方式，此外，还包括作为党和政府的传送带的群团组织以及城乡分割限制人口自由流动的户籍制度等。传统社会管理体制依靠严密的社会控制维持了社会秩序,实现了平均主义的分配,但却压抑了社会的创造活力,牺牲了个体的自由和权利。

第二阶段:1978 年改革开放开始到 1992 年,是传统社会管理体制趋于解体阶段。改革开放的过程是一个工作重心转移的过程,从“以阶级斗争为纲”转变为“以经济建设为中心”。同时,改革开放的过程也是一个放权让利调动各方积极性的过程,通过向地方和企业放权,各级地方政府和国有企业赢得了更大的自主权和积极性,这一过程中,高度集权的政治体制逐步被适度行政性分权的政治和行政体制所取代,政治和经济逐渐分离,私人经济部门在公共部门旁边蓬勃发展起来。农民向城市和工业服务业的转移步伐逐步加快,但这一时期农民工仍被称为“盲流”。政府作为唯一社会管理主体的地位受到严重冲击,人民公社体制、政治-身份性阶级分类体制相继解体,运动式、批斗式的管理方式被新的法制化管理方式所取代,城乡分割的户籍制度日益松动。原先作为社会控制和福利供给者的单位,逐渐转变为单纯的工作场所。

第三阶段:1992 年党的十四大到 2002 年,是现代社会管理体制奠定基础阶段。邓小平“南方讲话”,特别是党的十四大后,我国正式确立了建立社会主义市场经济体制的目标,市场化导向的经济体制改革步伐明显加快。到党的十六大前夕,我国社会主义市场经济体制已经初步建立,市场开始在资源配置中发挥基础性作用。个体和私营经济获得较快发展,私人经济部门在经济增长和社会就业方面发挥着越来越重要的作用。民间组织管理从定期清理走向依法登记管理,自 90 年代以来取得了显著进展。城市社区建设被提上了党和政府的议程,农村村民自治走上规范化管理的轨道。所有这些成就都为现代社会管理体制的建立奠定了基础。然而,与此同时,也需要指出,这一时期在教育、医疗、住房、社会保险、社会福利等社会事业发展中,存在过于强调商业化和社会化的资源动员机制，过于强调职工个人和企事业单位的责任，而政府则有意无意地淡化了自身在提供社会性公共服务或公共服务中应担负的责任。这导致了社会性公共服务供给的严重不足，并且在享受基本公共服务方面出现了地区差别、城乡差别以及外来人口与本地人口的差别的日益扩大的现象。此外，社会组织发展受到较多限制和控制，仍然被视为社会管理的对象，在社会服务方面仅能起到有限的补充作用。

第四阶段：2002 年党的十六大后，是现代社会管理体制自觉构建阶段。2002 年党的十六大胜利召开，提出了全面建设小康社会的奋斗目标，我国现代化建设进入中期阶段。在国家和社会日益分离的基础上，一个相对独立于国家和企业的社会生活领域逐步成型，利益分化和多样化所引发的社会矛盾冲突凸显，这使得以维护社会秩序为己任的社会管理变得愈发重要。2004 年召开的党的十六届四中全会明确提出构建社会主义和谐社会的目标，并正式提出了“建立健全党委领导、政府负责、社会协同、公众参与的社会管理格局”，从而明确了社会管理的领导体制。党的十六届六中全会就构建社会主义和谐社会的相关制度建设做出了全面部署。党的十七大正式将社会建设与经济建设、政治建设和文化建设并列，社会体制改革正式提上党和政府的工作日程。以科学发展观为统领将社会建设与经济建设、政治建设和文化建设结合起来实现社会的良性运行与协调发展，以构建社会主义和谐社会为目标，将社会秩序与社会发展贯通起来，实现社会建设与社会管理并举，这标志着我国的现代社会管理体制建设进入了一个自觉构建的阶段。

三、社会管理创新

加强社会建设、创新社会管理，是维护社会和谐稳定的源头性、根本性、基础性工作。当前，要着重在保障和改善民生上下功夫，坚持把发展经济与改善民生结合起来，切实解决涉及人民群众切身利益的问题，实现经济社会协调发展；着重在加强人口服务管理上下功夫，实现由防范、控制型管理向人性化、服务型管理的转变；着重在加强新经济新社会组织管理服务上下功夫，真正把社会管理和公共服务延伸到“两新组织”；着重在加强网络虚拟社会管理上下功夫，坚持建设和管理并重；着重在推进基层基础建设上下功夫；着重在加强群众工作上下功夫；着重在推进信息化建设上下功夫。

(一) 概念

简言之，创新社会管理，就是对社会管理的创新；创新社会管理既是活动，也是活动的过程。创新社会管理是指在现有社会管理条件下，运用现有的资源和经验，依据政治、经济和社会的发展态势，尤其是依据社会自身运行规律乃至社会管理的相关理念和规范，研究并运用新的社会管理理念、知识、技术、方法和机制等，对传统管理模式及相应的管理方式和方法进行改造、改进和改革，建构新的社会管理机制和制度，以实现社会管理新目标的活动或过程。

(二) 必要性

1. 当前我国既处于发展的重要战略机遇期，又处于社会矛盾凸显期，社会管理领域存在的问题依然不少。

2. 社会管理如果搞不好，社会发展将受到制约和影响；过去取得的社会发展成果，也将受到侵蚀。

3. 没有社会管理，就难以实现科学发展与和谐发展。

(三) 意义

1. 只有加强和创新社会管理，保障人民各项权益，发挥人民首创精神，走共同富裕道路，促进人的全面开展，才能落实以人为本的发展理念。

2. 只有加强和创新社会管理，更好地推进经济、政治、文化、社会建设以及生态文明建立，促进现代化建设各个环节各个方面相协调，促进生产关系与生产力、上层建筑与经济基础相协调，增强经济发展和社会进步之间的协调性，才能实现经济社会全面协调可持续发展。

3. 只有加强和创新社会管理，统筹经济和社会开展，统筹城乡发展，统筹地区发展，兼顾不同地区、不同领域、不同方面群众的利益，才能落实科学发展的统筹兼顾的要求。

4. 只有加强和创新社会管理，正确处理人民内部矛盾和其他社会矛盾，最大限度地激发社会创造活力、最大限度地增加和谐因素、最大限度地减少不和谐因素，妥善协调各方面的利益关系，才能更好地保障和改善民生，促进社会公平正义。

(四) 内容

1. 进一步加强和完善社会管理格局，切实加强党的领导，强化政府社会管理职能，强化各类企事业单位社会管理和服务职责，引导各类社会组织加强自身建设、增强服务社会能力，支持人民团体参与社会管理和公共服务，发挥群众参与社会管理的基础作用。

2. 进一步加强和完善党和政府主导的维护群众权益机制，形成科学有效的利益协调机制、诉求表达机制、矛盾调处机制、权益保障机制，统筹协调各方面利益关系，加强社会矛盾源头治理，妥善处理人民内部矛盾，坚决纠正损害群众利益的不正之风，切实维护群众合法权益。

3. 进一步加强和完善流动人口和特殊人群管理和服务，建立覆盖全国人口的国家人口基础信息库，建立健全实有人口动态管理机制，完善特殊人群管理和服务政策。

4. 进一步加强和完善基层社会管理和服务体系，把人力、财力、物力更多投到基层，努力夯实基层组织、壮大基层力量、整合基层资源、强化基础工作，强化城乡社区自治和服务功能，健全新型社区管理和服务体制。

5. 进一步加强和完善公共安全体系，健全食品药品安全监管机制，建立健全安全生产监管体制，完善社会治安防控体系，完善应急管理体制。

6．进一步加强和完善非公有制经济组织、社会组织管理，明确非公有制经济组织管理和服务员工的社会责任，推动社会组织健康有序发展。

7．进一步加强和完善信息网络管理，提高对虚拟社会的管理水平，健全网上舆论引导机制。

8．进一步加强和完善思想道德建设，持之以恒加强社会主义精神文明建设，加强社会主义核心价值体系建设，增强全社会的法治意识，深入开展精神文明创建活动，增强社会诚信。

（五）内涵

1．管理观念的创新：要准确把握当前我国社会建设和社会管理领域出现的新情况、新问题，坚决改变那些片面地认为社会管理就是单纯“管控”的思想观念和思维模式，借鉴和吸收中国行政法研究所所长莫于川教授讲的八种新观念：树立以人为本、保障人权、尊重人格的观念；树立宪法、法律至上，政府权力有限的观念；树立行政民主、公众参与、共同治理的观念；树立多元化、多样化、多依据的治理的观念；树立建设服务型政府、强化公共服务的观念；树立政府诚信、社会诚信、官民互信的观念；树立接受监督、责任到位、权利救济的观念；树立辩证唯物、历史唯物的法治开展的观念。

2．管理主体的创新：要从单纯重视政府作用向社会共同治理转变，从传统的社会管理向现代社会“治理”转变。

3．管理方式的创新：要从偏重管制控制向更加重视服务、重视协商转变，更多地运用群众路线的方式、民主的方式、服务的方式，教育、协商、疏导的方式，化解社会矛盾，解决社会问题。

4．管理环节的创新：要从偏重事后处置向更加重视源头治理转变，把工作重心从治标转向治本、从事后救急转向源头治理，使社会管理关口前移。

5．管理手段的创新：要从偏重行政手段向多种手段综合运用转变，更多地运用法制标准、经济调节、道德约束、心理疏导、舆论引导等手段。

6. 管理制度的创新：强化动态协调机制建设、推进应急管理制度建设，构建相互联系、相互支持的标准、机制和制度体系。

(六) 方法

1. 综合法或归纳法

综合法是一种从题设到结论的逻辑推理方法，也就是由因到果的证明方法。

归纳法是指从个别性知识，引出一般性知识的推理，是由已知真的前提，引出可能真的结论。

2. 嫁接法

嫁接法是指通过结合不同元素来达到优化整体效果。

3. 类比法

根据两个或两类对象有部分属性相同，从而推出它们的其他属性也相同的推理。

4. 延伸法或类推法

延伸法是一种通过类比、推理和分析，将已有的规定或知识应用于类似情况的方法。

类推法是一种通过不同事物的某些相似性类推出其他相似性的方法，主要用于预测事物在其他方面的可能性。

5. 逆向思维法

逆向思维法是指从事物的反面去思考问题的思维方法。这种方法常常使问题获得创造性的解决。

(七) 主要特征

把群众满意不满意作为加强和创新社会管理的出发点和落脚点。群众满意不满意是衡量加强和创新社会管理成效的依据和标准，群众满意是创新社会管理的方向。

因此，创新社会管理，应具备以下主要特征：

1. 创新的社会管理，要超过和好于过去的社会管理水平。

2. 找到广大人民群众共同关注和不满意的社会突出矛盾和共性社会管理难题。

3. 解决好社会突出矛盾和社会管理中的共性难题，形成标准和示范效应。

4. 让广大人民群众参与创新社会管理，分享创新社会管理的成果，并对创新社会管理表示满意。

5. 采用多元化方式正确处理人民内部矛盾。

（周万里　撰写）

第三节　沟　　通

一、沟通的概念

沟通是人与人之间、人与群体之间思想与感情的传递和反馈的过程，以求思想达成一致和感情的通畅。人与人的沟通过程包括输出者、接受者、信息、渠道等四个主要因素。

（一）输出者

信息的输出者就是信息的来源，输出者必须充分了解接受者的情况，以便选择合适的沟通渠道从而有利于接受者理解信息。要顺利完成信息的输出，必须对编码（Encoding）和解码（Decoding）两个概念有基本的了解。编码是指将想法、认识及感觉转化成信息的过程，而解码则是指信息的接受者将信息转换为自己的想法或感觉。

在从事编码的过程中，注意以下几个方面有利于提高编码的正确性。

1. 相关性

信息必须与接受者已知的范围相关联，这样才可能使信息为接受者所了解。所有信息必须以一种对接受者有意义或有价值的方式传送出去。

2. 简明性

尽量将信息转变为最简明的形式，因为越是简明的方式，越可能被接受者所了解。

3. 组织性

将信息组织成有条理的若干重点，可以方便接受者了解信息并避免接受者造成过多的负担。

4. 重复性

主要是在口语的沟通中，重复强调重点有利于接受者更好地了解和记忆。

5. 集中性

将焦点集中在信息的几个重要层次上，可以避免接受者迷失在杂乱无章的信息中。在口语沟通中，可以通过特别的语调、举止、手势或面部表情来强调这些重点。若以文字沟通方式，则可采用画线或强调语气突出内容的重要性。

（二）接受者

接受者是指获得信息的人。接受者必须从事信息解码的工作，即将信息转化为自己所能了解的想法和感受。这一过程会受到接受者的经验、知识、才能、个人素质以及对信息输出者的期望等因素的影响。

（三）信息

信息是指在沟通过程中传递给接受者（包括口语和非口语形式）的消息，同样的信息，输出者和接受者可能有着不同的理解，这可能是输出者和接受者之间的差异造成的，也可能是输出者传递了过多的不必要信息。

(四) 沟通渠道

企业组织的沟通渠道是信息得以传递的载体，可分为正式或非正式的沟通渠道、向下沟通渠道、向上沟通渠道、水平沟通渠道。

二、沟通的作用

沟通是一种自然而然的、不可或缺且无所不在的活动。通过沟通，人们可以交流信息，并获得感情与思想的共鸣。无论在工作、娱乐、居家生活、买卖交易中，或者希望与一些人建立更加稳固和持久的关系，人们都要通过交流、合作、达成协议来达到各自的目的。

在沟通过程中，人们分享、披露、接收信息，根据沟通信息的内容，可分为事实、情感、价值取向、意见观点等。根据沟通的目的可以分为交流、劝说、教授、谈判、命令等。

综上所述，沟通的主要作用有两个。

(一) 传递和获得信息

信息的采集、传递、整理、交换，无一不是沟通的过程。通过沟通，我们才能交换那些有意义、有价值的各种信息，从而使得生活中的大小事务得以顺利开展。

掌握低成本的沟通技巧、了解如何有效地传递信息能提高人的办事效率，而积极地获得信息则能进一步提高个人的竞争优势。优秀的沟通者可以始终保持注意力，迅速抓住内容重点，筛选出所需要的重要信息。他们能更深入地了解信息的内容，实现最佳的工作效率，从而节省时间与精力，获得更高的生产力。

(二) 改善人际关系

社会是由人们通过互相沟通所维系的关系编织而成的网。人们之所以相互交流，是因为需要与周围的社会环境建立联系。沟通与人际关系两者相互促进、相互影响。有效的沟通可以建立和谐的人际关系，而和谐的人际关系又使沟通更加顺畅。相反，如果人际关系不良，沟通就会难以开展，而不恰当的沟通又会进一步恶化人际关系。

三、沟通的意义

沟通是人类组织的基本特征和核心活动之一。没有沟通，就不能形成组织和人类社会。家庭、企业、国家，都是十分典型的人类组织形态。沟通是维系组织存在，保持和加强组织纽带，塑造和维护组织文化，提高组织效率和效益，推动组织不断进步发展的主要途径。

有效的沟通让我们高效率地完成一件事情，从而让我们享受更美好的生活。善于沟通的人懂得如何维持和改善人际关系，更好地表达自己的需求、发现他人的需要，最终赢得更好的人际关系和成功的事业。有效沟通的意义可以总结为以下几点：

（一）满足人们彼此交流的需求；

（二）使人们达成共识，加强彼此的合作；

（三）降低工作的交易成本，提升办事效率；

（四）获得有价值的信息，使个人处理事务更加井井有条；

（五）帮助人进行清晰的思考，有效掌控所做的事情。

四、沟通的种类

沟通符号的种类包括语言沟通和非语言沟通，其中语言沟通又分为书面沟通与口头沟通。

根据是否具有结构性和系统性，沟通分为正式沟通和非正式沟通。

根据沟通在群体或组织中传递的方向，沟通分为自上而下沟通、自下而上沟通和平行沟通。

根据沟通中的互动性特点，沟通分为单向沟通与双向沟通。

从发送者和接收者的角度来看，沟通包括自我沟通、人际沟通与群体沟通。

五、沟通的基本模式

（一）语言沟通

语言是人类特有的一种有效且重要的沟通方式。语言的沟通形式多种多样，包括口头语言、书面语言、图片或图形。

口头语言包括我们面对面的谈话、会议交流等多种形式。书面语言则包括我们的信函、广告和传真以及广泛使用的电子邮件（E-mail）等。图片则包括幻灯片和电影等视觉呈现方式，这些都统称为语言的沟通的一部分。

在沟通过程中，虽然语言沟通在信息传递、思想交流以及情感传达方面起着重要作用，但它更擅长的是传递信息。

（二）肢体语言的沟通

肢体语言的内容非常丰富，包括我们的动作、表情、眼神等多个方面。实际上，我们的声音里也包含着非常丰富的肢体语言元素。我们在说每一句话时，所使用的音色、语调的抑扬顿挫以及语速的快慢等，都是肢体语言的一部分。

我们通常认为，沟通的模式主要包括语言和肢体语言这两种，其中，语言更擅长传递具体的信息，肢体语言则更善于沟通人与人之间的思想和情感。

六、沟通的技巧

沟通技巧在人际交往中扮演着非常重要的角色，它能够有效促进我们与他人的沟通、交流和理解。下面将介绍一些沟通技巧的要点，帮助读者提升自己的沟通能力。

（一）倾听和理解

沟通的第一要点是倾听和理解对方的观点和感受。当我们与他人交流时，要保持专注，用心倾听，理解对方的意思。不要急于表达自己的观点，而是先确保自己完全理解对方的意思，这样可以避免误解和争吵。

（二）清晰明了地表达

沟通的另一个要点是清晰明了地表达自己的意思。使用简明扼要的语言，避免使用复杂的词汇和冗长的句子，可以使对方更容易理解你的意思。同时，要避免使用模棱两可的语言，确保自己的意图清晰明了。

（三）尊重和友善

在沟通中要保持尊重和友善的态度。不要使用侮辱性的语言或攻击性的言辞，要尊重对方的观点和感受。即使意见不同，也要善意地进行讨论，以求达成共识。

（四）非语言沟通

沟通不仅仅是通过语言进行的，还有很多非语言的因素。例如，眼神交流、肢体语言、姿态等都可以传达信息。要注意自己的非语言沟通，确保它与自己的言语一致，不要给对方造成混乱或不信任的感觉。

（五）提问和回答

在沟通中，提问和回答是非常重要的环节。提问可以帮助我们更好地了解对方的意见和观点，回答则是表达自己的观点和提供所需信息的机会。在提问和回答时，务必确保问题的清晰明确以及回答的准确无误。

（六）积极反馈

沟通中的积极反馈有利于建立良好的沟通氛围。当对方表达观点或提供信息时，我们可以通过肯定、赞美或鼓励来给予积极反馈，这样可以增加对方的自信和合作意愿。

（七）解决冲突

在沟通中，冲突是难免的。当出现冲突时，要冷静地面对，避免情绪化和指责对方。此时，可以试着找出共同点，寻求妥协或解决方案，以达到和谐的结果。

（八）适应不同的沟通方式

不同的人有不同的沟通方式和习惯，我们要学会适应和尊重对方的沟通方式。有些人喜欢直接坦率地表达，有些人则喜欢委婉间接地交流。理解并适应对方的沟通风格，可以更好地与对方沟通和合作。

（九）关注非言语线索

除了语言表达之外，还要关注对方的非言语线索。例如，表情、姿态、声音的变化等都可以帮助我们更好地理解对方的意图和情感。通过观察这些线索，我们可以更准确地理解对方的意思。

（十）提供建设性意见

在沟通中，提供建设性的意见可以帮助对方改进和取得进步。当对方寻求帮助或建议时，我们应给予真诚的建议和反馈，但需注意方式和态度，避免给对方带来不必要的压力或伤害。

总结起来，沟通技巧是一项非常重要的能力，它能够帮助我们更好地与他人交流、理解和合作。通过倾听和理解、清晰表达、尊重和友善、非语言沟通、积极反馈、解决冲突、适应不同的沟通方式、关注非言语线索和提供建设性意见等要点，我们可以提升自己的沟通能力，建立良好的人际关系。希望读者能够在实际生活中运用这些技巧，取得更好的沟通效果。

七、管理沟通

（一）作用

1. 沟通是保证下属员工做好工作的前提。只有通过沟通让下属员工明白了他的工作目标要求、所要承担的责任、完成工作后的个人利益之后，才能确知做什么、做到什么程度，自己选择什么态度去做。

2. 沟通是激发下属员工工作热情和积极性的重要方式。主管经常与下属就其所承担的工作，以及这些工作与企业发展之间的联系进行沟通时，下属员工就会受到鼓舞，感受被尊重以及认识到自己工作的价值。这也就直接给下属带来了自我价值的满足，进而自然而然地提升了他们的工作热情和积极性。

3. 沟通是下属员工做好工作的一个保障。只有通过沟通，主管才能准确、及时地把握下属员工的工作进展和遇到的难题，并及时为下属解决这些难题提供支持和帮助。这有助于下属员工按照要求，及时、高质量地完成工作，进而保证整个单位、部门，乃至整个企业的工作能够协调进行。

从这个意义上讲，有效的沟通是提高企业组织运行效益的一个重要环节。实现管理沟通规范化，即将一种高效、科学的沟通技巧和方法作为管理人员必须遵循的具体管理行为规范，并要求每个管理人员都遵照执行。

（二）基本要求

沟通本身就是与他人进行深层交往的过程，且具有明确的目的，即通过沟通解决特定的问题。然而，任何一个沟通对象都是有自己的独立利益和意志的个体，即便投入精力并慎重地实施沟通，也未必能够达到理解和认同的目的。如果不慎重对待，就难以获得良好有效的沟通效果。所以，首先要有积极而慎重的态度，并在此基础上，认真准备、严肃执行、艺术性地表达、用心倾听以及给予积极的反馈。

1. 认真准备

这是强调在进行特定的管理沟通时，要有充分的准备。其内容包括：

（1）分析确定沟通对象的个人特征，包括利益特征、性格特征、价值特征、人际关系特征等，并把握其可能的态度。

（2）认真准备沟通表达内容，尽可能做到条理清楚、简明扼要、用语通俗易懂，并拟写沟通表达提纲。

（3）选择恰当的沟通方式，即使选择面对面的沟通，也要事先确定沟通的方式，是直接告知，还是婉言暗示，是正面陈述，还是比喻说明，都要事先进行选择和设计。

（4）事先告之沟通的主题内容，让沟通对象也为沟通做好准备。

（5）在与沟通对象交换意见的基础上，共同确立沟通的时间、时限和地点。

2. 严肃实施

准备工作做充分了，也就为有效的沟通奠定了基础。但要保证沟通的效果，在实施沟通的过程中还必须严肃对待，尤其是要注意避免发生以下问题：

（1）高高在上，难以用平等的心态对待沟通对象。

（2）对沟通对象不尊重、不礼貌。

（3）以冷嘲热讽的语气与沟通对象讲话。

（4）正面反驳对方。

（5）随意打断对方的讲话。

（6）心不在焉地听沟通对象讲话。

（7）使用过于夸张的手势。

（8）否定对方价值的用词。

3. 艺术表达

所谓表达就是向你的听众阐述你的思想、主张、要求、建议，意在推销你的观念，发表你的见解，提出你的要求。

沟通不是简单地用逻辑分析来说服对方，而是要用沟通对象自己所提供的事实，以及对方不能否认的事实，与对方个人的利益建立起直接的联系，从而诱导对方。在此过程中，必须绝对避免的问题是，以雄辩的方式把自己的观点强加给对方，以免让对方感到自己处于弱势或被驳倒。

沟通的一个主要作用，就是向沟通对象传达自己的想法和情感。这就决定了表达是沟通的最重要环节，因而表达方式的选择就显得极度为重要。没有艺术的表达方式，要达到良好有效的沟通结果也是不可能的。

艺术表达的要求如下：

(1) 从对方感兴趣的话题入手。

(2) 从对方可以认同的话开场。

(3) 紧紧围绕对方的利益来展开话题。

(4) 多提问，诱出对方的想法和态度。

(5) 以商讨的口吻向对方传达自己的主张和意见。

(6) 以求教、征求对方意见的方式来提出自己的建议。

(7) 注意力高度集中，尽可能多地与对方进行目光对接交换。

(8) 运用动作适中的身体语言辅助传达信息。

(9) 借助有情节的表达，比如讲故事，来阐述自己的观点。

(10) 避免过多地使用专业术语。

(11) 适当地重复以强调沟通要点。

4. 用心倾听

所谓倾听就是要充分给沟通对象以阐述自己的意见和想法的机会，并设身处地地依照沟通对象表达的思路来思考，找出对方说话的合理性，以充分了解沟通对象，收集自己所不知道的信息，并把沟通对象引导到所要沟通讨论的议题上来，使沟通对象感到自身的价值和所受到的尊重。

大多数人都有表达欲望，希望有机会阐述自己的意见、观点和情感。所以，如果你给他这样一个机会，让他畅所欲言，他们会立即感受到你的亲切与信赖。很多人在社交互动中不能给人留下一个良好的印象,并非因为口才不好或表达不足,而是由于不擅长倾听,没有耐心地听别人讲话。别人讲话的时候,他们可能四处环顾、心不在焉,或者强行插话,打断对方的讲话,让对方感到无法忍受。

管理沟通用心倾听的基本要求如下:

(1) 不断向沟通对象传递接纳、信任与尊重信号,或者偶尔复述沟通对象讲的话,或者用鼓励、请求的语言激发对方,比如:“您说的非常有价值。”“很好!”“请接着讲。”“你能讲得详细一些吗?”“假如没有这个前提,结果会是什么情况?”“您说的……很有意思。”一方面使沟通对象感觉受到重视,另一方面又让对方把话说透彻。

(2) 努力推测沟通对象可能想说的话,有助于更好地理解和体会沟通对象的感情。但不能在对沟通对象的话进行假设之后,就把假设当真,不再认真倾听。尤其要克服自己的偏见,不要受先入为主的心理影响。

(3) 保持与沟通对象的眼神接触,但又要避免长时间地盯着沟通对象,这会让沟通对象感到不安。

(4) 端正坐姿,并让身体稍稍前倾,面对沟通对象,在他讲话时,不时地做一些笔记,尤其要注意不要给对方留下无精打采的印象。如果突然有电话打进来,可明确告诉对方过一会儿再打过来。如果电话内容紧急且重要,必须接听时,也要向沟通对象说明原因,表示歉意。

(5) 不要东张西望或表现出若有所思的样子。避免跷二郎腿、双手抱胸、双目仰视天花板,以及斜目睨视等容易使沟通对象误以为你不耐烦、抗拒或高傲的行为举止。

在倾听过程中,如果遇到以下情况:没有听清楚或没有理解对方的意思;想得到更多的信息,澄清一些问题,希望沟通对象重复;希望对方使用其他的表述方法,以便于理解;想告诉沟通对象你已经理解了他所讲的问题,希望对方谈一些其他问题。在这些情况下,你可以在适当的时候,直接把自己的想法告知沟通对象。

（6）以热诚、友善的态度倾听，避免表现出冷漠、自我优越感、吹毛求疵的行为。要做好心理准备听取不同意见，即使沟通对象所说的话让你感到不悦或伤害了你，也绝不要在脸色上、语调上立刻表现出来，至少要让对方把话说完。

5. 积极反馈

所谓反馈就是在沟通过程中，对沟通对象所表述的观念、想法和要求给予态度上的回应，让对方明白自己的态度和想法。这种反馈既可以主动寻求，也可以主动给予。在现实中，一些管理人员总是想到要把自己的观点、想法强加给对方，让对方无条件地接受，不寻求对方的反馈，也不对对方的反馈进行分析，调整自己的想法和思路。这种做法的结果是花了不少时间进行沟通，但未取得有效的沟通效果，陷入了“沟而不通”的困境。

对于一个完整、有效的沟通来说，仅仅有表达和倾听是不够的，还必须有第三个环节——反馈，即信息的接收者在接收信息后，及时地回应沟通对象，向沟通对象告知自己的理解、意见和态度，以便澄清“表达”和“倾听”过程中可能出现的误解和失真。

管理沟通积极反馈的基本要求如下：

（1）避免在对方情绪激动时反馈自己的意见，特别是这些意见与对方所期望的不一致时。

（2）避免全盘否定性的评价，或者向沟通对象泼冷水，即使需要批评下属，也应当先赞扬下属在工作中表现出的积极方面，再针对需要改进的地方提出建设性的建议，以让下属能心悦诚服地接受。

（3）使用描述性而不是评价性的语言进行反馈，尤其强调要对事不对人，避免将对事情的分析处理变成对人的褒贬。这样不仅能使沟通对象明白自己的意见和态度，还能帮助对方实现行为的积极改变。

（4）向沟通对象明确表示你将考虑如何采取行动，让对方感觉到这种沟通带来的立竿见影的效果，从而增强沟通对象对你的信任。

(5) 站在沟通对象的立场上，针对沟通对象所需要的信息进行反馈。

(6) 反馈要表达明确、具体，若有不同意见，要提供实例说明，避免发生正面冲突。

(7) 针对沟通对象可以改进的行为进行反馈。

(8) 要把反馈的重点放在最关键的问题上，以确保沟通对象能够充分接受和理解。

(三) 管理沟通充分与否的六个检验标准

确立管理沟通充分的标准，也就是对管理沟通的效果进行评估，确定是否存在沟通不充分的问题。这种评估可通过对以下六个问题进行检验来完成：

1. 下属明白自己的工作价值、工作目标、工作标准、工作程序、工作时间进度计划、工作业绩要求、工作横向关联关系吗？

2. 你知道下属的工作能力、工作难题、工作进程、业绩水平、意志要求、个人苦恼、生活困难吗？

3. 你知道下属的下属对你下属的评价吗？他们对你下属的工作作风、处事方式、个人品质、领导组织能力满意吗？

4. 你们同事之间明了对方的工作价值、工作目标、工作标准、工作程序、工作时间进度计划、工作业绩要求、工作关联关系、工作进程吗？

5. 下属是否对你的指示有误解？

6. 你对下属的工作有足够信心吗？

对上述问题的回答，只要有否定的，就说明存在管理沟通不充分的问题。

(四) 管理沟通不充分的八个原因

沟通不充分是企业组织运行效率不高的一个极为重要且普遍

的原因，而造成沟通不充分的原因主要有以下八个方面：

（1）管理者不懂得管理沟通的基本常识，只是根据自己的理解随意沟通。

（2）管理者高高在上，不能把自己摆在与下属平等的地位。

（3）空洞地说教，不能站在对方的立场上思考问题，对方对沟通不感兴趣。

（4）想当然地认为下属没有必要知道这些信息。

（5）工作时间安排不当，没有时间进行管理沟通。

（6）不善于倾听，习惯于发号施令。

（7）对下属不信任，即使有沟通，也沟而不通。

（8）认为沟通是很简单的事，没有投入精力进行沟通设计和准备。

（五）与上司沟通

与上司沟通分为三种情况：接受指示、向上汇报和商讨问题。

1．接受指示沟通规范的七个要求

（1）在进行这种沟通之前，明确与上司确认沟通的时间、地点。

（2）被上司突然招去接受指示时，最好事先问一下沟通的具体内容，以便作好思想准备。

（3）不要担心上司会认为自己的理解能力差，要多提问以明确有关指示的三个关键问题：一是指示的目标要求是什么？明白这一问题，才能为后面的行动提供方向；二是指示的依据是什么？明白了这一问题，才能提高贯彻执行指示的积极性和能动性；三是落实这一指示，上司有何思路？明白这一点，才能准确地贯彻执行这个指示。

（4）对上司的指示进行反馈，让上司就重要问题进行澄清和确认。

（5）在接受指示时，必须首先将指示接受下来，避免急于表达自己的观点或意见。

（6）即使自己对上司的指示有异义，也不要急于反驳。可待上司把话说完之后，按照上司的思路，以假设的口吻提出异义，让上司思考解答。比如“如果……那该怎么办?”尤其要特别注意，不要针对上司指示抱怨、发牢骚。

（7）不要在接受指示时与上司进行讨论和争辩，因为考虑可能不够周全，对问题阐述不够清晰，说服不了上司，反而会引起不快。但可以将自己的疑惑概括出来，并让上司确认时间、地点，再进行深入沟通。

2. 向上司汇报沟通规范的五个要求

（1）汇报的内容要与上司原来的指示、计划和期望相对应，避免文不对题，浪费上司的时间。

（2）从上司的角度来看待工作，关注上司的期望，对于上司所关注的问题，应重点详细进行汇报。

（3）避免单向的汇报，要主动寻求反馈，让上司确认自己所作汇报的内容的理解和把握。

（4）尽可能客观、准确，不要突出个人，自我标榜，以避免引起上司的反感。

（5）对于上司做出的工作评价，有不明白之处，必须复述后让上司确认，以获知上司评价的真实意思。

3. 与上司商讨问题沟通规范的六个要求

（1）表达确切、简明、扼要和完整，有重点。

（2）针对具体的事情进行分析，表达自己的观点和想法，避免针对具体的个人进行评价。

（3）不要把与上司讨论问题当作义务履行，仅仅“我说了”还不行，还必须让上司理解、明白。

（4）避免与上司进行辩论，不要对每个问题都执意争出个是非对错来。

(5) 不要在所讨论的问题中加入自己的情绪。

(6) 避免把自己的意见强加于上司。

(六) 水平沟通

水平沟通也就是同事之间的相互沟通,这种沟通往往比较困难,主要原因有以下四个方面:

1. 部门间的利益冲突往往源于唯恐别的部门比自己强。各单位、部门在年底都有考核评比问题,这会使这种有业务竞争的单位、部门相互猜忌、保密,甚至产生敌对情绪。

2. 各部门往往过高地看重自己部门的价值,而忽视其他部门的贡献。不能公正看待其他部门工作的价值,总把他人当作自己的配角。一旦出现问题,马上就把责任推给与自己相关的部门,很少设身处地地站在其他部门的角度思考问题,理解他们的难处。

3. 在没有权力的支撑下,对双方的沟通能力提出了更高的要求。在这种沟通中,无法借助权力,用"大棒"推进沟通,彼此之间只能通过运用沟通技巧,才能达到预期的目的。

4. 总认为自己有道理,沟通对象没理,从而认为沟通没有意义。

在水平沟通中,一般有三种方式可选择:

(1) 退缩型方式

它是一种不敢明确表达自己的需要、愿望、看法、感受与信念的沟通方式,显得心虚、压抑、愧疚,难以唤起别人的重视,从而无法维护自己的权益。其特点是:

① 担心拒绝沟通对象的请求会招致对方不快,因此不敢明确说出"不"。

② 没完没了地抱歉,担心引发争辩,破坏同事间原本不错的关系,致使今后无法和平相处,影响单位、部门间的协作。

③ 对自己的能力没有足够的信心,常常采取低姿态,以避免引起他人的过多关注。

④ 说话拐弯抹角、迟疑模糊，旁敲侧击地引出主题，总想让沟通对象主动提出问题，挑明问题的要点。

⑤ 编造借口，掩饰自己行为的真正用意，以避免过于暴露自己，被别人视为鲁莽唐突。

⑥ 过多自我设限，常使用“我应该”“我必须”“我本来”，自己设定服从义务，导致沟通中的地位不平等。

（2）侵略型方式

它是强词夺理，把自己的意志强行加给他人的一种沟通方式。这种沟通方式的特点有：

① 沟通用语强硬，不给对方留下思考和商量的余地。

② 认为自己的需要、愿望和意见，比别人的重要。

③ 自以为自己的能力高人一筹，他人不如自己，以一种盛气凌人的态度对待对方。

④ 忽略甚至否定他人的需要、愿望、意见、感受和信念的合理性。

（3）积极型方式

它是在不侵害其他个人和部门利益的前提下，敢于维护自己和本部门的权利，用直接、真诚的态度，来表达自己的需求、愿望、意见、感受和信念的一种沟通方式。这种沟通方式是我们在横向沟通上应该选择的方式。其特点如下：

① 首要的是强调真诚、坦率待人，从友好、合作的愿望出发，以大局为重，出于公心，没有不可告人的目的。

② 敢于坚持原则，捍卫自己最重要的权利和利益，强调必须按照职权和公司规定的“游戏规则”行事。

③ 强调任何个人都是值得尊重的，沟通双方有共同目的——把工作做好，并坚信有双赢的解决办法。

④ 在沟通中，多以“我”“我们部门”作为话语的开头，表明说话者明确的立场和态度。例如说“我想改变这个工作程序，你有什么

见教?”而不是“我想,如果改变一下这个工作的程序,或许会提升效率,想听听你的意见,并请你裁决”。

⑤ 使用“在我看来……”“我的意见是……”明确表达自己的见解,但又避免将事情进行非对即错的极端化归类。

⑥ 不把自己的意见强加于沟通对象,承认人人都有表达不同意见的权利。“我个人认为这样或许更有效。”这样的表述,既表达了自己的意见,给沟通对象提供了解决问题的建议,又给对方留有选择的余地。

⑦ 提出带有商讨性的建议。“我的报表明天中午交来,会不会给你们的工作带来不便?”

⑧ 用“你对这件事有何看法?”这样的方式表达主动寻求他人的想法、意见和期望。

⑨ 直接用表示因果关系的词语,将对问题的解释与对自己意见的阐述区分开,并让对方明确自己说话的思路。

⑩ 说话简明扼要,从不含糊其辞,表现出自己的开朗、直率和真诚,使对方能准确抓住要点,明白自己的态度和立场。避免针对对方的意见和态度作强硬的批评,而是选择用建议来表达自己的意见和态度。例如“我认为……或许……”。有不理解、不明确的问题,能够直截了当地提出,请求对方给予进一步说明。

(七) 与下属沟通

与下属沟通是管理沟通的重要内容,主要包括下达指令、听取汇报和商讨问题三种形式。能否充分有效地进行沟通,会直接影响到企业组织运行的效率。

1. 下达指令

下达指令是上对下沟通的一种基本形式。指令内容,下达的方式、方法不同,可能会产生完全不同的效果。因此,下达指令也必须讲究艺术性,这是保证指令下达有效的基础。具体要求如下:

（1）自己对指令有明确、全面的界定：指令的具体内涵是什么？为什么下达这一指令？指令的具体要求是什么？由谁监督指令的实施？什么时候对指令的落实情况进行检查？在什么时间和地点验收结果？对指令的实施有何种方向性的思路？

（2）在与下属沟通时，应保持态度平等，用词礼貌。多使用“请”“我们”等用词向下属下达指令，而避免用“你应当怎么样”“你只能怎么样”“组织限制你怎么样”等带有命令式的口吻下达指令。

（3）通过激发下属的意愿，让对方自己承诺并主动请缨，避免让下属被动地接受指令。不要以一种绝对不容置疑和不可挑战的组织原则，来强制性地下达指令。

（4）应让下属充分理解指令的意义和价值，让下属感到所接受任务的光荣，以及他们承担这一任务的自我价值。

（5）让下属复述指令要求，确保他们准确无误地理解指令的要点和要求。

（6）明确告知下属自己能为他们提供的资源和支持。

（7）询问下属落实指令可能遇到的困难，并指明解决的途径，帮助下属树立信心。

（8）允许下属提出问题和要求，并尽可能给予正面解答。

2. 听取汇报

听取下属汇报，是管理沟通中最常见的形式，要保证其有效性，必须遵循以下规范要求：

（1）应事先约定时间、地点，以便下属做好充分的准备。

（2）注意倾听，让下属感到自己及自己所承担的工作被领导重视，同时在倾听中敏锐地发现问题。人们通常倾向于淡化自己在工作中的失误，尽量把问题缩小，而夸大所取得的成绩。通过倾听，有助于发现下属不愿暴露的问题。

（3）多鼓励下属发言，少插话，防止下属揣摩你的倾向后，根据你的倾向有选择地汇报，导致你不能获得全面的信息。

（4）对于下属的汇报，要当场做出评价，该肯定的即时予以肯定，该批评的即时给以批评。

（5）恰当地评价下属的工作，但要求以正面肯定为主，并让下属明白，没有肯定就意味着有差距。在评价时，要根据下属的个性分别对待，针对有些过于执著或敏感的人，不足之处必须明确指出。

（6）适时引导下属，让下属的汇报简明扼要，切中正题。

3. 与下属商讨

（1）充分为商讨问题的沟通作好准备，事先制订好商讨问题的过程计划提纲，以防止跑题，从而提高沟通效率。

（2）注意多发问，多使用鼓励性的词语，引导下属讲出自己的真实想法，抓住下属谈话的核心内容和自己想获得的信息。

（3）在商讨问题的过程中，如果下属提出与自己不同的看法，要以尽可能快的速度做出反应，尤其是要从下属的角度思考问题，找出下属意见的合理性，并充分认定其合理性。

（4）不要把自己置身事外，仅仅作下属工作的评价者，而要把自己的工作业绩与下属工作的成效紧密关联起来，以激发下属的责任感和使命感，让他们畅所欲言地沟通，交换意见。

（5）不要在下属明确问题解答的思路之前就做出结论，以防止把讨论问题变成做指示，应引导下属自己通过整理归纳得出结论，以激发下属的信心和责任感。

（八）管理沟通规范化实施操作的五步程序

管理沟通规范化的实施强调要通过对企业各层管理人员的沟通行为进行规范，并制定沟通的行为标准，其具体实施程序如下：

1. 通过培训和实践练习，让管理人员熟练掌握管理沟通的基本要求和技巧。

2. 分析并确定每个管理岗位所要完成的管理沟通内容及沟通对象，明确每个管理岗位任职人员的管理沟通职责，并将这一职责列入岗位工作标准进行考核。

3. 对每一种沟通内容在沟通方式上做出具体限定，要求每个管理岗位任职人员按照这种限定的沟通方式实施沟通。

4. 对沟通内容和沟通对象进行分类，并分别对表达、倾听和反馈三个沟通环节及其准备情况、实施情况分别制定标准要求。

5. 统一制定管理沟通过程效果记录表，详细记录管理岗位任职人员所完成的管理沟通工作情况。

（周万里　撰写）

第三章

卫生监督法律法规体系

卫生监督法律法规体系由多个层次和多种类型的法律法规共同构成，涵盖卫生法律、卫生行政法规、地方性卫生法规以及卫生行政规章等。

卫生法律是由全国人民代表大会及其常务委员会制定颁布的有关卫生方面的规范性文件。

卫生行政法规是指由国务院根据宪法和法律制定和颁布的有关卫生方面的规范性文件。

地方性卫生法规是指地方人民代表大会及其常务委员会，在法定权限内制定、颁布的有关卫生方面的规范性文件。

卫生行政规章根据制定主体的不同，可分为由国务院卫生行政部门制定发布的卫生行政规章，由省、自治区、直辖市人民政府制定发布的卫生行政规章，以及由省、自治区人民政府所在地的市和经国务院批准的较大的市的人民政府发布的卫生行政规章。这些规章的法律效力等级不同，其中国务院卫生行政部门制定发布的卫生行政规章的效力高于省、自治区人民政府制定发布的卫生行政规章。

此外，卫生监督法律法规体系还包括针对特定领域的法规，如《中华人民共和国基本医疗卫生与健康促进法》《中华人民共和国药品管理法》《中华人民共和国疫苗管理法》等，以及针对特定疾病的防治法规，如《艾滋病防治条例》《血吸虫病防治条例》等。这些法规共同构成了卫生监督法律法规体系的基石，旨在贯彻执行国家卫生法律法规，维护公共卫生秩序和医疗服务秩序，保护人民群众的健康权益，促进经济社会的协调发展。

本章节收集了卫生监督各专业条线在实施监督检查和行政处罚过程中常用的法律法规，供新入职的卫生监督员学习使用。

第一节　基础法律

一、《中华人民共和国民法典》侵权编

二、《中华人民共和国行政处罚法》

三、《中华人民共和国行政复议法》

四、《中华人民共和国行政诉讼法》

五、《中华人民共和国行政强制法》

六、《中华人民共和国行政许可法》

（周万里　撰写）

第二节　各专业条线涉及的法律法规标准

一、医疗服务卫生监督

（一）医疗机构执业监督

1　法律

1.1　《中华人民共和国基本医疗卫生和健康促进法》

1.2　《中华人民共和国广告法》

2　法规

《医疗机构管理条例》

3　部门规章

3.1　《医疗机构管理条例实施细则》

3.2　《医疗机构校验管理办法(试行)》

3.3　《医疗机构依法执业自查管理办法》

3.4　《医疗广告管理办法》

3.5　《健康体检管理暂行规定》

3.6 《互联网诊疗管理办法(试行)》

3.7 《院前医疗急救管理办法》

3.8 《大型医用设备配置与使用管理办法》

3.9 《医疗机构临床实验室管理办法》

3.10 《医疗机构临床基因扩增检验实验室管理办法》

3.11 《医学检验实验室管理暂行办法》

3.11 《医疗监督执法工作规范(试行)》

4 规范性文件(含标准)

4.1 《诊所基本标准(2022 年版)》

4.2 《医疗机构基本标准(试行)》

4.3 《医疗机构诊疗科目名录》

(二) 医务人员执业监督

1 法律

《中华人民共和国医师法》

2 法规

2.1 《护士条例》

2.2 《乡村医生从业管理条例》

3 部门规章

3.1 《医师执业注册管理办法》

3.2 《护士执业注册管理办法》

3.3 《关于医师执业注册中执业范围的暂行规定》

3.4 《外国医师来华短期行医暂行管理办法》

3.5 《香港、澳门特别行政区医师在内地短期行医管理规定》

3.6 《台湾地区医师在大陆短期行医管理规定》

3.7 《医师外出会诊管理暂行规定》

3.8 《医师定期考核管理办法》

3.9 《护士执业资格考试办法》

4　规范性文件

4.1 《卫生部关于内科执业医师出具心电图诊断报告单有关问题的批复》

4.2 《卫生部关于医技人员出具相关检查诊断报告问题的批复》

4.3 《卫生部关于临床执业助理医师在急救机构执业有关问题的批复》

4.4 《卫生部关于取得医师资格但未经执业注册的人员开展医师执业活动有关问题的批复》

4.5 《卫生部关于医学生毕业后暂未取得医师资格从事诊疗活动有关问题的批复》

(三) 中医监督

1　法律

《中华人民共和国中医药法》

2　部门规章

2.1 《中医诊所备案管理暂行办法》

2.2 《中医医术确有专长人员医师资格考核注册管理暂行办法》

3　规范性文件

3.1 《中医诊所基本标准》《中医(综合)诊所基本标准》

3.2 《医疗机构中药煎药室管理规范》

3.3 《医院中药饮片管理规范》

3.4 《中医病历书写基本规范》

3.5 《中药处方格式及书写规范》

3.6 《国家中医药管理局关于促进中医养生保健服务发展的指导意见》

3.7 《中医师在养生保健机构提供保健咨询和调理等服务的暂行规定》

3.8 《中医医疗技术相关性感染预防与控制指南(试行)》

3.9 《医疗气功管理暂行规定》

3.10 《中医医疗技术手册(2013 普及版)》

(四) 医疗文书监督

1 部门规章

《处方管理办法》

2 规范性文件

2.1 《病历书写基本规范》

2.2 《医疗机构病历管理规定》

2.3 《电子病历应用管理规范(试行)》

2.4 《医院处方点评管理规范(试行)》

(五) 医疗器械药品监督

1 法律

《中华人民共和国药品管理法》

2 法规

《医疗器械监督管理条例》

3 规章

3.1 《医疗器械临床使用管理办法》

3.2 《大型医用设备配置与使用管理办法》

3.3 《医疗机构药事管理规定》

(六) 医疗技术监督

1 法规

《人体器官移植和捐献条例》

2 部门规章

2.1 《医疗技术临床应用管理办法》

2.2 《医疗美容服务管理办法》

3 规范性文件

3.1 《国家限制类技术目录》

3.2　《医疗美容项目分级管理目录》

3.3　《美容医疗机构、医疗美容科(室)基本标准(试行)》

(七) 抗菌药物监督

1　部门规章

《抗菌药物临床应用管理办法》

2　规范性文件

《抗菌药物临床应用指导原则》

(八) 精麻药品监督

1　法规

《麻醉药品和精神药品管理条例》

2　部门规章

2.1　《医疗用毒性药品管理办法》

2.2　《医疗机构麻醉药品、第一类精神药品管理规定》

3　规范性文件

《麻醉药品和精神药品品种目录》

(九) 临床用血

1　法律

《中华人民共和国献血法》

2　部门规章

2.1　《血站管理办法》

2.2　《医疗机构临床用血管理办法》

(十) 精神卫生监督

法律

《中华人民共和国精神卫生法》

(十一) 临床研究监督

部门规章

1.1　《干细胞临床研究管理办法(试行)》

1.2 《医疗卫生机构开展临床研究项目管理办法》

(十二) 母婴计生卫生监督

1 法律

1.1 《中华人民共和国母婴保健法》

1.2 《中华人民共和国人口与计划生育法》

2 法规

《计划生育技术服务管理条例》

3 部门规章

3.1 《产前诊断技术管理办法》

3.2 《新生儿疾病筛查管理办法》

3.3 《人类辅助生殖技术管理办法》

3.4 《人类精子库管理办法》

3.5 《中华人民共和国母婴保健法实施办法》

3.6 《计划生育技术服务管理条例实施细则》

3.7 《出生医学证明管理办法》

4 规范性文件

4.1 《禁止非医学需要的胎儿性别鉴定和选择性别人工终止妊娠的规定》

4.2 《关于规范有序开展孕妇外周血胎儿游离 DNA 产前筛查与诊断工作的通知》

(十三) 医疗质量

1 法规

1.1 《医疗纠纷预防和处理条例》

1.2 《医疗事故处理条例》

2 部门规章

2.1 《医疗质量管理办法》

2.2 《医疗机构门诊质量管理暂行规定》

3　规范性文件

3.1　《医疗事故分级标准(试行)》

3.2　《医疗质量安全核心制度要点》

二、传染病防治卫生监督

1　法律

1.1　《中华人民共和国传染病防治法》

1.2　《中华人民共和国疫苗管理法》

1.3　《中华人民共和国生物安全法》

2　法规

2.1　《病原微生物实验室生物安全管理条例》

2.2　《医疗废物管理条例》

3　规章

3.1　《中华人民共和国传染病防治法实施办法》

3.2　《消毒管理办法》

3.3　《上海市消毒管理办法》

3.4　《医院感染管理办法》

3.5　《突发公共卫生事件与传染病疫情监测信息报告管理办法》

3.6　《医疗机构传染病预检分诊管理办法》

3.7　《医疗卫生机构医疗废物管理办法》

3.8　《医疗废物管理行政处罚办法》

3.9　《可感染人类的高致病性病原微生物菌(毒)种或样本运输管理规定》

3.10　《人间传染的病原微生物菌(毒)种保藏机构管理办法》

3.11　《人间传染的高致病性病原微生物实验室和实验活动生物安全审批管理办法》

4　规范性文件(含标准)

4.1　《医疗废物分类目录》

4.2 《预防接种工作规范(2016 年版)》

4.3 《疫苗储存和运输管理规范(2017 年版)》

4.4 《基层医疗机构医院感染管理基本要求》

4.5 《医院消毒供应中心第 1 部分：管理规范》(WS 310.1—2016)

4.6 《医院消毒供应中心第 2 部分：清洗消毒及灭菌技术操作规范》(WS 310.2—2016)

4.7 《医院消毒供应中心第 3 部分：清洗消毒及灭菌效果监测标准》(WS 310.3—2016)

4.8 《内镜清洗消毒技术操作规范(2004 版)》

4.9 《软式内镜清洗消毒技术规范》(WS 507—2016)

4.10 《发热门诊设置管理规范》

4.11 《新冠肺炎定点救治医院设置管理规范》的通知

4.12 《医疗机构消毒技术规范》(WS/T 367—2012)

4.13 《医务人员手卫生规范》(WS/T 313—2019)

4.14 《医院医用织物洗涤消毒技术规范》(WS/T 508—2016)

4.15 《感染预防技术要求第 1 部分：个人防护用品使用规范》(DB31/T 689.1—2020)

4.16 《传染病信息报告管理规范》

4.17 《集中隔离点设计导则(试行)》(国卫办规划函〔2022〕255 号)

4.18 《医疗废物专用包装袋、容器和警示标志标准》(HJ 421—2008)

4.19 《医疗废物卫生管理规范》(DB31/T 1249—2020)

4.20 《医疗机构水污染物排放标准》(GB 18466—2005)

4.21 《小型医疗机构污水处理卫生要求》(DB31/T 1063—2017)

4.22 《小型医疗机构医疗废物定时定点收运工作要求》

4.23 《人间传染的病原微生物名录》

4.24 《病原微生物实验室生物安全通用准则》

4.25 《实验室生物安全通用要求》

4.26 《传染病信息报告管理规范》

三、公共场所卫生监督(含禁烟及集中空调通风)

1 法规

1.1 《公共场所卫生管理条例》

1.2 《上海市公共场所控制吸烟条例》

2 部门规章

《公共场所卫生管理条例实施细则》

3 地方规章

《上海市集中空调通风系统卫生管理办法》

4 规范性文件

4.1 《公共场所卫生管理规范》

4.2 《住宿业卫生规范》

4.3 《公共游泳场所卫生管理规范》

4.4 《沐浴场所卫生规范》

4.5 《美容美发场所卫生规范》

4.6 《公共场所卫生检验方法》

4.7 《公共场所设计卫生规范》

4.8 《公共场所卫生指标及限值要求》

4.9 《集中空调通风系统卫生管理规范》

4.10 《公共场所集中空调通风系统卫生规范》

4.11 《公共场所集中空调通风系统清洗消毒规范》

4.12 《公共场所集中空调通风系统卫生学评价规范》

4.13 《室外吸烟点设置与管理要求》

四、饮水卫生监督

1 法规

《城市供水条例》

2 部门规章

2.1 《生活饮用水卫生监督管理办法》

2.2 《城市供水水质管理规定》

2.3 《取水许可证制度实施办法》

3 地方规章

《上海市生活饮用水卫生监督管理办法》

4 规范性文件

4.1 《生活饮用水集中式供水单位卫生规范》

4.2 《二次供水卫生设施规范》

4.3 《生活饮用水卫生管理规范》

4.4 《城市供水水质标准》

4.5 《饮用净水水质标准》(CJ 94—2005)

4.6 《饮用水水源保护区污染防治管理规定》

4.7 《生活饮用水标准检验方法》

五、健康相关产品卫生监督

1 法规

《消毒管理办法》

2 规章

《消毒产品生产企业卫生许可规定》

3 规范性文件(含标准)

3.1 《卫生部涉及饮用水卫生安全产品检验规定(节选)》

3.2 《涉及饮用水卫生安全产品分类目录》

3.3 《涉及饮用水卫生安全产品生产企业卫生规范》

3.4 《涉及饮用水卫生安全产品标签说明书管理规范》

3.5 《生活饮用水输配水设备及防护材料卫生安全评价规范》

3.6 《健康相关产品卫生行政许可程序》

3.7 《健康相关产品生产企业卫生条件审核规范》

3.8 《生活饮用水水质处理器卫生安全与功能评价规范——反渗透处理装置》

3.9 《生活饮用水水质处理器卫生安全与功能评价规范——一般水质处理器》

3.10 《生活饮用水水质处理器卫生安全与功能评价规范——矿化水器》

3.11 《生活饮用水化学处理剂卫生安全评价规范》

3.12 《消毒产品分类目录》

3.13 《消毒产品标签说明书管理规范》

3.14 《消毒产品生产企业卫生规范》

3.15 《消毒产品卫生安全评价规定》

3.16 《消毒产品标签说明书通用要求》(GB 38598—2020)

3.17 《消毒产品卫生安全评价技术要求》(WS 628—2018)

3.18 《消毒剂良好生产规范》

3.19 《手消毒剂通用要求》

3.20 《普通物体表面消毒剂通用要求》

3.21 《黏膜消毒剂通用要求》

3.22 《空气消毒剂通用要求》

3.23 《消毒剂原料清单及禁限用物质》

3.24 《消毒与灭菌效果的评价方法与标准》

3.25 《卫生湿巾卫生要求》

3.26 《消毒产品卫生监督工作规范》

3.27 《餐饮具集中消毒单位卫生监督规范》

3.28 《餐具饮具集中消毒服务单位卫生监督工作规范》

3.29 《一次性使用医疗用品不再纳入《消毒管理办法》管理的公告》(2003 年第 24 号)

3.30 《国务院关于加强食品等产品安全监督管理的特别规定》

3.31 《一次性使用卫生用品卫生标准》(GB 15979—2002)

3.32 《食品安全国家标准餐(饮)具集中消毒卫生规范》(GB 31651—2021)

3.33 《卫生部关于调整消毒产品监管和许可范围的通知》(卫监督发〔2005〕208 号)

六、学校托幼机构卫生监督

1 法规

《学校卫生工作条例》

2 部门规章

《中小学生健康体检管理办法》

3 规范性文件(含标准)

3.1 《学校卫生监督工作规范》

3.2 《学校结核病防控工作规范》

3.3 《托儿所幼儿园卫生保健工作规范》

3.4 《中小学校传染病预防控制工作管理规范》

3.5 《学校和托幼机构传染病疫情报告工作规范》

3.6 《学校卫生综合评价》

3.7 《学生宿舍卫生要求和管理规范》(GB 31177—2014)

3.8 《中小学校教室采光和照明卫生标准》

3.9 《中小学校设计规范》

3.10 《国家学校体育卫生条件试行基本标准》

3.11 《中小学校教室采暖微小气候卫生要求》

3.12 《中小学校教室换气卫生标准》

3.13 《托儿所、幼儿园建筑设计规范》

3.14 《学校课桌椅功能尺寸及技术要求》

3.15 《中小学校及幼儿园教室照明设计规范》

七、职业卫生监督

1　法律

《中华人民共和国职业病防治法》(2018 年 12 月修正)

2　法规

2.1　《中华人民共和国尘肺病防治条例》(国务院令第 105 号)

2.2　《使用有毒物品作业场所劳动保护条例》(国务院令第 352 号)

2.3　《女职工劳动保护特别规定》(国务院令第 619 号)

3　部门规章

3.1　《职业健康检查管理办法》(国家卫生健康委员会令第 2 号)

3.2　《职业卫生技术服务机构管理办法》(国家卫生健康委员会令第 11 号)

3.3　《工作场所职业卫生管理规定》(国家卫生健康委员会令第 5 号)

3.4　《职业病诊断与鉴定管理办法》(国家卫生健康委员会令第 6 号)

3.5　《职业病危害项目申报办法》(国家安全生产监督管理总局令第 48 号)

3.6　《用人单位职业健康监护监督管理办法》(国家安全生产监督管理总局令第 49 号)

3.7　《建设项目职业病防护设施"三同时"监督管理办法》(国家安监总局令第 90 号)

4　规范性文件

4.1　《国家卫生计生委等 4 部门关于印发〈职业病分类和目录〉的通知》(国卫疾控发〔2013〕48 号)

4.2　《国家卫生计生委、人力资源社会保障部、国家安全监管总局、全国总工会关于印发〈职业病危害因素分类目录〉的通知》(国卫疾控发〔2015〕92 号)

4.3 《卫生部关于印发〈高毒物品目录〉的通知》(卫法监发〔2003〕142号)

4.4 《国家卫生健康委办公厅关于公布建设项目职业病危害风险分类管理目录的通知》(国卫办职健发〔2021〕5号)

4.5 《国家安全监管总局办公厅关于修改用人单位劳动防护用品管理规范》(安监总厅安健〔2018〕3号)

4.6 《国家安全监督总局办公厅关于印发用人单位职业病危害告知与警示标识管理规范的通知》(安监总厅安健〔2014〕111号)

4.7 《职业病危害因素定期检测管理规范》(安监总厅安健〔2015〕16号)

4.8 《国家卫生健康委关于印发用人单位职业卫生监督执法工作规范的通知》(国卫监督发〔2020〕17号)

4.9 《关于印发职业卫生技术服务机构监督执法工作规范的通知》(国卫监督发〔2015〕92号)

4.10 《关于开展职业卫生分类监督执法试点工作的通知)》(国疾控综监督二函〔2022〕50号)

4.11 《国家安全监管总局办公厅关于印发职业卫生档案管理规范的通知》(安监总厅安健〔2013〕171号)

4.12 《国家卫生健康委办公厅关于进一步加强用人单位职业健康培训工作的通知》(国卫办职健函〔2022〕441号)

4.13 《关于印发防暑降温措施管理办法的通知》(安监总安健〔2012〕89号)

4.14 《职业健康监护技术规范》(GBZ 188—2014)

4.15 《工作场所空气中有害物质监测的采样规范》(GBZ 159—2004)

4.16 《工作场所有害因素职业接触限值第1部分：化学有害因素》(GBZ 2.1—2019)

4.17 《工作场所有害因素职业接触限值第2部分：物理因素》

(GBZ 2.2—2007)

4.18 《工业企业设计卫生标准》(GBZ 1—2010)

4.19 《工作场所职业病危害警示标识》(GBZ 158—2003)

4.20 《工作场所有毒气体检测报警装置设置规范》(GBZ/T 223—2009)

4.21 《工作场所防止职业中毒卫生工程防护措施规范》(GBZ/T 194—2007)

4.22 《用人单位职业病防治指南》(GBZ/T 225—2010)

4.23 《高毒物品作业岗位职业病危害告知规范》(GBZ/T 203—2007)

4.24 《有机溶剂作业场所个人职业病防护用品使用规范》(GBZ/T 195—2007)

4.25 《呼吸防护用品的选择、使用与维护》(GB/T 18664—2002)

4.26 《眼面部防护　应急喷淋和洗眼设备》(GB/T 38144—2019)

4.27 《个体防护装备配备规范》(GB 39800—2020)

4.28 《职业卫生名词术语》(GBZ/T 224—2010)

4.29 《建设项目职业病危害预评价技术导则》(GBZ/T 196—2007)

4.30 《建设项目职业病危害控制效果评价技术导则》(GBZ/T 197—2007)

4.31 《职业性接触的毒物危害程度分级》(GBZ 230—2010)

4.32 《工作场所职业病危害作业分级第 1 部分：生产性粉尘》(GBZ/T 229.1—2010)

4.33 《工作场所职业病危害作业分级第 2 部分：化学物》(GBZ/T 229.2—2010)

4.34 《工作场所职业病危害作业分级第 3 部分：高温》(GBZ/

T 229.3—2010）

4.35 《工作场所职业病危害作业分级第4部分：噪声》（GBZ/T 229.4—2010）

4.36 《国家职业病防治规划（2021—2025年）》

八、放射卫生监督

1 法律

《中华人民共和国职业病防治法》

2 法规

《放射性同位素与射线装置安全和防护条例》

3 部门规章

3.1 《放射诊疗管理规定》

3.2 《放射卫生技术服务机构管理办法》

3.3 《放射工作人员职业健康管理办法》

3.4 《放射诊疗建设项目卫生审查管理规定》

4 规范性文件(含标准)

4.1 《放射工作人员健康要求及监护规范》

4.2 《放射治疗放射防护要求》

4.3 《放射诊断放射防护要求》

4.4 《医疗机构放射卫生防护体系管理规范》

4.5 《核医学放射防护要求》

4.6 《电离辐射防护与辐射源安全基本标准》

4.7 《医用X射线诊断设备质量控制检测规范》

4.8 《X射线计算机体层摄影装置质量控制检测规范》

4.9 《锥形束X射线计算机体层成像（CBCT）设备质量控制检测规范》

4.10 《后装γ源近距离治疗质量控制检测规范》

4.11 《螺旋断层治疗装置质量控制检测规范》

4.12 《X、γ射线立体定向放射治疗系统质量控制检测规范》

4.13 《机械臂放射治疗装置质量控制检测规范》

4.14 《医用电子直线加速器装置质量控制检测规范》

4.15 《医用质子重离子放射治疗设备质量控制检测规范》

4.16 《伽玛照相机、单光子发射断层成像(SPECT)设备质量控制检测规范》

4.17 《正电子发射断层成像(PET)设备质量控制检测规范》

十、突发事件应急

1　法律

《中华人民共和国突发事件应对法》

2　法规

《突发公共卫生事件应急条例》

十一、特别法

1　法规

1.1 《艾滋病防治条例》

1.2 《血吸虫病防治条例》

2　规章

2.1 《结核病防治管理办法》

2.2 《性病防治管理办法》

十二、其他

1 《卫生行政执法文书规范》

2 《卫生行政执法文书目录》

3 《卫生行政处罚程序》

（周万里　撰写）

第四章

卫生监督常见工作场景现场检查要点和方法

本章节主要介绍各专业条线的常见工作场景的现场检查要点和方法，以便监督员快速掌握相关检查要点，并在开展现场检查的同时，能熟练掌握使用各类现场监督模板和快速检测设备、熟练开展现场检测和样品采集，撰写各类现场笔录。

第一节　公共场所卫生监督

一、执法依据

《公共场所卫生管理条例》第十条第一款　各级卫生防疫机构、负责管辖范围内的公共场所卫生监督工作。

《公共场所卫生管理条例实施细则》第三条第二款　县级以上地方各级人民政府卫生计生行政部门负责本行政区域的公共场所卫生监督管理工作。

二、监督目的

促使公共场所卫生符合国家有关要求，创造良好的卫生环境，预防疾病，保障人体健康。

三、监督对象

各类公共场所，包括住宿场所、沐浴场所、美容美发场所、游泳场所等。

四、现场检查要点和方法

(一) 卫生许可情况

1　查看《公共场所卫生许可证》是否在有效期内，是否定期复核。

2　查看经营地址是否与《公共场所许可证》核准地址一致，是否存在擅自改扩建情况。

3　查看经营项目是否与《公共场所卫生许可证》核准范围一致，是否存在超核准范围经营。

4　查看是否有涉嫌涂改、伪造《公共场所卫生许可证》的情况。

（二）卫生管理组织及制度情况

1　查看是否建立卫生管理制度，制度建立是否齐全。

2　查看卫生管理部门设立或专兼职卫生管理人员相关文件资料。

（三）卫生管理档案情况

1　查看是否建立卫生管理档案。

2　查看档案资料是否齐全，包括卫生管理部门及人员设置、卫生管理制度、检测资料、公共用品用具清洗消毒更换记录、从业人员培训考核记录、进货索证索票管理资料及应急预案等。

3　查看档案保存是否符合期限要求。

（四）从业人员卫生管理情况

1　抽查正在上岗为顾客服务的从业人员，获得从业人员的姓名和身份证号码，通过上海市从业人员预防性健康检查信息查询（http://www.jkz.sh.cn/index.html），查看是否取得有效健康合格证明。

2　查看现场从业人员培训考核情况，查看培训材料、签到及考核记录等。

3　查看现场从业人员个人卫生是否符合要求：是否着统一工作服等。

（五）公共用品用具清洗、消毒与保洁情况

1　查看公共用品用具数量配置是否符合要求，和经营规模相适应（按照 GB 37487—2019 附录 A 的要求）。

2　查看公共用品用具清洗消毒记录，判断是否做到一客一换一消毒。

3　查看清洁物品储藏间，按照 GB 37487—2019 4.2 的要求判断是否按规定对清洁物品进行保洁。

4　公共用品清洗消毒是否按照按照 GB 37487—2019 4.10 的要求，外送清洗消毒的，查看外送清洗单位的营业执照、外送清洗消毒协议和送洗记录。

（六）卫生检测情况

1　查看历年卫生检测报告，判断是否每年不少于一次。

2　查看当年卫生检测报告，判断检测项目及结果是否符合 GB 37488—2019 的要求。

3　核实检测机构资质情况。

（七）信息公示情况

1　查看卫生许可证是否在醒目位置上墙公示。

2　查看卫生检测结果是否在醒目位置上墙公示。

3　查看卫生信誉度等级是否在醒目位置上墙公示。

（八）公共卫生用品采购与索证

查看公共卫生用品的采购记录，查看检验合格证明和其他相关资料。

（九）消毒药物进货查验记录

1　查看公共场所使用的消毒剂，查看进货记录，查看卫生许可批号、生产日期、生产厂家、保质期等内容。

2　查看卫生许可批件、生产企业卫生许可证等证明材料。

（十）防蚊、蝇、蟑螂和防鼠等设施情况

1　查看有无配置有效防蝇的沙门、纱窗、门帘或者风幕。

2　查看是否安装有金属防鼠板或门缝小于 0.6 厘米。

3　查看窗口是否完好密闭。

4　查看下水道出口处是否安装防鼠隔栅，隔栅间距是否可以防止老鼠进入。

5　查看通上下水、煤气、电线、空调等的签上孔洞是否密闭。

（十一）健康危害事故报告情况

1　现场查看健康危害事故发生情况，包括机械通风设施设备情况、集中空调使用检测清洗情况。

2　询问受害人、公共场所经营者健康危害事故相关情况，包括消费情况、发病情况、是否报告及报告时间，查看电话记录，确认报告时间。

3　询问就诊医疗机构，调取就诊记录（病历卡或检查记录），确认病情。

（十二）各功能区设置情况

1　住宿场所

1.1　客房卫生状况

1.1.1　随机抽查一间备用的客房，检查床上用品是否清洁、有无毛发；询问从业人员，查看床上用品更换记录，确定是否做到一客一换一消毒。

1.1.2　查看客房卫生间的水池、坐便器、浴盆等是否有污渍。

1.1.3　随机抽查一名从业人员，演示日常打扫程序，以确定客房卫生清洗消毒操作程序是否符合要求（先上后下、先里后外、先干净后脏）。

1.1.4　查看有无客房卫生清洁的记录。

1.1.5　查看清洗消毒用的工具是否存在交叉污染（毛巾）。

1.2　消毒间卫生状况

1.2.1　查看需要清洗消毒的非一次性公共用品工具种类（茶杯、漱口杯、拖鞋、脸盆、脚盆等）。

1.2.2　查看是否设置公共用品用具消毒间(包括茶具专用消毒间,如提供毛巾、拖鞋、脸盆、脚盆,应另设有毛巾、拖鞋、脸盆、脚盆消毒间)。

1.2.3　查看消毒间外是否有明显标志。

1.2.4　查看消毒间内是否布局合理:茶杯专用消毒间内设至少两个以上水池,水池有明显标记表明用途;查看是否设有消毒柜和保洁柜,并能满足消毒、周转需要。

1.2.5　查看毛巾、拖鞋、脸盆、脚盆的清洗消毒间内是否按照“一洗二清三消毒”的要求设置清洗消毒水池(也可由容器代替)。

1.2.6　查看消毒间内是否存放与消毒无关的杂物,如拖把、服务员个人物品等。

1.2.7　查看消毒设施是否能正常使用,是否挪作他用。

1.3　清洁物品储藏间(布草间)卫生状况

1.3.1　查看是否设有专用洁净的清洁物品储藏间(布草间),是否有明显标志。

1.3.2　查看床上用品数量是否按 3∶1 的数量配备。

1.3.3　查看清洁物品储藏间(布草间)物品是否隔墙、离地防尘存放,距离是否符合要求。

1.3.4　查看清洁物品和污染物品是否分类存放。

1.3.5　查看一次性卫生用品外包装,查验是否有破损、使用痕迹;查验一次性用品进货记录,对比客房消费记录(一客一换记录),确认是否有重复使用情况。

1.4　公共卫生间卫生状况

1.4.1　查看卫生间内有无自然通风管井,有无独立的机械排风装置,排风装置是否能正常运转。

1.4.2　查看卫生间内有无积水、积粪,有无明显臭味,有无蚊蝇。

1.4.3　查看每日清洗消毒书面记录。

1.5　直饮水、二次供水等生活饮用水卫生监督情况

参见本章第四节《生活饮用水卫生监督》。

2　沐浴场所

2.1　更衣室卫生情况

2.1.1　查看更衣室设置情况，查验更衣柜清洗消毒记录。

2.1.2　查看更衣室内顾客更衣座位及垫巾定期清洗消毒记录。

2.2　浴池及浴池水卫生情况

2.2.1　查看浴室是否设有气窗，是保持良好通风，气窗面积是否为地面面积的5%。

2.2.2　查看浴室地面坡度是否不低于2%。

2.2.3　浴室如设有浴池，查看浴池是否有水质循环净化消毒装置，查看装置是否能正常运转。

2.2.4　询问从业人员有关浴池水清洗消毒及更换的操作流程，查看浴池清洗消毒记录及浴池水更换记录，确认是否按规定定期补充新水。

2.3　消毒间卫生状况

2.3.1　查看公共用品提供情况，提供非一次性茶具等是否设立相应的专用清洗消毒间，消毒设施及其他相关要求参见本节《住宿场所消毒间卫生状况》。

2.3.2　查看是否设有拖鞋、修脚工具清洗消毒设施。

2.4　禁浴标志设施情况

查看浴室内是否有“禁止患性病、各种传染性皮肤病、高血压、心脏病患者入浴”的明显标志。

2.5　与医疗相关的保健行为的开展情况

现场检查是否从事与医疗有关的保健行为，包括针灸、拔火罐、刮痧及中医按摩。

2.6　公共卫生间卫生状况

参见本节《住宿场所公共卫生间卫生状况》。

3　游泳场所

3.1　更衣室卫生状况

查看更衣室和泳池间是否设置有强制性淋浴设施，其他参见本节《沐浴场所更衣室卫生状况》。

3.2　游泳泳池及池水卫生状况

3.2.1　查看游泳池是否有水质循环净化消毒设备，设备是否正常运转，是否有专人负责。

3.2.2　查看儿童戏水池是否与成人游泳池相连，是否连接连续供水系统。

3.2.3　查看池水净化机消毒操作记录，包括操作人员、时间、自测游离性余氯、浑浊度等指标。

3.2.4　查看是否安装在线监测系统。

3.2.5　查看新水补充记录，核实记录是否和水表数值一致。

3.2.6　查看是否配备余氯、浑浊度、pH 等的直读式仪器。

3.3　浸脚池消毒池卫生情况

3.3.1　查看是否设有强制通过式浸脚池。

3.3.2　查看浸脚池池长不小于 2 m、深部不低于 20 cm、宽度与走道相同的标准。

3.3.3　查看浸脚池池水余氯检测记录，是否在 5 mg/L～10 mg/L范围之内。

3.3.4　查看浸脚池池水是否每 4 小时更换一次的记录。

3.4　水质公示情况

现场查看开放期间当日水质公示情况，包括水温、pH 值、游离性余氯等。

3.5　禁游标识设置情况

3.5.1　查看是否设置明显的禁泳标志。

3.5.2　查看标志内容是否为“严禁肝炎、心脏病、皮肤癣症、重症沙眼、急性出血性结膜炎、中耳炎、肠道传染病、精神病患等患者和酗酒者进入人工游泳池游泳”。

3.6　游泳衣裤出租情况

查看游泳场所是否出租游泳衣裤。

3.7　公共卫生间卫生情况

参见本节《住宿场所公共卫生间卫生状况》。

3.8　公共用品卫生消毒情况

参见本节《住宿场所消毒间卫生状况》。

4　美容美发场所

4.1　染烫区卫生状况

4.1.1　查看美容、美发操作区域是否分开设置。

4.1.2　经营面积在 50 m^2 以上的美发场所，是否设有单独的染发、烫发区。

4.1.3　经营面积小于 50 m^2 的美发场所，是否设有染、烫工作间(区)，染、烫工作间(区)是否设有机械通风设施，机械通风设施是否能正常使用。

4.2　理发美容工具清洗消毒情况

4.2.1　检查是否配备消毒柜等清洗消毒设施；消毒设施是否能正常使用。

4.2.2　现场询问从业人员日常操作流程，确认理发工具、美容工具是否一客一换一消毒。

4.3　头癣等传染性皮肤病患者专用理发工具配备情况

4.3.1　查看是否配备头癣等传染性皮肤病患者专用理发工具(包括推剪、梳子、剪刀、刮胡刀各 1 把，围巾、毛巾各 1 条)。

4.3.2　检查头癣等传染性皮肤病患者专用理发工具是否有明显标识。

4.3.3　检查头癣等传染性皮肤病患者专用理发工具是否单独存放。

4.3.4　检查头癣等传染性皮肤病患者专用理发工具是否做到

一客一换一消毒。

4.4　毛巾、面巾等清洗消毒情况

4.4.1　自行清洗消毒毛巾、面巾的：检查是否配备毛巾、面巾消毒池或者清洗设施（洗衣机等）；是否配备毛巾、面巾消毒池等消毒设施；使用药物消毒的，查看消毒药物是否符合卫生要求（参见本节《公共场所消毒药物进货查验记录》）。

4.4.2　外送清洗消毒毛巾、面巾的：参见本节《公共用品用具清洗、消毒与保洁情况》。

4.5　从业人员操作时卫生状况

4.5.1　从业人员操作时是否穿清洁干净的工作服。

4.5.2　美容从业人员操作时是否佩戴口罩。

4.5.3　理发从业人员为顾客清面操作时是否佩戴口罩。

4.6　从事医疗美容项目的情况

检查美容项目的开展情况，是否有从事割双眼皮、激光脱毛、光纤溶脂、祛痘、去皱等对皮肤造成破损的医疗美容项目。

4.7　公共卫生间卫生状况

参见本节《住宿场所公共卫生间卫生状况》。

5　其他公共场所

包括影剧院、录像厅（室）、游艺厅（室）、舞厅、音乐厅、体育场（馆）、公园、展览馆、博物馆、美术馆、图书馆、商场（店）、书店、候诊室、候车（机、船）室、公共交通工具等。具体参见本节《各功能区设置情况》。

（十三）集中空调通风系统（仅限使用集中空调通风系统的场所）

参见本章第三节《集中空调通风系统卫生监督》。

五、模板使用情况

1　住宿场所日常监督检查表。

2 沐浴场所日常监督检查表。

3 游泳场所日常监督检查表。

4 美容美发场所日常监督检查表。

5 文化娱乐场所日常监督检查表。

6 体育场馆日常监督检查表。

7 展览馆、博物馆、美术馆、图书馆日常监督检查表。

8 商场日常监督检查表。

9 书店日常监督检查表。

10 医疗机构候诊室日常监督检查表。

11 公共交通等候室日常监督检查表。

12 公共交通工具日常监督检查表。

13 公园日常监督检查表。

六、法律法规规范等

参见第二章第二节第二部分《公共场所卫生监督》。

七、现场快速检测及抽检

(一) 项目

1 空气质量：包括温度、相对湿度、风速、二氧化碳、一氧化碳、甲醛、可吸入颗粒物、新风量、空气细菌总数。

2 室内照明及噪声：包括台面照度、噪声。

3 公共用品工具：包括毛巾、浴巾、茶具、拖鞋、床上用品（枕巾、床单、床罩）修脚工具、理发美容工具等的 pH、细菌总数、大肠菌群、致病菌（金黄色葡萄球菌、霉菌）。

4 水质：包括水温、浑浊度、游离性余氯、pH、尿素、细菌总数、大肠菌群。

5 集中空调通风系统：包括新风量、冷却塔冷却水、冷凝水、加湿设备的水嗜肺军团菌，送风中的可吸入颗粒物（PM10），送风中和风道积尘中的细菌、真菌、致病微生物，风道积尘量等。

(二) 方法

1 采样：参见第六章第八节《公共场所公共用品用具微生物采样方法》。

2 现场快速仪器设备操作：参见第六章第一节《微小气候现场检测常用仪器操作规程》。

（杨凌 撰写）

第二节 公共场所控烟卫生监督

一、执法依据

《上海市公共场所控制吸烟条例》第十六条第(七)项 卫生计生行政部门负责对各级各类医疗卫生机构以及本条例第一项至第六项以外的其他公共场所、工作场所的控烟工作进行监督执法。

二、监督目的

为了消除和减少烟草烟雾的危害，保障公众身体健康，创造良好的公共场所卫生环境，提高城市文明水平。

三、监督对象

(一) 完全禁烟场所

室内公共场所、室内工作场所、公共交通工具内。

(二) 室外禁烟场所

1 托儿所、幼儿园、中小学校、少年宫、青少年活动中心、教育培训机构以及儿童福利院等以未成年人为主要活动人群的公共场所。

2　妇幼保健院(所)、儿童医院。

3　体育场馆、演出场所的观众坐席和比赛、演出区域。

4　对社会开放的文物保护单位。

5　人群聚集的公共交通工具等候区域。

6　法律、法规、规章规定的其他公共场所。

卫生计生行政部门负责对各级各类医疗卫生机构以及其他各职能部门管辖以外的其他公共场所、工作场所的控烟工作进行监督执法。

四、现场检查要点和方法

(一) 禁烟标志

1　查看是否张贴禁烟标识。

2　查看禁烟标识是否醒目(大厅、门口或公众活动区域)。

3　查看禁烟标识是否符合国家标准。

4　查看是否张贴监管部门电话。

5　查看监管电话是否醒目。

(二) 禁烟制度

1　查看是否建立禁烟管理制度。

2　查看禁烟制度是否健全。

(三) 禁烟管理

1　查看相关制度和文件,确认是否配备专兼职禁烟管理人员;是否落实劝阻吸烟人员或者组织劝阻吸烟的志愿者。

2　查看场所内非吸烟点有无烟蒂。

3　查看场所内是否设置与吸烟有关的器具,不仅仅包括烟缸、自动售烟机,还包括变相烟具,如有烟蒂的铁盒、茶杯等。

4　查看资料或图片等,判断是否通过海报、标语、宣传展板、知识讲座等形式开展禁烟宣传教育工作。

5　现场检查时如发现有人吸烟，查看是否有人进行劝阻。

6　查看巡查记录，确认是否落实巡查任务。

7　查看吸烟点设置是否规范：是否远离人员聚集区域和行人必经的主要通道；设置吸烟点标识、引导标识，并在吸烟点设置吸烟危害健康的警示标识；放置收集烟灰、烟蒂等的器具；符合消防安全要求。

8　查看是否对不听劝阻也不愿离开禁止吸烟场所的吸烟者，向监管部门举报。

五、模板使用情况

1　公共场所控烟日常监督检查表。

2　个人控烟日常监督检查表。

六、法律法规规范标准

1　《上海市公共场所控制吸烟条例》

2　《室外吸烟点设置与管理要求》

七、现场快速检测及抽检

无。

（杨凌　撰写）

第三节　集中空调通风系统卫生监督

一、执法依据

《上海市集中空调通风系统卫生管理办法》第三条第二款　区、县卫生行政部门负责本辖区内集中空调通风系统卫生监督管理工作。

二、监督目的

预防和控制空气传播性疾病的发生和流行，保障公众身体健康。

三、监督对象

1　旅馆、餐饮场所、商场、公共浴室、公用事业及金融机构的营业场所等商业建筑。

2　行政办公楼、商务写字楼等办公建筑。

3　博物馆、图书馆、美术馆、纪念馆、科技馆、档案馆、体育馆、音乐厅、影剧院、游艺厅、歌舞厅、网吧等文化体育娱乐建筑。

4　机场、铁路客运站、长途客运站、轨道交通站、港口客运站等交通建筑。

5　学校、医疗机构等教育卫生建筑。

6　住宅等居住建筑。

7　其他用于社会公共活动的建筑。

四、现场检查要点和方法

1　卫生管理档案情况

1.1　查阅卫生管理档案，确实是否建立卫生管理档案。

1.2　查看档案内容是否齐全，内容应包括：集中空调系统竣工图、卫生学检测或评价报告书、经常性卫生检查及维护记录、清洗消毒及其资料记录、故障事故及其他特殊情况记录、从业人员卫生知识培训记录、设备设施维护记录。

2　前期预防

2.1　查阅建筑设计审查、竣工验收材料，是否包含集中空调通风系统设计和竣工验收卫生学评价报告的内容。

2.2　新建、改建、扩建集中空调通风系统的，核实设计过程中使用的集中空调通风系统设备设施产品质量是否符合规定；核实设计单位的相应资质。

2.3　查看卫生学评价报告，核实应当卫生学评价是否具备相应专业技术能力机构出具。

3　定期检测情况

3.1　查看检测报告，核实检测频次、检测项目、检测数量是否符合规范。

3.2　查看检测机构资质，管理单位应当委托具有相关计量认证资质的检测机构开展检测，具有相关计量认证资质的管理单位也可以自行检测。

3.3　检测报告表明致病微生物或风管内表面指标不合格的，查看是否有整改清洗记录和复检报告。

4　日常运行卫生管理情况

4.1　抽查空调机房，是否保持清洁、干燥；冷却（加热）盘管是否有积尘和霉斑；凝结水盘是否出现漏水、腐蚀、积垢、积尘、霉斑，排水管是否通畅。

4.2　检查通风系统，查看风管管体是否完好无损、检修口是否能正常开启和使用，风管内是否有垃圾、动物尸体及排泄物。

4.3　检查通风系统，检查各类风口（新风口、送风口、回风口和排风口的风口）及周边区域是否出现积尘、潮湿、霉斑或者滴水现象，保持周边区域清洁。

4.4　检查冷却塔内部情况，是否保持清洁，查看是否采取过滤、缓蚀、阻垢、杀菌和灭藻（除藻）等日常性水处理措施。

4.5　查看加湿、除湿设备是否出现结垢、积尘和霉斑，水源是否符合《生活饮用水卫生标准》的要求，是否使用回用水。

4.6　查看冷却水处理记录，如采取投药处理的，核实杀菌剂名称、投药量，查阅杀菌剂使用说明。

5　日常清洗消毒情况

5.1　查看清洗消毒记录，核实开放式冷却塔是否每年清洗不少于一次。

5.2　查看清洗消毒记录，核实空气处理机组、表冷器、加热（湿）器、冷凝水盘等是否每年清洗一次。

5.3　查案清洗消毒记录，核实空调净化过滤材料是否每6个月清洗或更换一次。

5.4　查看检测报告和清洗消毒记录，指标不合格是否开展整改清洗和复检。

5.5　查看清洗合同，核实管理单位是自行清洗或者委托专业清洗机构进行清洗。

6　应急情况

6.1　查看是否制定应急预案。

6.2　查阅应急预案，内容是否包括应急处理责任人、不同送风区域隔离控制措施、最大新风量或全新风运行方案、空调系统的清洗和消毒方法、停用后应采取的其他通风与调温措施等。

6.3　发现传染病人或者疑似传染病人，可能导致疾病传播的，管理单位是否关闭相关区域的集中空调通风系统，并按照疾病预防控制机构的要求进行消毒处理，经卫生学评价合格后重新启用。

6.4　传染病暴发流行时，集中空调通风系统运行是否采取全新风方式运行；装有空气净化消毒装置，装置是否有效运行，风机盘管加新风的空调系统，是否能确保各房间独立通风；是否每周对运行的集中空调通风系统的开放式冷却塔、过滤网、过滤器、净化器、风口、空气处理机组、表冷器、加热(湿)器、冷凝水盘等设备或部件进行清洗、消毒或者更换。

五、模板使用情况

集中空调通风系统日常检查表。

六、法律法规规范等

1 《上海市集中空调通风系统卫生管理办法》

2 《公共场所集中空调通风系统卫生规范》

3 《集中空调通风系统卫生管理规范》

4 《公共场所卫生指标及限值要求》

七、现场快速检测及抽检

(一) 项目

包括新风量，冷却塔冷却水、冷凝水、加湿设备水嗜肺军团菌，送风中可吸入颗粒物(PM10)，送风中和风道积尘中的细菌、真菌、致病微生物，风道积尘量等。

(二) 方法

1 采样：参见《公共场所卫生检验方法第5部分：集中空调通风系统》(GB/T 18204.5—2013)和参见第六章第八节《公共场所公共用品用具微生物采样方法》。

2 现场快速检测：参见第六章第一节《微小气候现场检测常用仪器操作规程》。

（杨凌　撰写）

第四节　生活饮用水卫生监督

一、执法依据

《生活饮用水卫生监督管理办法》第三条第一款　国务院卫生计生主管部门主管全国饮用水卫生监督工作。县级以上地方人民政府卫生计生主管部门主管本行政区域内饮用水卫生监督工作。

《上海市生活饮用水卫生监督管理办法》第五条第一款　市卫生计生部门是本市生活饮用水卫生监督管理工作的主管部门。区(县)卫生计生部门负责本行政区域内的生活饮用水卫生监督管理工作。

二、监督目的

保证生活饮用水卫生安全,保障人体健康。

三、监督对象

从事生活饮用水二次供水和管道分质供水设施日常使用管理单位;从事现制现售水的经营单位和自动售水机。

四、现场监督要点和方法

(一) 二次供水

1　日常使用管理情况

1.1　查看二次供水日常管理单位是否建立卫生管理制度、定期清洗消毒制度、水污染事件报告制度、日常卫生安全巡检制度和突发水污染事件应急预案等书面资料。

1.2　查看是否配备专人负责二次供水设施的具体管理工作。

1.3　查看二次供水设施档案，至少包括二次供水设施位置、材质、容积、维护保养记录等。

1.4　查阅二次供水清洗消毒记录，内容包括清洗消毒单位备案凭证、清洗消毒日期、清洗消毒人员、清洗消毒使用的消毒剂名称、维护保养记录、卫生检验记录等，核实是否至少一年两次进行清洗消毒、清洗消毒人员是否具有有效健康合格证明和培训记录、使用的消毒剂是否具有卫生安全评价报告或卫生许可批件、消毒剂使用范围是否包含饮用水容器消毒、清洗消毒后是否进行现场检测并采集水样送检测机构检测；是否在二次供水储水设施进行清洗、消毒的两日前，通过张贴告示等方式，告知业主清洗、消毒的具体时间；是否邀请居（村）民委员会、业主委员会或者业主代表作为现场监督人员，对二次供水储水设施清洗、消毒过程进行监督，并做好记录；在对二次供水储水设施清洗、消毒完成后 24 h 内，将清洗、消毒的有关情况向业主公示。

1.5　查阅水质检测报告，是否满足每季度一次；检测报告是否合格，不合格是否重新进行清洗消毒后进行检测；查看检测机构是否具备相应资质。

1.6　查看出二次供水设施水中有无漂浮物、池壁有无水垢，人梯、浮球等与水接触的材质有无锈蚀。

1.7　检查二次供水设施及其各种防护涂料、净水和除垢材料，与二次供水设施档案相对照，非混凝土材质的二次供水设施及各种防护涂料、净水和除垢材料是否持有有效的卫生许可批件。

2　二次供水设施卫生情况

2.1　检查二次供水设施周围是否整洁、无杂物；蓄水池 10 m 范围内是否有渗水坑和垃圾堆放点，2 m 范围内是否有污水管线和污染物。

2.2　检查二次供水设施水箱间是否有门有锁，水箱是否加盖加锁、溢水口是否有网罩。

2.3　查阅二次供水设施定期巡检记录，二次供水设施是否开展定期巡检。

2.4　检查二次供水设施管道是否与非饮用水管道连接。

2.5　查看水箱容积是否超过供水居民 48 h 用水(可通过浮球控制水箱储水量)。

3　二次供水水质情况

必要时对二次供水水质进行抽检,分现场快速抽检和采样后送检测机构检测,判断二次供水水质是否符合标准。

(二) 现制现售水

1　查看经营单位是否具有有效卫生许可证。

2　查看经营单位实际情况是否与许可核准内容一致。

3　查看自动售水机安放位置周围环境卫生情况及卫生防护情况:设备底部离地面是否在 10 cm 以上,与垃圾房(箱)、厕所、禽畜饲养、粉尘和有毒有害气体等污染源的直线距离是否在 10 m 以上,是否在视频监控范围之内,或者自行安装视频监控设施;是否安装有可关闭、配合紧密的门;出水口下端与盛水容器上缘是否能保持不少于 2 cm 的距离。

4　现场查看水源是否为市政直接供水。

5　查看自动售水机公示信息情况,包括卫生许可情况、卫生许可批件、管理人员联系方式、当月水质检测记录、日常清洗消毒记录、维护保养记录、每日巡检记录和水处理材料等的更换记录。

6　必要时进行现场快检并采样送检测机构检测。

(三) 管道分质供水

1　工程建设和设备情况

1.1　制水间

1.1.1　现场查看制水间是否独立设置,是否配备了机械通风设备和空气消毒装置;采用空气消毒的,紫外线等是否按照 30 W/10 m^2～15 m^2 设置且离地 2 m 吊装。

1.1.2　现场查看是否与中水、污水处理、有污染物品堆放的房间相邻，是否有与制水无关的管道通过，是否设置卫生间。

1.1.3　现场查看是否有更换材料的清洗消毒设施和场所。

1.1.4　现场测量面积是否符合制水工艺的要求。

1.1.5　现场查看地面、墙壁、天花板是否使用防水、防腐、防霉、易消毒、易清洗的材料。

1.1.6　现场查看是否安装废水排放系统。

1.1.7　现场查看房间内是否安装防蚊蝇、防尘、防鼠设施；门窗是否有上锁装置。

1.2　制水设备、消毒设备、输配水管材、管件、涂料和内衬、水处理材料等的索证情况和产品验收记录

查看卫生许可批件或卫生安全评价报告，核对产品名称、型号、生产企业、发证日期和有效期、产品标识标签说明书（含铭牌）中的功能参数（产品名称、型号、产品说明、主要成分或部件、使用范围、注意事项等）是否一致。

1.3　管道分质供水管路

1.3.1　查看制水间内是否安装有回水管且能达到动态循环，循环水是否经过消毒处理后进入供水系统。

1.3.2　查看是否设置放空排水阀，排水口是否有防污染措施，排气阀是否设有滤菌、防尘装置。

1.3.3　查看直饮水供水管路是否与市政或自建供水系统直接相连。

1.4　管道分质供水供水消毒措施

1.4.1　采取紫外线消毒的，紫外线强度是否大于 70 uW/cm^2。

1.4.2　采取臭氧消毒的，出水中臭氧残留浓度是否大于或等于 0.05 mg/L。

2　卫生管理情况

2.1　查看是否建立卫生管理、设备维护和水质检验等规章制

度并予以落实。

2.2　查看检验记录是否包括对每个独立供水系统的水质检验结果，取样点分别在原水、成品水、用户点、回流（折返）处，检验项目是否符合国家卫生规范和企业标准。

2.3　检查是否配备有经培训合格的专兼职卫生管理、生产和检验人员，负责日常管理、维护、直饮水生产和水质检验等工作。

2.4　检查是否配备有与供水规模相适应的检验设备、仪器。

2.5　是否在供水小区醒目位置设置公示栏，公布水质检验情况、工作制度、管理责任人、投诉举报电话等，并定期上报卫生行政部门。

2.6　检查水质检验记录和日常维护记录，检验记录内容指导应包括检验时间、对象、结果、检验人员等信息，维护记录内容至少包括更换滤芯、吸附材料等内容。

3　从业人员卫生情况

3.1　对象包括从事净水、取样、化验、设备清洗维护的从业人员。

3.2　现场抽查部分从业人员，查验健康合格证明和卫生知识培训合格证明。

3.3　核实是否将患有痢疾、伤寒、甲型病毒性肝炎、戊型病毒性肝炎等消化道传染病以及患有活动性肺结核、化脓性或渗出性皮肤病的病原携带者调离岗位。

3.4　抽查从业人员是否保持良好的个人卫生，进入制水间是否穿戴整洁工作服、帽、鞋并洗净双手，是否将无关物品带入制水间。

4　水质情况

必要时进行现场快速检测并现场采样送检测机构检测。

五、模板使用情况

1　二次供水单位日常监督检查表。

2　现制现售水经营单位日常监督检查表。

3　现制现售水自动售水机日常监督检查表。

4　管道分质供水单位日常监督检查表。

六、法律法规标准等

参见第三章第二节第四部分《饮水卫生监督》。

七、现场快速检测及抽检

（一）检测项目

1　二次供水

1.1　现场快检：浑浊度、消毒剂余量。

1.2　实验室检测

月检：消毒剂余量、浑浊度、菌落总数和总大肠菌群，常规项目项目为《生活饮用水卫生标准》表1、2项目，全检测项目为《生活饮用水卫生标准》项目。

2　现制现售水

2.1　现场快检：浑浊度。

2.2　实验室检测：按照抽检计划确定。

2.3　特殊情况下（发生饮用水污染事件）根据需要进行全项目分析。

3　管道分质供水

3.1　现场快检：浑浊度。

3.2　实验室检测：按照抽检计划确定。

3.3　特殊情况下（发生饮用水污染事件）根据需要进行全项目分析。

（二）检测方法

1　根据《生活饮用水标准检验方法水样的采集与保存》进行采样，参见第六章第十节《水样的采集和保存》。

2　现场快速检测根据不用的仪器按照操作规程进行操作，参见第六章第二节《饮水卫生现场检测常用仪器操作规程》。

（傅蓉华　撰写）

第五节　学校卫生监督

一、执法依据

《中华人民共和国传染病防治法》第六条第一款　国务院卫生行政部门主管全国传染病防治及其监督管理工作。县级以上地方人民政府卫生行政部门负责本行政区域内的传染病防治及其监督管理工作。

《学校卫生工作条例》第四条　教育行政部门负责学校卫生工作的行政管理。卫生行政部门负责对学校卫生工作的监督指导。

二、监督目的

改善教学环境，规范学校传染病、饮用水卫生等各项管理行为，提高学生的健康水平。

三、监督对象

包括：普通中小学、农业中学、职业中学、中等专业学校、技工学校、普通高等学校。

四、现场监督要点和方法

（一）传染病防治管理

1　组织管理

1.1　查阅学校年度工作计划，核实学校是否将传染病防治纳入学校年度工作计划并建立校长负责制。

1.2 查阅传染病防治管理组织网络的书面材料，确认有无设立传染病防治管理部门培训专职管理人员。

1.3 查阅突发公共卫生事件应急处置工作预案。

2 防治措施建立落实情况

2.1 查阅书面制度、板报、照片等记录，核实学校是否建立并落实传染病防治宣传教育制度。

2.2 查阅制度、登记记录或日志、病愈返校证明、学生健康档案等书面材料，核实学校是否落实学生晨检、因病缺勤、传染病病因排查、新生入学预防接种登记及补种、学校公共物品定期清洗消毒传染病病愈返校、学生健康体检等。

3 传染病疫情报告情况

3.1 查阅学校传染病疫情信息登记书面制度和记录等材料，核实学校是否明确校长为第一责任人，是否建立了由学生到老师、到学校疫情报告人、到学校领导的传染病疫情发现、信息登记与报告制度。

3.2 核实传染病报告内容、时限和方式是否符合《学校和托幼机构传染病疫情报告工作规范(试行)》的要求，是否存在漏报、迟报、瞒报、错报等情况。

4 发生传染病病例后的防控措施落实情况

4.1 查看相关记录，核实是否按规定上报。

4.2 核实是否对患者采取隔离治疗、对接触者进行医学观察和预防用药。

4.3 查阅相关资料，核实是否对被污染的教室、宿舍等场所进行消毒处理，使用的消毒产品是否符合要求。

5 校内卫生保健机构的设立及人员配备

5.1 核实是否设立卫生保健机构，并配备相应的卫生专业技术人员或专兼职保健教师。

5.2　取得《医疗机构执业许可证》的，还应开展执业行为、人员资质、消毒隔离、医疗废物处置等方面的检查。

（二）学校突发公共卫生事件应急管理

1　查阅是否建立突发公共卫生事件应急预案，核实领导小组、专兼职人员配备情况、报告流程、应急处置措施等是否明确。

2　调查事件种类、发生事件和发病人数等基本情况，核实学校是否在2 h内向属地卫生行政部门报告，学校是否采取控制措施。

3　调查学校周边环境、学生饮用水、传染病防治管理、教学环境和生活设施卫生等情况，确定污染源，并对污染源采取控制措施。

（三）学校教学环境卫生

1　现场查看课桌椅是否每人一席，是否配备两种以上不同型号的课桌椅，测量教室面积、课桌椅高度和学生身高，计算教室人均面积、课桌椅与学生身高是否符合。

2　现场查看黑板表面是否破损，测量黑板尺寸、黑板下缘与讲台地面的垂直距离和反射比，判断是否符合要求。

3　现场查看教室是否为南北朝向，是否采取左侧或双侧采光，教室墙壁和顶棚是否为白色或浅色，窗户是否采用无色透明玻璃，教室照明灯管是否与黑板垂直，灯具是否有灯罩，黑板上方是否有局部照明等，测量教室采光系数、窗地面积比、后（侧）墙反射比、课桌面平均照度和灯桌距离是否标准。

4　查看教室是否受音乐教室干扰，测量两排教室相对长边距离以测定教室二氧化碳浓度、室内温度和噪声，判断是否符合标准。

（四）学校公共场所与生活设施

1　查看室内是否采取湿式清扫、环境是否清洁卫生、室内有无禁烟标识。

2　对室内温度、二氧化碳浓度、噪声和台面照度等开展现场检测，并采集室内空气沉降样品送检测机构开展室内细菌总数检测。

3　查阅学生宿舍卫生管理制度，通过现场测量计算学生人均居住面积、盥洗室水槽人均长度等是否符合标准；查看宿舍环境及个人用品是否卫生、有无虫卵及老鼠等。

4　查看厕所有无冲洗水和洗手设施、有无蝇蛆，查看男女厕所蹲位数，测量男厕所小便槽长度，核实男女厕所蹲位数及男厕所每米小便槽学生数是否符合标准。

5　查看学校有无为学生设置洗手设施、寄宿制学校有无为学生提供洗漱和洗澡设施。

6　学校有洗浴设施、旅馆招待所、娱乐场所、体育馆、游泳场所等的参照本章第一节《公共场所卫生监督》进行监督检查。

（五）学校生活饮用水卫生

1　管理制度落实情况

1.1　查阅学校饮用水卫生管理书面制度、饮用水突发污染事故和水源性传染病应急处理书面预案。

1.2　核实是否配备专兼职饮用水卫生管理员。

1.3　查看饮用水卫生定期检查书面记录和消毒饮用水设置的消毒产品卫生许可批件。

2　生活饮用水类别及卫生管理与水质卫生情况

2.1　现场查看学生供水方式：集中式供水或二次供水。

2.2　学校采取集中式供水的，实地查看自来水管道有无破损或污染。

2.3　学校采取二次供水或管道分质供水的，参考本章第四节进行监督检查。

3　学生饮水方式与供水量、卫生管理与水质卫生情况

3.1　现场查看学生饮水方式和供应量是否充足。

3.2　查阅从业人员健康合格证明。

3.3　对供应开水的学校，查看保暖桶、电加热器等容器是否加

盖上锁,查看定期清洗消毒记录。

3.4　使用水处理器设施设备与材料供应净化水、沙滤水等直饮水的学校,查阅水质处理器、输配水设备、水处理材料等有关涉水产品的有效卫生许可批件,查阅管道设备的定期清洗消毒记录、水处理材料的定期更换记录和水质检验合格报告等书面资料,现场查看公示栏是否公示有水质检验报告、流程、等候距离等。

3.5　对采用桶装水的,查阅桶装水生产单位的有效卫生许可证、同批次的水质检验报告、饮水机定期清洗消毒记录、饮水机的卫生许可批件等书面材料。

3.6　必要时对水质进行抽检。

(六) 学生学习时间、体育场地器材和劳动卫生防护

1　了解学生每日课程安排,抽查部分班级实际课表,询问学生每日作业时间、课间休息时间、每节课时等。

2　现场查看体育场地设置位置,跑道、球场是否平坦不起扬尘,爬绳、爬杆、跳箱、单双杠等下方是否附设沙坑且无杂物,铁饼、手榴弹投掷区是否与其他场地分开,固定器械有无绣栏断裂等。

3　现场查看学生劳动的性质和强度,核实学生所参加的劳动是否符合学生年龄和性别特点,是否接触有毒有害物质、是否参加夜班劳动,查看劳动时有无佩戴劳防用品,查看安全教育记录、抽查学生体格检查记录等。

(七) 学生用品卫生

1　现场查看学生使用的文具、娱乐器具、保健用品等相关产品的原料、生产工艺流程布局、卫生设施和产品质量的自检条件,查阅产品检验记录(包括产品检验合格证明或评审合格证等)。

2　必要时通过抽检判断产品是否符合标准。

五、模板使用情况

1　学校传染病防控日常监督检查表。

2　学校饮用水卫生管理日常监督检查表。

3　学校突发公共卫生事件应急管理日常监督检查表。

4　学校教学环境与生活设施卫生管理日常监督检查表。

5　学校卫生综合管理日常监督检查表。

六、法律法规标准等

参考第三章第二节第六部分《学校托幼机构卫生监督》。

七、现场快速检测及抽检

（一）学校公共场所与生活设施

1　图书馆、洗浴设施、旅馆招待所、娱乐场所、体育馆、游泳场所等公共场所：参考本章第一节《公共场所卫生监督》。

2　学生宿舍

2.1　抽检项目：宿舍人均居住面积、盥洗室水槽人均长度。

2.2　抽检方法：按照《学校卫生监督综合评价》，根据宿舍不同面积、层次、朝向等，抽取不同类型寝室，每栋宿舍抽取不少于三间。

3　学校厕所

3.1　抽检项目：室内外厕所蹲位数、男厕所小便槽长度。

3.2　抽检方法：按照《学校卫生监督综合评价》进行检查。

（二）学校教学环境

1　抽检项目：教室人均面积、课桌椅分配符合率、黑板尺寸、黑板面反射比、采光系数、窗地比、后（侧）墙反射比、课桌椅平均照度、灯桌监督、教室二氧化碳浓度、室内温度、噪声、两排教室相对长边距。

2　抽查方法：按照《学校卫生监督综合评价》《采光测量方法》《室内照明测量方法》等进行检查。

（三）学校生活饮用水

参考本章第四节《生活饮用水卫生监督》。

（四）学生用品

根据《铅笔涂层中可溶性元素最大限量》《中小学生教科书卫生标准》《学生用品的安全通用要求》等标准，定期进行卫生质量抽检和评价。

（杨凌　撰写）

第六节　托幼机构卫生监督

一、执法依据

《中华人民共和国传染病防治法》第六条第一款　国务院卫生行政部门主管全国传染病防治及其监督管理工作。县级以上地方人民政府卫生行政部门负责本行政区域内的传染病防治及其监督管理工作。

《托儿所幼儿园卫生保健管理办法》第五条第三款　卫生监督执法机构应当依法对托幼机构的饮用水卫生、传染病预防和控制等工作进行监督检查。

二、监督目的

提高卫生保健工作水平，预防和减少疾病发生，保障儿童的身心健康。

三、监督对象

0～6岁儿童的各级各类托儿所、幼儿园。

四、现场监督要点及方法

（一）传染病防治管理：参考本章第五节《学校卫生监督》。

（二）学校突发公共卫生事件应急管理：参考本章第五节《学校卫生监督》。

（三）饮水卫生管理：查看儿童茶杯是否每日使用前消毒、是否一人一用，其余参考本章第五节《学校卫生监督》。

五、模板使用情况

托幼机构传染病防治日常监督检查表。

六、法律法规标准等

参考第三章第二节第六部分《学校托幼机构卫生监督》。

七、现场快速检测及抽检

（一）抽检项目

1 室内空气：细菌菌落总数。

2 环境物体表面：细菌菌落总数、大肠菌群、致病微生物（绿脓杆菌、金黄色葡萄球菌、乙型溶血性链球菌）、乙型肝炎表面抗原。

3 工作人员手：细菌菌落总数、致病微生物（绿脓杆菌、金黄色葡萄球菌、乙型溶血性链球菌）。

4 茶杯、奶具表面：细菌菌落总数、大肠菌群、致病微生物（绿脓杆菌、金黄色葡萄球菌、乙型溶血性链球菌）。

5 使用中的消毒液：细菌菌落总数。

6 嬉水池：细菌总数、总大肠菌群、游离性余氯。

（二）抽检方法

按照《托幼机构环境、空气、物体表面卫生要求及检测方法》进行检查。

（杨凌　撰写）

第七节　消毒产品卫生监督

一、执法依据

《中华人民共和国传染病防治法》第五十三条　县级以上人民政府卫生行政部门对传染病防治工作履行下列监督检查职责。第四款提到，对用于传染病防治的消毒产品及其生产单位进行监督检查。

二、监督目的

保障消毒产品的卫生质量和使用安全，维护人民群众健康权益。

三、监督对象

消毒产品生产企业、消毒产品经营单位和消毒产品使用单位。

四、现场监督要点和方法

（一）消毒产品生产企业

1　卫生许可情况

1.1　《消毒产品生产企业卫生许可证》情况

1.1.1　查看生产企业是否具有《消毒产品生产企业卫生许可证》。

1.1.2　查看出示的《消毒产品生产企业卫生许可证》是否在有效期内。

1.1.3　核对生产车间、成品仓库或留样室查见的消毒产品与《消毒产品生产企业卫生许可证》上的生产方式、生产项目、生产类别、有效期，检查是否在卫生许可核准的范围内。

1.1.4 核对卫生许可证上的单位名称、法定代表人、注册地址与营业执照上的是否一致，实际生产地址的路名路牌与卫生许可证上的是否一致。

1.2 消毒剂、消毒器械的产品卫生安全评价报告

1.2.1 查看生产企业是否具有消毒剂、消毒器械的产品卫生安全评价报告。

1.2.2 查看出示的消毒剂、消毒器械的产品卫生安全评价报告的有效期，其中第一类消毒剂、消毒器械的产品卫生安全评价报告的有效期为4年，第二类消毒剂、消毒器械的产品卫生安全评价报告长期有效。

1.2.3 核对生产车间、成品仓库或留样室查见的消毒剂或消毒器械是否与产品卫生安全评价报告上的产品名称、剂型或型号、主要有效成分及含量或主要杀菌因子及强度、实际生产企业、生产地址一致。

2 厂区环境与布局情况

2.1 查看厂区环境是否整洁，有无积水、杂草、生活垃圾、蚊蝇孳生地等，非绿化的地面、路面是否采用混凝土、沥青或其他硬质材料铺设。

2.2 查看厂区内是否有生产车间、辅助用房、质检用房、物料和成品仓储用房，生产区和生活区是否分开。

2.3 查看生产和仓储用房的面积和空间是否与生产规模相适应，生产车间使用面积是否与卫生许可核准的一致并达到100 m^2（分装企业的生产车间面积是否达到60 m^2），生产车间净高是否高于2.5 m。

3 生产区卫生情况

3.1 查看生产车间内各功能间（区）的布局是否与卫生许可核准的生产车间布局平面图完全一致；是否按卫生许可核准的工艺流程使用，做到人、物流分开。

3.2　查看生产车间各功能间（区）是否配置防尘、防虫、防鼠、通风等设施。

3.3　看生产车间内是否有更衣室，洁净室（区）是否设置二次更衣室；更衣室内是否清洁卫生，配备衣柜、鞋架、流动水洗手设施，消毒剂和卫生用品生产企业是否配备空气和手消毒设施，消毒设施是否正常使用。

3.4　查看有特殊生产环境卫生要求的产品是否在生产中正常使用净化车间的空气净化设施：隐形眼镜护理用品生产（包装除外）、分装是否在10万级空气洁净度条件下；皮肤黏膜消毒剂（用于洗手的皮肤消毒剂除外）、皮肤黏膜抗（抑）菌制剂（用于洗手的抗〈抑〉菌制剂除外）的配料、混料、分装工序是否在30万级空气洁净度条件下。

4　物料和仓储情况

4.1　查阅生产企业的物料检验报告或产品质量证明材料。

4.2　查看物料仓库是否储存禁止使用的抗生素、抗真菌药物、激素等物料。

4.3　查看水处理间配备的水处理设备或物料仓库内外购的生产用水水质是否符合产品的生产要求：隐形眼镜护理用品是否使用无菌纯化水；灭菌剂、皮肤黏膜消毒剂和抗（抑）菌制剂是否使用纯化水；其他消毒剂、卫生用品是否使用生活饮用水。配备的水处理设备是否正常使用。

4.4　查看仓库内是否清洁、干燥，是否配备通风、防尘、防鼠、防虫设施以及堆物垫板或货物架等。

4.5　查看物料和成品是否分开存放，离地、离墙存放不小于10 cm，离顶不小于50 cm；待检产品、合格产品、不合格产品是否分开存放，并有易于识别的明显标志。

5　卫生质量管理情况

5.1　查看质检部门，灭菌剂、皮肤黏膜消毒剂（用于洗手的皮肤黏膜消毒剂除外)、化学(生物)指示物、隐形眼镜护理用品生产企业是否设置卫生质量管理部门,其他消毒产品生产企业是否设有专兼职卫生管理员。

5.2　查阅是否制定消毒产品生产的各项标准操作规程和管理制度,如同一生产线生产相同工艺不同产品时,是否制定生产设备和容器的操作规程、清洁消毒操作规程和清场操作规程;管理制度是否包括人员岗位责任制度、生产人员个人卫生制度、设备采购和维护制度、卫生质量检验制度、留样制度、物料采购制度、原材料和成品仓储管理制度、销售登记制度、产品投诉与处理制度、不合格产品召回及其处理制度等。

5.3　查阅产品有效期后3个月内任何批次产品的生产过程记录是否完整,包括物料采购验收记录、设备使用记录、批生产记录、批检验记录、留样记录等;生产过程记录中的产品主要有效成分及含量或主要杀菌因子及强度、使用的主要原料是否与产品卫生许可核准的(或)产品标签说明书上标注的一致。

5.4　查看质检部门,设置的理化和(或)微生物检验室是否与卫生许可核准的一致,检验室是否正常运转开展成品出厂检验;查阅产品的批检验记录,检验项目和频率是否符合产品特点。

5.4.1　消毒器械检测每个产品的消毒作用因子强度。

5.4.2　化学(生物)指示物检测每个投料批次产品的技术参数。

5.4.3　消毒剂、抗(抑)菌制剂检测每个投料批次产品的pH值、有效成分含量、净含量和包装密封性。

5.4.4　隐形眼镜护理用品按照《隐形眼镜护理液卫生要求》(GB 19192—2003)检测理化指标、微生物污染指标和细菌、霉菌等消毒效果指标。

5.4.5　其他一次性使用卫生用品检测每个投料批次的微生物指标和包装完整性,湿巾还需检测包装密封性,卫生湿巾还检测有效成分含量、包装密封性。

5.4.6　如无特定消毒作用因子强度检测方法的消毒器械检测能保证产品质量的相应技术参数，无特定有效成分含量检测方法的皮肤黏膜消毒剂、灭菌剂、抗（抑）菌制剂将有效成分含量检测更换为相对密度。

5.4.7　如有委托检验的，根据批生产过程记录的产品批次提供委托检验项目的书面批检验记录。

5.5　查看生产车间、成品仓库或留样室，检查消毒产品标签说明书内容是否符合《消毒产品标签说明书管理规范》《消毒产品标签说明书通用要求》等法规的要求。

6　人员情况

6.1　查阅卫生管理人员、质量检验人员的上岗证明文件，上岗证、培训考核记录。

6.2　抽查生产车间内的操作人员是否经过健康体检，查阅其预防性健康体检合格证明。

6.3　查阅人员培训计划和考核制度，查看培训计划内容是否与消毒产品生产有关；是否有人员教育、培训档案。

6.4　查看生产车间内操作人员在生产过程中是否穿戴工作服；净化车间和卫生用品生产车间工作人员在操作前是否洗手消毒，是否穿戴口罩、工作鞋和帽等。

（二）消毒产品经营、使用单位

1　检查经营、使用单位对经营、使用消毒产品的证件情况，要求单位提供以下材料

1.1　加盖原件持有者印章的《消毒产品生产企业卫生许可证》复印件。

1.2　加盖原件持有者印章的消毒剂、消毒器械产品卫生安全评价报告（配方和结构图除外）。

2　对经营、使用的消毒产品卫生许可情况进行监督检查。

2.1　检查经营、使用的消毒产品是否在《消毒产品生产企业卫生许可证》的有效期内生产。

2.2　检查经营、使用的消毒产品的生产企业名称、生产地址、卫生许可证号、生产项目和生产类别等信息是否与《消毒产品生产企业卫生许可证》上的内容一致。

2.3　检查经营、使用的消毒剂、消毒器械是否持有有效的卫生安全评价报告。

2.4　检查经营、使用的消毒剂、消毒器械的产品名称、剂型或型号、主要有效成分及含量或主要杀菌因子及强度、实际生产企业、生产地址等是否与卫生安全评价报告的内容一致。

3　对经营、使用的消毒产品标签说明书情况进行监督检查，使用单位检查消毒产品是否按产品标签说明书进行使用。

五、模板使用情况

1　餐饮具集中消毒单位日常监督。

2　除抗(抑)菌剂外的卫生用品生产企业日常监督检查表。

3　消毒器械生产企业日常监督检查表。

4　消毒剂、抗(抑)菌剂生产企业日常监督检查表。

5　在华责任单位日常监督检查表。

6　消毒产品经营单位日常监督检查表。

六、法律法规标准等

参见第三章第二节第五部分《健康相关产品卫生监督》。

七、现场快速检测及抽检

(一) 产品抽检

1　产品抽检对象包括国家或省(直辖市)健康相关产品年度抽

检计划确定的、卫生质量不稳定、有消费者投诉或在监督中发现可能存在卫生质量问题的消毒产品。根据监督抽检目的、要求和产品类别确定检验项目，常用的检验项目如下：

1.1　消毒剂：有主要有效成分测定方法的，检测其主要有效成分含量；无主要有效成分测定方法的，检测其杀菌效果。

1.2　消毒器械：检测消毒作用因子强度或与消毒灭菌效果相关的理化指标。

1.3　生物指示剂：检测生物指示物含菌量。

1.4　化学指示剂：检测消毒与灭菌条件下指示物颜色的变化情况。

1.5　灭菌包装物：检测杀灭微生物因子穿透性能（包装袋上化学指示色块变化情况及包装内生物指示剂灭菌情况）。

1.6　卫生用品：抗（抑）菌制剂、隐形眼镜护理用品有主要有效成分测定方法的，检测主要有效成分含量，无主要有效成分测定方法的，检测杀、抑菌效果。抗（抑）菌制剂检测禁用成分。其他卫生用品检测微生物污染指标。

（二）生产车间环境抽检

1　卫生用品生产车间环境：检测除包装间（区）外的生产车间工作台表面、车间空气细菌菌落总数，工人手表面细菌菌落总数和致病菌。

2　消毒剂和卫生用品净化车间空气洁净度：检测净化车间（设置配料、混料、分装工序的车间）的温度、相对湿度、进风口风速、室内外压差、空气中≥0.5 μm 和≥5 μm 尘埃粒子数、空气细菌菌落总数。

3　消毒剂和卫生用品生产车间内的紫外线灯辐照强度。

（傅蓉华　撰写）

第八节　涉水产品卫生监督

一、执法依据

《中华人民共和国传染病防治法》第五十三条　县级以上人民政府卫生行政部门对传染病防治工作履行下列监督检查职责。其中第四款提到，对饮用水供水单位从事生产或者供应活动以及涉及饮用水卫生安全的产品进行监督检查。

二、监督目的

保证涉及饮用水卫生安全的产品（以下简称“涉水产品”）的卫生安全，保障人体健康。

三、监督对象

涉水产品生产企业、涉水产品经营单位和涉水产品使用单位。

四、现场监督要点和方法

（一）涉水产品生产企业

1　卫生许可情况

1.1　查验企业生产的涉水产品的卫生许可批件。

1.2　检查许可批件，核对产品的名称、规格或型号、生产企业、批准日期和有效期、产品说明、主要成分或部件、使用范围、注意事项等是否与许可核准内容相符。

1.3　检查产品标识标签说明书（含铭牌），核对其中的产品名称、规格或型号、产品说明、主要成分或部件、使用范围、注意事项等内容是否与批件相符。

1.4　检查产品的生产记录或批号，查验生产日期是否在许可批件的有效期内。

2　布局、设备和生产情况

2.1　检查生产场所实际生产布局是否与许可核准内容相一致。

2.2　检查产品的生产工艺（配方）是否与许可核准内容相一致。

2.3　检查生产仪器、设备是否能正常使用，是否符合工艺要求，是否与非涉水产品共用。

2.4　检查企业是否有完整的生产记录，记录内容至少包括生产日期、产品批号、使用的原料信息等。

2.5　检查仓贮区，原材料和成品是否分开存放，并设有明显标志。

2.6　检查企业原辅材料索证记录（含检验报告），使用的原辅材料是否与许可核准的内容一致。

3　个人卫生和健康情况

3.1　直接从事水质处理器（材料）生产的从业人员应持有健康体检合格证。

3.2　检查生产人员进入生产车间是否穿着整洁的工作服，在生产过程中是否有吸烟、进食及其他有碍产品生产的活动。

4　卫生质量控制情况

4.1　检查生产企业是否建立健全的卫生管理制度和检验制度。

4.2　检查生产企业是否有与产品种类和生产能力相适应的检验条件，检验仪器、设备是否齐全，是否符合申请提交资料中企业标准规定的检验项目的检验要求，是否均可正常使用。

4.3　检查生产企业是否配备专职或兼职卫生管理人员。

4.4　检查检验人员是否经专业培训、考核合格。

4.5　检查生产企业是否有完整的产品自检记录，检验项目、频率和方法是否符合企业标准要求。

4.6　检查水质处理器生产企业是否按照《生活饮用水水质处理器卫生安全与功能评价规范》对生产的水质处理器进行卫生功能检验，检验频率是否符合企业标准要求。

4.7　检查生产企业是否有投诉举报和产品退回登记记录，记录内容包括退回产品的品种、批次、数量及处理意见等。

(二) 涉水产品经营、使用单位

1　对经营、使用的涉水产品卫生许可情况检查

1.1　经营、使用单位是否索取加盖原件持有者印章的涉水产品卫生许可批件复印件。

1.2　检查许可批件，核对产品的名称、规格或型号、生产企业、批准日期和有效期、产品说明、主要成分或部件、使用范围、注意事项等与许可核准内容是否相符。

1.3　检查产品生产日期或批号，是否在许可批件的有效期内生产。

2　对经营和使用的涉水产品的标签说明书检查

查看涉水产品标识的标签、说明书(含铭牌)，核对其中的产品名称、规格或型号、产品说明、主要成分或部件、使用范围、注意事项等内容是否与批件相符。

五、模板使用情况

1　输配水设备及防护材料生产企业日常监督检查表。

2　水质处理器及水处理材料生产企业日常监督检查表。

3　水化学处理剂生产企业日常监督检查表。

4　涉及饮用水卫生安全产品经营(使用)单位日常监督检查表。

六、法律法规标准等

参见第三章第二节第六部分《健康相关产品卫生监督》。

七、产品抽检

(一) 抽检内容

1　国家健康相关产品年度抽检计划确定的产品。

2　卫生行政部门涉水产品年度抽检计划确定的产品。

3　卫生质量不稳定的产品。

4　有消费者投诉的产品。

5　在现场监督中发现可能存在卫生质量问题的产品。

(二) 抽检方法

1　依据《健康相关产品国家卫生监督抽检规定》对生产企业生产的成品进行抽检。

2　按照《卫生部涉及饮用水卫生安全产品检验规定》，根据监督抽检目的、要求和产品类别确定检验项目。

（傅蓉华　撰写）

第九节　用人单位职业卫生监督

一、执法依据

《中华人民共和国职业病防治法》第九条第二款　县级以上地方人民政府安全生产监督管理部门、卫生行政部门、劳动保障行政部门依据各自职责，负责本行政区域内职业病防治的监督管理工作。县级以上地方人民政府有关部门在各自的职责范围内负责职业病防治的有关监督管理工作。

二、监督目的

预防、控制和消除职业病危害，防治职业病，保护劳动者健康及其相关权益，促进经济社会发展。

三、监督对象

中华人民共和国领域内存在或可能产生职业病危害的用人单位，包括企业、事业单位和个体经济组织等。

四、现场检查要点和方法

（一）建设项目职业病危害评价、职业病防护设施设计及竣工验收情况

1　检查用人单位新、改、扩建建设项目，了解建设项目立项时间、目前所处阶段。

2　对已经进入施工阶段的建设项目，现场检查其职业病防护设施是否同时进行施工；施工前，是否进行职业病防护设施设计。

3　对已进入试运行阶段的建设项目，现场检查其职业病防护设施是否同时投入生产和使用。

4　根据建设项目所处阶段，在可行性论证阶段检查有无职业病危害预评价报告。

5　建设项目在竣工验收前或者试运行期间，建设单位是否进行职业病危害控制效果评价、编制评价报告（试运行时间应当不少于 30 日，最长不得超过 180 日）。

6　在验收阶段检查有无职业病防护设施竣工验收意见以及验收意见中有无要求整改内容的完成情况。

（二）职业病危害项目申报情况

1　查看有无职业病危害项目申报回执和申报表。

2　查阅检测评价报告、使用的原辅材料的 MSDS 或 SDS、职业健康检查等资料，核对职业病危害项目申报内容是否齐全。

3　查看职业病危害项目申报时间，查看申报是否及时。

3.1　进行新建、改建、扩建、技术改造或者技术引进建设项目的，是否在自建设项目竣工验收之日起30日内进行申报。

3.2　因技术、工艺、设备或者材料等发生变化导致原申报的职业病危害因素及其相关内容发生重大变化的，是否在自发生变化之日起15日内进行申报。

3.3　用人单位工作场所、名称、法定代表人或者主要负责人发生变化的，是否在自发生变化之日起15日内进行申报。

3.4　经过职业病危害因素检测、评价，发现原申报内容发生变化的，是否在自收到有关检测、评价结果之日起15日内进行申报。

（三）职业病防治管理措施及落实情况

1　查阅相关文件（包括人事任命、部门职责分工等相关文件或记录）。

2　核实是否设置职业病卫生管理机构或组织，是否配备专职或兼职的职业病卫生管理人员。

2.1　职业病危害严重的用人单位，是否设置或者指定职业卫生管理机构或者组织，配备专职职业卫生管理人员。

2.2　其他存在职业病危害的用人单位，劳动者超过一百人的，是否设置或者指定职业卫生管理机构或者组织，配备专职职业卫生管理人员。

2.3　劳动者在一百人以下的，是否配备专职或者兼职的职业卫生管理人员，负责本单位的职业病防治工作。

3　查阅是否制定职业病防治计划和方案。

4　查阅是否制定职业卫生管理制度和操作规程，查看内容是否齐全，是否包括：

4.1　职业病危害防治责任制度。

4.2　职业病危害警示与告知制度。

4.3　职业病危害项目申报制度。

4.4 职业病防治宣传教育培训制度。

4.5 职业病防护设施维护检修制度。

4.6 职业病防护用品管理制度。

4.7 职业病危害监测及评价管理制度。

4.8 建设项目职业病防护设施“三同时”管理制度。

4.9 劳动者职业健康监护及其档案管理制度。

4.10 职业病危害事故处置与报告制度。

4.11 职业病危害应急救援与管理制度。

4.12 岗位职业卫生操作规程。

4.13 法律、法规、规章规定的其他职业病防治制度。

5 查阅是否建立职业卫生档案和劳动者健康监护档案，查看内容是否齐全。

5.1 职业卫生档案是否包括：

5.1.1 职业病防治责任制文件。

5.1.2 职业卫生管理规章制度、操作规程。

5.1.3 工作场所职业病危害因素种类清单、岗位分布以及作业人员接触情况等资料。

5.1.4 职业病防护设施、应急救援设施基本信息，以及其配置、使用、维护、检修与更换等记录。

5.1.5 工作场所职业病危害因素检测、评价报告与记录。

5.1.6 职业病防护用品配备、发放、维护与更换等记录。

5.1.7 主要负责人、职业卫生管理人员和职业病危害严重工作岗位的劳动者等相关人员职业卫生培训资料。

5.1.7 职业病危害事故报告与应急处置记录。

5.1.8 劳动者职业健康检查结果汇总资料，存在职业禁忌证、职业健康损害或者职业病的劳动者处理和安置情况记录。

5.1.9 建设项目职业病防护设施“三同时”有关资料。

5.1.10 职业病危害项目申报表、申报回执。

5.1.11　其他有关职业卫生管理的资料或者文件。

5.2　职业健康监护档案是否包括：

5.2.1　劳动者的职业史。

5.2.2　职业病危害接触史。

5.2.3　职业健康检查结果。

5.2.4　处理结果和职业病诊疗等有关个人健康资料。

6　查阅是否建立工作场所职业病危害因素监测及评价制度。

7　查阅是否建立职业病危害事故应急救援预案。

(四) 职业卫生知识培训

1　职业卫生负责人和管理人员(查看职业卫生培训资料，包括培训时限、实训内容等)

1.1　初次培训

任职3个月内，不低于16学时，内容包括形势与政策、职业健康基础知识、职业健康管理知识、案例分析与职业健康相关工作。

1.2　继续教育

每年不低于8学时，内容包括职业健康相关法律、法规、文件及主要职业卫生标准解读；职业病危害事故应急救援、健康企业建设优秀案例分析、职业病危害专项治理典型经验分析、常见职业病违法违规案例、工作相关疾病预防控制措施等。

2　劳动者(查看职业卫生培训资料，包括培训时限、实训内容等)

2.1　上岗前培训

劳动者上岗前应接受职业健康培训，不低于8学时，内容包括法律法规、管理制度、职业病危害防治基础知识、职业健康管理基础知识等。

2.2　继续教育

每年不低于4学时，内容包括单位职业健康管理制度和操作规程、所在岗位职业病防护设施的使用和职业病防护用品的佩戴、职业病应急事故应急处置知识和技能、工作相关疾病和传染病防控措施等。

(五) 工作场所职业病危害因素定期检测、评价情况

1　查阅是否开展职业病危害因素定期检测、评价。

2　查看定期检测、评价报告。

2.1　核实检测、评价周期是否符合：

2.1.1　职业病危害严重的用人单位，每年至少进行一次职业病危害因素检测，每三年至少进行一次职业病危害现状评价。

2.1.2　职业病危害一般的用人单位，每三年至少进行一次职业病危害因素检测。职业病危害一般和严重的区分，按照《国家卫生健康委办公厅关于公布建设项目职业病危害风险分类管理目录的通知(国卫办职健发〔2021〕5 号)》执行。

2.2　开展定期检测和现状评价职业卫生技术服务机构是否具备相应的资质。

2.3　查阅相关资料，对定期检测和现状评价报告中职业病危害因素的强度或浓度不符合国家职业卫生标准的，是否采取相应的治理措施，确定是否落实整改。

3　查阅资料，查看定期检测和现状评价报告中提出的建议是否具有相应的整改措施。

4　对现场监督中发现工作场所涉及的工艺、原辅材料、设备、技术、劳动者岗位和工作时间等现场调查内容与实际情况不一致，以及发现职业卫生技术服务机构在采样、检测、评价、报告书写等过程中存在不符合技术服务要求的，可以对职业卫生技术服务机构进行延伸执法检查。

(六) 职业病危害告知和警示情况

1　查看公告栏设置情况

1.1　查看公告栏是否设置在醒目位置。

1.2　检查公布的内容是否齐全，是否包括有关职业病防治的规章制度、操作规程、职业病危害事故应急救援措施和工作场所职业病危害因素检测结果情况。

2　警示标识和中文警示说明的设置

2.1　查看在产生严重职业病危害的作业岗位醒目位置设置的警示标识和中文警示说明，警示标识应符合《工作场所职业病危害警示标识》(GBZ 158—2003)，警示说明是否载明产生职业病危害种类、后果、预防及应急救治措施等内容。

2.2　根据《用人单位职业病危害告知与警示标识管理规范的通知》(安监总厅安健〔2014〕111 号)中规定，严重职业病危害的作业岗位指：

2.2.1　矽尘或石棉粉尘的作业岗位。

2.2.2　存在"致癌""致畸"等有害物质或者可能导致急性职业性中毒的作业岗位。

2.2.3　放射性危害作业岗位。

2.3　工作场所内存在多个产生相同职业病危害因素的作业岗位的，临近的作业岗位可以共用警示标识、中文警示说明。

2.4　抽查劳动合同，查看告知劳动者职业病危害真实情况的相关内容，是否包含职业病危害及其后果、职业病防护措施和待遇。对劳动者实际存在的职业病危害与告知内容是否一致。

(七) 职业病防护设施和个人使用的职业病防护用品配备、使用、管理情况

1　职业病防护设施、应急救援设施的设置、使用情况

1.1　查阅相关维护、检修、定期检测记录，检查其运行、使用情况。

1.2　对可能发生急性职业损伤的有毒、有害工作场所，查看现场是否设置报警装置、现场急救用品、冲洗设备、应急撤离通道和必

要的泄险区；相关设施的设置、使用应符合《工业企业设计卫生标准》(GBZ1—2010)、《工作场所有毒气体检测报警装置设置规范》(GBZ/T223—2009)、《工作场所防止职业中毒卫生工程防护措施规范》(GBZ/T194—2007)、《眼面部防护　应急喷淋和洗眼设备》(GB/T 38144—2019)等规范的要求。

2　个人使用的职业病防护用品的发放、使用情况

2.1　查看是否为劳动者配备个人防护用品，查看购买记录、发票及发放记录。

2.2　现场抽查劳动者佩戴的个人防护用品，是否符合《个体防护装备配备规范》(GB 39800—2020)、《国家安全监管总局办公厅关于修改用人单位劳动防护用品管理规范》(安监总厅安健〔2018〕3 号)等规范的要求。

(八) 劳动者职业健康监护情况

1　根据用人单位提供的从事接触职业病危害作业的劳动者名单，现场抽查劳动者，核查其上岗前、在岗期间的职业健康检查报告和结果的书面告知记录。

2　核对劳动者体检的职业病危害因素是否与实际接触的一致。

3　核对体检的周期是否符合《职业健康监护技术规范》(GBZ188—2014)的规定。

4　查阅劳动者离岗名单，抽查离岗时的职业健康检查报告和结果书面告知记录。

5　现场核查是否有未成年职工及孕期、哺乳期女职工。

6　核实体检结论复查等是否积极进行复查。

7　体检结论为职业禁忌的人员，查看调岗证明或记录，现场核实目前岗位是否存在职业禁忌。

8　抽查劳动者的职业健康监护档案，核实是否建立，内容是否齐全。

（九）职业病病人、疑似职业病病人的报告及处置情况

1 查阅近年来的职业健康检查总结报告或劳动者职业健康检查一览表，核对向所在地卫生健康行政部门报告疑似职业病病人的记录。

2 查阅用人单位组织疑似职业病病人进一步诊断的资料。

3 查阅提供职业病诊断、鉴定相关资料的记录，查阅安排职业病病人进行诊治以及承担职业病诊断、鉴定费用和职业病病人的医疗、生活保障费用的相关资料、记录。

五、模板使用情况

职业卫生用人单位日常监督模板。

六、法律法规标准等

参见第三章第二节第七部分《职业卫生监督》。

七、现场快速检测和采样

（一）检测项目

1 现场快速：噪声、温度、湿度、工频电场、高频电磁场等。

2 采样：各类粉尘、毒物等。

（二）检测方法

参照第六章第四节《职业卫生现场检测常用仪器操作规程》。

（沈斌 撰写）

第十节　放射卫生监督

一、执法依据

《中华人民共和国职业病防治法》第九条　国家实行职业卫生监督制度。国务院卫生行政部门、劳动保障行政部门依照本法和国务院确定的职责，负责全国职业病防治的监督管理工作。国务院有关部门在各自的职责范围内负责职业病防治的有关监督管理工作。县级以上地方人民政府卫生行政部门、劳动保障行政部门依据各自职责，负责本行政区域内职业病防治的监督管理工作。县级以上地方人民政府有关部门在各自的职责范围内负责职业病防治的有关监督管理工作。县级以上人民政府卫生行政部门、劳动保障行政部门应当加强沟通，密切配合，按照各自职责分工，依法行使职权，承担责任。

《中华人民共和国放射性污染防治法》第八条第二款　国务院卫生行政部门和其他有关部门依据国务院规定的职责，对有关的放射性污染防治工作依法实施监督管理。

《放射诊疗管理规定》第三条第二款　县级以上地方人民政府卫生行政部门负责本行政区域内放射诊疗工作的监督管理。

《放射工作人员职业健康管理办法》第三条第二款　县级以上地方人民政府卫生行政部门负责本行政区域内放射工作人员职业健康的监督管理。

二、监督目的

确保放射活动的安全、合法、规范进行，保护公众和放射工作人员的健康与安全。

三、监督对象

放射诊疗机构，包括医院、诊所等开展放射诊断、放射治疗、核医学等放射诊疗活动的医疗机构。监督内容包括放射诊疗设备的性能检测、工作场所的辐射防护、放射工作人员的资质和职业健康管理等。

四、现场监督要点和方法

（一）放射诊断

1　放射诊疗许可

1.1　查看是否取得《放射诊疗许可证》，许可证是否在有效期内。

1.2　许可证上的诊疗项目与实际开展的放射诊断项目是否一致。如新增设备、变更场所等，检查是否及时办理了相应的许可变更手续。

2　放射工作人员管理

2.1　人员资质

2.1.1　检查放射工作人员是否持有《放射工作人员证》。

2.1.2　核实其专业技术资格证书，确保具备相应的专业能力从事放射诊断工作。

2.2　职业健康管理

2.2.1　查阅放射工作人员的职业健康检查报告，包括上岗前、在岗期间和离岗时的检查。检查报告是否2年1次，是否对异常情况进行了妥善处理。

2.2.2　查看个人剂量监测档案，确保工作人员佩戴个人剂量计，并按规定进行监测。监测结果是否符合国家职业卫生标准要求，对超标的情况是否采取了相应措施。

2.3 培训情况

2.3.1 检查放射工作人员的培训记录，包括法律法规、防护知识、应急处置等方面的培训。

3 放射诊疗设备管理

3.1 设备性能检测

3.1.1 查看放射诊疗设备的性能检测报告，包括 X 射线机、CT 机等。检测报告是否由有资质的检测机构出具，检测项目和结果是否符合国家有关标准要求。

3.1.2 检查设备的稳定性和准确性，是否定期进行校准和维护保养。

3.2 设备防护性能

检查放射诊疗设备的防护设施是否完好，防护设施是否符合国家有关标准要求。

4 工作场所防护

4.1 布局与分区

4.1.1 检查放射诊断工作场所的布局是否合理，是否分为控制区、监督区和非限制区，并设置明显的标志。

4.1.2 不同区域之间的防护措施是否得当，能否有效防止辐射泄漏和交叉污染。

4.2 防护设施

4.2.1 查看工作场所的防护门、窗、墙等防护设施是否符合国家有关标准要求。防护门是否能够自动关闭，防护窗的铅当量是否足够。

4.2.2 检查工作场所的通风设施是否良好，能否及时排出放射性废气。

4.3 警示标志

检查放射诊断工作场所是否设置明显的电离辐射警示标志和工作指示灯。警示标志是否符合国家有关标准要求，工作指示灯是否正常运行。

5 受检者防护

5.1 防护用品配备

检查放射诊断工作场所是否配备足够的受检者防护用品，如铅围裙、铅围脖、铅帽等。防护用品是否符合国家有关标准要求，是否处于良好的使用状态及有效期限。

5.2 防护措施落实

观察放射工作人员在为受检者进行检查时，是否正确使用防护用品，对受检者的非检查部位进行有效的防护。

6 应急管理

6.1 应急预案

6.1.1 检查放射诊疗机构是否制定了放射事故应急预案，应急预案是否符合国家有关规定要求。

6.1.2 应急预案是否包括应急组织机构、应急响应程序、应急处置措施等内容。

6.2 应急演练

查阅放射诊疗机构的应急演练记录，包括演练时间、地点、内容、参加人员等。应急演练是否按照应急预案的要求进行，是否对演练效果进行了评估和总结。

6.3 应急物资储备

检查放射诊疗机构是否储备了必要的应急物资，如个人防护用品、辐射监测仪器、急救药品等。应急物资是否处于良好的使用状态，是否定期进行检查和维护保养。

7 档案管理

7.1 建立健全放射诊疗档案，包括放射诊疗许可证、放射工作人员档案、放射诊疗设备档案、工作场所检测报告、受检者防护档案、应急管理档案等。

7.2 档案内容是否完整、真实、准确，是否按照规定进行保存和管理。

(二)放射治疗

1 放射治疗机构资质与许可

1.1 核查《放射诊疗许可证》

1.1.1 是否持有有效的《放射诊疗许可证》。

1.1.2 检查许可证上核准的诊疗项目是否包括放射治疗，确保机构具备合法开展放射治疗的资格。

1.1.3 核对许可证的有效期，是否在期限内。

1.2 许可变更

若机构在放射治疗活动中有任何变更，如新增治疗设备、变更治疗场所等，检查是否及时办理了相应的许可变更手续。

2 放射治疗工作人员管理

2.1 人员资质

2.1.1 检查从事放射治疗的工作人员是否持有相应的专业资格证书，如放射治疗医师应具备医师执业证书和放射治疗专业资质证书；放射治疗技师应具备相关专业技术资格证书。

2.1.2 确认工作人员是否经过专业培训并取得《放射工作人员证》，是否具备从事放射治疗工作的专业能力和安全防护知识。

2.2 职业健康管理

2.2.1 查阅放射治疗工作人员的职业健康检查报告，包括上岗前、在岗期间和离岗时的检查。检查内容应涵盖血常规、晶状体、甲状腺功能等与辐射相关的健康指标，是否2年1次。

2.2.2 查看个人剂量监测档案，确保工作人员佩戴个人剂量计，并按规定进行监测。监测结果应符合国家职业卫生标准要求，对超标的情况要检查是否采取了相应的防护措施或调整工作岗位。

2.2.3 检查机构是否为工作人员建立了完善的职业健康监护档案，记录职业史、既往病史、职业照射接触史、历次职业健康检查结果等信息。

2.3　培训

核查放射治疗工作人员的培训记录，包括法律法规、放射防护知识、应急处置等方面的培训。

3　放射治疗设备管理

3.1　设备性能检测

3.1.1　查看放射治疗设备的性能检测报告。检测项目应包括设备的输出剂量准确性、射线能量稳定性、机械精度等方面。

3.1.2　检查设备的校准情况，确保设备定期进行校准，以保证输出剂量的准确性。

3.1.3　核实设备的维护保养记录，确保设备得到及时的维护和保养，延长设备的使用寿命，减少故障发生的概率。

3.2　设备防护性能检查

检查放射治疗设备的防护设施是否完备，如治疗室的防护门、铅玻璃观察窗、防护墙等。防护设施应符合国家有关标准要求，能够有效阻挡辐射泄漏。

4　治疗场所防护

4.1　布局与分区

4.1.1　检查放射治疗场所的布局是否合理，一般应分为治疗区、控制区和监督区等不同区域，并设置明显的标志。治疗区是患者接受放射治疗的区域，控制区是工作人员操作设备的区域，监督区是对治疗活动进行监督和管理的区域。

4.1.2　不同区域之间的防护措施应得当，如设置防护门、铅玻璃观察窗等，防止辐射泄漏和交叉污染。

4.2　防护设施检查

4.2.1　查看治疗场所的防护门、窗、墙等防护设施的质量和性能。防护门应能够自动关闭，且关闭后的密封性良好；防护窗的铅当量应足够高，能够有效阻挡辐射；防护墙的厚度应符合要求，能够提供足够的防护。

4.2.2 检查通风设施是否良好,能够及时排出治疗过程中产生的放射性废气和异味。

4.3 警示标志设置

检查放射治疗场所是否设置明显的电离辐射警示标志和工作指示灯。警示标志应符合国家有关标准要求,包括颜色、图案、尺寸等方面。工作指示灯应在设备运行时亮起,提醒周围人员注意辐射风险。

5 患者防护

5.1 防护用品配备

5.1.1 检查放射治疗场所是否为患者配备了必要的防护用品,如铅围裙、铅围脖、铅帽等。

5.1.2 检查防护用品的质量和性能,是否符合国家有关标准要求,铅当量应足够高,材质应柔软舒适,便于患者使用。

5.2 防护措施落实

5.2.1 观察放射治疗工作人员在为患者进行治疗时,是否正确使用防护用品,对患者的非治疗部位进行有效的防护。例如,在进行头部放射治疗时,应使用铅围脖遮挡患者的颈部以下部位。

5.2.2 查看患者的治疗计划和记录,确认是否在治疗过程中充分考虑了患者的防护需求,采取了合理的防护措施。

6 应急管理

6.1 应急预案制定

6.1.1 检查放射治疗机构是否制定了完善的放射事故应急预案,应急预案应包括应急组织机构、应急响应程序、应急处置措施等内容。应急预案应符合国家有关规定要求,并结合机构的实际情况进行制定。

6.2 应急演练情况

6.2.1 查阅放射治疗机构的应急演练记录,包括演练时间、地点、内容、参加人员等。应急演练应按照应急预案的要求进行，模拟不同类型的放射事故场景，检验机构的应急响应能力和处置效果。

6.2.2 检查演练后的评估和总结报告，了解演练中存在的问题和不足之处，并及时进行整改。

6.3 应急物资储备

检查放射治疗机构是否储备了必要的应急物资，如个人防护用品、辐射监测仪器、急救药品等。应急物资应处于良好的使用状态，定期进行检查和维护保养记录。

7 档案管理

7.1 档案建立情况

检查放射治疗机构是否建立健全放射治疗档案，包括放射诊疗许可证、放射工作人员档案、放射治疗设备档案、治疗场所检测报告、患者防护档案、应急管理档案等。档案应按照规定进行分类、编号、归档，便于查阅和管理。

7.2 档案内容完整性

7.2.1 查看档案内容是否完整、真实、准确。例如，放射工作人员档案应包括个人基本信息、职业健康检查报告、个人剂量监测档案、培训记录等；放射治疗设备档案应包括设备的型号、规格、性能检测报告、维护保养记录等。

7.2.2 检查档案的保存和管理情况，是否按照规定的期限进行保存，是否有专人负责管理，是否采取了防火、防潮、防虫等措施，确保档案的安全和完整。

（三）核医学

1 机构资质与许可

1.1 核查《放射诊疗许可证》

1.1.1 是否持有有效的《放射诊疗许可证》，是否在有效期内。

1.1.2 检查许可证上核准的诊疗项目是否包括核医学诊断和

治疗。

1.2 许可变更情况审查

若机构在核医学诊疗活动中有任何变更，如新增设备、变更诊疗场所等，检查是否及时办理了相应的许可变更手续。

2 人员管理

2.1 人员资质

2.1.1 检查从事核医学诊断和治疗的工作人员是否持有相应的专业资格证书。核医学医师应具备医师执业证书和核医学专业资质证书；核医学技师应具备相关专业技术资格证书；放射性药物制备人员应具备相应的岗位培训证书。

2.1.2 确认工作人员是否经过专业培训并取得《放射工作人员证》，确保其具备从事核医学工作的专业能力和安全防护知识。

2.2 职业健康管理

2.2.1 查阅核医学工作人员的职业健康检查报告，包括上岗前、在岗期间和离岗时的检查。检查内容应涵盖血常规、甲状腺功能、晶状体等与辐射相关的健康指标。

2.2.2 查看个人剂量监测档案，确保工作人员佩戴个人剂量计，并按规定进行监测。监测结果应符合国家职业卫生标准要求，对超标的情况要检查是否采取了相应的防护措施或调整工作岗位。

2.2.3 检查机构是否为工作人员建立了完善的职业健康监护档案，记录职业史、既往病史、职业照射接触史、历次职业健康检查结果等信息。

2.3 培训

核查核医学工作人员的培训记录，包括法律法规、核医学专业知识、放射防护知识、应急处置等方面的培训。

3 设备与设施管理

3.1 核医学设备性能检测

3.1.1 查看核医学诊断和治疗设备的性能检测报告。检测项目应包括设备的输出剂量准确性、图像质量、机械精度等方面。

3.1.2　检查设备的校准情况，确保设备定期进行校准，以保证输出剂量的准确性和图像质量的稳定性。

3.1.3　核实设备的维护保养记录，确保设备得到及时的维护和保养，延长设备的使用寿命，减少故障发生的概率。

3.2　放射性药物管理

3.2.1　检查放射性药物的采购、储存、使用和处置情况。放射性药物应从合法的渠道采购，储存应符合国家有关标准要求，使用应严格按照操作规程进行，处置应符合环保要求。

3.2.2　查看放射性药物的标识和标签，确保其信息完整、准确，便于识别和管理。

3.2.3　检查放射性药物的质量控制情况，确保药物的质量符合国家有关标准要求。

3.3　工作场所防护设施检查

3.3.1　检查核医学工作场所的布局是否合理，一般应分为控制区、监督区和非限制区，并设置明显的标志。不同区域之间的防护措施应得当，防止辐射泄漏和交叉污染。

3.3.2　查看工作场所的防护门、窗、墙等防护设施的质量和性能。防护设施应符合国家有关标准要求，能够有效阻挡辐射泄漏。

3.3.3　检查通风设施是否良好，能够及时排出工作场所内的放射性废气和异味。

3.3.4　检查工作场所的警示标志设置是否明显，包括电离辐射警示标志和工作指示灯等。

4　诊疗活动管理

4.1　核医学诊断管理

4.1.1　检查核医学诊断的申请单、报告单等医疗文书是否规范，内容是否完整、准确。申请单应包括患者的基本信息、临床诊断、检查目的等；报告单应包括检查结果、诊断意见、医师签名等。

4.1.2 查看核医学诊断过程中患者的防护措施是否落实到位，如为患者提供防护用品、告知患者注意事项等。

4.1.3 检查核医学诊断设备的使用是否符合操作规程，确保设备的安全运行和患者的安全。

4.2 核医学治疗管理

4.2.1 检查核医学治疗的适应症和禁忌症掌握情况，确保治疗的安全性和有效性。

4.2.2 查看核医学治疗的方案制定是否合理，包括治疗药物的选择、剂量的确定、治疗时间的安排等。

4.2.3 检查核医学治疗过程中患者的防护措施是否落实到位，如为患者提供单独的病房、限制患者的活动范围等。

4.2.4 检查核医学治疗后的随访制度是否建立，确保患者的治疗效果和安全。

5 应急管理

5.1 应急预案制定

检查核医学诊疗机构是否制定了完善的放射事故应急预案，应急预案应包括应急组织机构、应急响应程序、应急处置措施等内容。应急预案应符合国家有关规定要求，并结合机构的实际情况进行制定。

5.2 应急演练情况

5.2.1 查阅核医学诊疗机构的应急演练记录，包括演练时间、地点、内容、参加人员等。应急演练应按照应急预案的要求进行，模拟不同类型的放射事故场景，检验机构的应急响应能力和处置效果。

5.2.2 检查演练后的评估和总结报告，了解演练中存在的问题和不足之处，并及时进行整改。

5.3 应急物资储备

检查核医学诊疗机构是否储备了必要的应急物资，如个人防护用品、辐射监测仪器、急救药品等。应急物资应处于良好的使用状态，定期进行检查和维护保养，确保在应急情况下能够及时投入使用。

6　档案管理

6.1　档案建立情况

检查核医学诊疗机构是否建立健全核医学诊疗档案，包括放射诊疗许可证、放射工作人员档案、核医学设备档案、放射性药物档案、诊疗活动记录、应急管理档案等。档案应按照规定进行分类、编号、归档，便于查阅和管理。

6.2　档案内容完整性

6.2.1　查看档案内容是否完整、真实、准确。例如，放射工作人员档案应包括个人基本信息、职业健康检查报告、个人剂量监测档案、培训记录等；核医学设备档案应包括设备的型号、规格、性能检测报告、维护保养记录等。

6.2.2　检查档案的保存和管理情况，是否按照规定的期限进行保存，是否有专人负责管理，是否采取了防火、防潮、防虫等措施，确保档案的安全和完整。

（四）介入治疗

1　机构资质与许可

1.1　核查《医疗机构执业许可证》

1.1.1　是否持有有效的《医疗机构执业许可证》。检查许可证上核准的诊疗科目是否包括介入治疗相关内容和有效期限。

1.1.2　核对专项许可的有效期、许可范围等，确保与实际开展的介入治疗活动相符。

2　人员管理

2.1　医务人员资质

2.1.1　检查介入治疗医师是否具备医师执业证书，并具有相应的介入治疗专业资质。通常要求医师经过专业培训和考核，具备丰富的临床经验。

2.1.2 查看介入治疗技师、护士等其他相关人员的资质证书，确保其具备相应岗位的专业能力。

2.2 职业健康管理

2.2.1 查阅介入治疗工作人员的职业健康检查报告，包括上岗前、在岗期间和离岗时的检查。由于介入治疗工作人员可能会受到一定程度的辐射，检查内容应重点关注与辐射相关的健康指标。

2.2.2 查看个人剂量监测档案，确保工作人员佩戴个人剂量计，并按规定进行监测。监测结果应符合国家职业卫生标准要求，对超标的情况要检查是否采取了相应的防护措施。

2.2.3 检查机构是否为工作人员建立了完善的职业健康监护档案，记录职业史、既往病史、职业照射接触史、历次职业健康检查结果等信息。

2.3 培训

2.3.1 核查介入治疗工作人员的培训记录，包括专业技术培训、法律法规培训、辐射防护知识培训、应急处置培训等方面。

2.3.2 确认新上岗人员是否接受了岗前培训，在岗人员是否定期参加复训。

3 设备与设施管理

3.1 介入治疗设备性能检测

3.1.1 查看介入治疗设备的性能检测报告。检测项目应包括设备的图像质量、辐射剂量输出准确性、机械性能等方面，以确保设备的性能符合临床治疗要求。

3.1.2 检查设备的校准情况，确保设备定期进行校准，以保证输出剂量的准确性和图像质量的稳定性。

3.1.3 核实设备的维护保养记录，确保设备得到及时的维护和保养，延长设备的使用寿命，减少故障发生的概率。

3.2　防护设施检查

3.2.1　检查介入治疗室的防护设施是否完备，如防护门、铅玻璃观察窗、防护墙等。防护设施应符合国家有关标准要求，能够有效阻挡辐射泄漏。

3.2.2　检测介入治疗室的辐射泄漏情况，确保辐射泄漏在国家规定的限值以内，保障工作人员和患者的安全。

3.2.3　查看介入治疗室的通风设施是否良好，能够及时排出治疗过程中产生的有害气体和异味。

3.3　急救设备配备

检查介入治疗室是否配备了必要的急救设备，如除颤仪、呼吸机、急救药品等。这些设备应处于良好的使用状态，定期进行检查和维护保养，确保在紧急情况下能够及时投入使用。

4　诊疗活动管理

4.1　介入治疗规范执行情况

4.1.1　检查介入治疗的操作流程是否符合国家和行业的相关规范和标准。包括术前评估、手术方案制定、术中操作、术后护理等环节。

4.1.2　查看介入治疗的医疗文书是否规范，如病历记录、手术记录、知情同意书等。医疗文书应内容完整、准确，记录及时，便于追溯和管理。

4.2　患者防护措施落实

4.2.1　观察介入治疗过程中患者的防护措施是否落实到位，如为患者提供防护用品、告知患者注意事项等。

4.2.2　检查介入治疗的辐射剂量控制情况，确保患者接受的辐射剂量在合理范围内，最大限度地减少辐射对患者的危害。

4.3　质量控制与安全管理

4.3.1　检查机构是否建立了介入治疗的质量控制体系，包括质量指标监测、不良事件报告、医疗差错防范等方面。

4.3.2 查看机构是否制定了介入治疗的安全管理制度，包括手术安全核查、感染控制、防火防爆等方面，确保介入治疗的安全进行。

5 应急管理

5.1 应急预案制定

5.1.1 检查介入治疗机构是否制定了完善的应急预案，包括辐射事故应急预案、医疗紧急情况应急预案等。应急预案应包括应急组织机构、应急响应程序、应急处置措施等内容。

5.1.2 应急预案应符合国家有关规定要求，并结合机构的实际情况进行制定。

5.2 应急演练情况

5.2.1 查阅介入治疗机构的应急演练记录，包括演练时间、地点、内容、参加人员等。应急演练应按照应急预案的要求进行，模拟不同类型的紧急情况场景，检验机构的应急响应能力和处置效果。

5.2.2 检查演练后的评估和总结报告，了解演练中存在的问题和不足之处，并及时进行整改。

5.3 应急物资储备

检查介入治疗机构是否储备了必要的应急物资，如个人防护用品、辐射监测仪器、急救药品等。应急物资应处于良好的使用状态，定期进行检查和维护保养记录。

6 档案管理

6.1 档案建立情况

检查介入治疗机构是否建立健全介入治疗档案，包括医疗机构执业许可证、医务人员资质档案、介入治疗设备档案、诊疗活动记录、应急管理档案等。档案应按照规定进行分类、编号、归档，便于查阅和管理。

6.2 档案内容完整性

6.2.1 查看档案内容是否完整、真实、准确。例如，医务人员资质档案应包括个人基本信息、执业证书、专业培训记录等；介入治疗设备档案应包括设备的型号、规格、性能检测报告、维护保养记录等。

6.2.2　检查档案的保存和管理情况，是否按照规定的期限进行保存，是否有专人负责管理，是否采取了防火、防潮、防虫等措施，确保档案的安全和完整。

五、模板使用情况

放射诊疗国家卡。

六、法律法规标准等

参见第三章第二节第八部分《放射卫生监督》。

七、现场快速检测及抽检

(一) 检测项目

1　工作场所辐射剂量检测：对放射诊疗机构、工业企业等工作场所的辐射剂量进行快速检测，及时发现辐射超标情况。

2　个人剂量检测：对放射工作人员的个人剂量进行快速检测，确保工作人员的受照剂量在安全范围内。

3　放射源检测：利用辐射检测仪对放射源进行快速检测，确定放射源的位置和辐射强度。

(二) 检测方法

参见第六章第五节《放射卫生现场检测常用仪器操作规程》。

（陈勇　撰写）

第十一节　传染病防治卫生监督

一、执法依据

《中华人民共和国传染病防治法》第六条第一款　国务院卫生行政部门主管全国传染病防治及其监督管理工作。县级以上地方人民政府卫生行政部门负责本行政区域内的传染病防治及其监督管理工作。

《医院感染管理办法》第四条　卫生部负责全国医院感染管理的监督管理工作。县级以上地方人民政府卫生行政部门负责本行政区域内医院感染管理的监督管理工作。

二、监督目的

通过对传染病防治工作实施统一的监督检查，达到预防、控制和消除传染病的发生和流行，保障人体健康和公共卫生的目标。

三、监督对象

从事与传染病防治有关事项的法人和非法人组织，主要为各级各类医疗机构、病原微生物实验室等。

四、现场监督要点和方法

传染病防治监督主要包括传染病监测与传染病疫情报告的卫生监督、医院感染控制的卫生监督、医疗废物安全处置的卫生监督、预防接种的卫生监督和病原微生物实验室生物安全的卫生监督。

（一）传染病监测与传染病疫情报告的卫生监督

1　传染病监测工作开展情况

1.1　查阅医疗机构传染病监测制度书面资料(包括其内部自查、核查、督查、职责、工作流程和要求等)。

1.2　查阅相关传染病监测病例登记、汇总及上报资料。

1.3　查阅传染病监测病例采样登记。

1.4　现场询问相关医务人员监测病例采样过程和标本运送要求。

2　传染病疫情报告工作开展情况

2.1　查阅医疗机构建立传染病疫情报告管理部门和人员的书面资料，查阅资料记录内容，必要时根据资料记录的人员名单，随机询问有关人员，核查部门和人员建立情况。

2.2　检查医疗机构疫情报告专门管理部门，检查传染病疫情报告资料档案或登陆传染病疫情报告系统，抽查已报告的传染病，核查报告的及时性、完整性和正确性。

2.3　检查医疗机构肠道门诊、肝炎门诊、发热门诊、性病门诊或内科、儿科门诊等部门，检查传染病门诊病人登记本、传染病登记本、传染病报告登记本、传染病报告卡，抽查诊断为法定传染病病人、疑似病人以及病原携带者的人员名单，核查是否存在迟报、漏报传染病情况，并核查登记内容的完整性和正确性。

2.4　抽查医疗机构检验科法定传染病病原阳性检测报告，追查临床诊断情况，检查是否存在迟报、漏报传染病情况。

2.5　抽查医疗机构病史室保存的住院病历，查阅并追查出院诊断为应报告的传染病是否存在迟报、漏报传染病情况。

（二）医院感染控制的卫生监督

1　医院感染管理措施落实情况

1.1　检查医院消毒管理组织和医院感染管理部门设置或人员

配备情况，核查 100 张以上床位应设立医院感染管理委员会和独立的医院感染管理部门。

1.2　检查医院感染管理有关制度建立情况，包括消毒隔离制度、预检分诊制度、无菌操作技术、消毒药械采购验收制度、医院感染监测与报告制度等。

1.3　检查医院感染知识培训情况，包括培训计划、培训时间、地点、内容、参会人员等书面材料。

1.4　医院感染管理自查情况。查阅医院感染管理部门自查记录或考核记录，发现问题处置记录等，核查开展感染病例监测和消毒灭菌效果的自身监测报告等。

1.5　检查发生感染性疾病暴发、流行时，采取有效消毒措施情况，包括是否及时报告、是否采取有效消毒措施。

2　医院各重点部门医院感染控制情况

2.1　检查预检处标志、分诊流程，医务人员职业防护情况。

2.2　检查发热门诊选址、内部布局、功能分区、通排风、消毒设施、废物处置、医护人员职业防护等。

2.3　检查肠道门诊内部布局、功能分区、消毒设施、医护人员职业防护、消毒措施执行、医疗废物处置情况等。

2.4　检查肝炎门诊内部布局、功能分区、消毒设施、医护人员职业防护、消毒措施执行情况等。

2.5　检查传染病房选址、内部布局、功能分区、消毒措施执行、工作人员的职业防护、废物安全处置情况等。

2.6　检查供应室功能布局、设备设施、人流和物流、消毒灭菌方法、灭菌过程、灭菌物品管理、清洗消毒灭菌效果监测等。

2.7　检查口腔科建筑布局、设备设施；医疗器械、医疗用品清洗、消毒灭菌；消毒灭菌物品的管理；诊疗环境、口腔综合治疗台清洁消毒；医务人员手卫生和职业防护；消毒与灭菌效果监测等。

2.8　检查血液净化（透析）室的功能区域设置、消毒隔离措施执行、医院感染监测、制度建立与人员培训、工作人员的职业防护和手卫生等。

2.9　检查内镜室的功能区域设置与设备设施的配置；内镜的清洗消毒；医护人员职业防护；内镜消毒灭菌效果监测等。

2.10　检查新生儿病房（室）的功能区域设置、流程与硬件设施，人员要求，患儿安置，医疗器械、用品卫生，诊疗环境卫生，暖箱卫生，配奶卫生，隔离防护与手卫生，工作人员健康管理，医院感染监测与报告情况等。

2.11　检查治疗室、处置室、换药室、注射室功能区域设置、无菌物品使用情况等。

2.12　检查普通病房中，感染性病人与非感染性病人分开情况，仪器设备分开使用及消毒情况等。

2.13　检查重症监护室的功能区域设置、流程与硬件设施、洗手设施和手部消毒装置、工作人员手卫生、隔离条件、医院感染目标监测报告情况、医疗器械用品消毒灭菌等。

2.14　检查手术室工作制度、工作流程、医疗设备和手术器械、器具及物品消毒灭菌情况、医院感染监测、空气质量控制、环境清洁管理等措施。

(三) 医疗废物安全处置的卫生监督

1　医疗废物管理组织和制度

1.1　查阅医疗废物管理制度书面资料，是否包括医疗废物分类收集、运送、暂时贮存、处理和交接登记、消毒效果监测等。

1.2　查阅发生医疗废物流失、泄漏、扩散事故时的应急处理方案。

2　人员管理和职业卫生防护

2.1　查阅医疗废物管理相关法规和专业知识等培训书面记录资料。

2.2　从事医疗废物操作的有关人员定期进行健康检查，必要时进行免疫接种。

2.3　从事医疗废物操作的有关人员是否配备必要的职业卫生防护用品。

3　医疗废物登记和资料保存

3.1　检查是否建立医疗废物总登记专册。

3.2　查阅医疗废物总登记是否按规定要求进行登记，核对有无漏登记情况。

3.3　检查前3年医疗废物总登记资料是否保存或保存完整情况。

4　医疗废物分类收集和管理

4.1　抽查医疗废物产生较多的科室(如口腔、检验、输液等)和1～2个病房医疗废物分类收集点设置情况。

4.1.1　是否设置分类收集点。

4.1.2　设置的分类收集点是否符合隔离布局要求。

4.1.3　分类收集点是否标有医疗废物分类收集方法的文字说明或示意图。

4.2　检查医疗废物分类收集情况。

4.2.1　是否按规定的类别分类收集医疗废物，收集的感染性、病理性废物中是否混有损伤性废物。

4.2.2　是否使用专用包装物(容器)收集医疗废物。

4.3　检查分类收集点消毒和清洁情况，查看设施设备和环境场所清洁状况，查看消毒和清洗记录。

4.4　查阅医疗废物交接资料，交接单填写质量和双方签字确认情况。

5　医疗废物内部运送和管理

5.1　医疗废物专用运送工具配备情况，查看配备的运送工具是否达到防渗漏、防遗撒、无锐利边角、易清洁和消毒等规定要求，外表面是否印(喷)制有医疗废物警示标识和文字说明。

5.2　运送医疗废物过程是否达到密闭要求。

5.3　运送工具清洁和消毒情况,查看医疗废物专用运送工具清洁状况,查阅运送工具清洁和消毒记录。

6　医疗废物暂时贮存和管理

6.1　查看医疗废物暂时贮存设施设置情况。

6.1.1　选位是否远离医疗区、食品加工区、人员活动区以及生活垃圾存放场所。

6.1.2　是否落实防渗漏、防鼠、防蚊蝇、防蟑螂、防盗等卫生安全措施,是否达到易清洁、消毒的要求。

6.1.3　是否设有医疗废物警示标识及禁烟禁食标识。

6.2　检查暂时贮存的医疗废物的包装有无破损或渗漏、包装袋上是否设有标签及标签内容是否符合要求。

6.3　检查医疗废物暂时贮存设施清洁和消毒情况,查看暂时贮存设施清洁状况,查阅清洁和消毒记录。

7　医疗废物集中处置

7.1　查阅医疗废物集中处置方面的有关资质、合同等书面资料。

7.2　检查危险废物转移联单,核查医疗废物移交数量、签收等情况。

(四) 病原微生物实验室生物安全

1　实验室备案

查验一级、二级实验室备案证明文件,核对备案涉及病原微生物种类。

2　实验室布局与硬件设备

2.1　一级实验室应符合以下规定要求:

2.1.1　实验室设洗手池。

2.1.2　墙面、地面、天花板表面平整、防透水、防滑并耐腐蚀，地面不得铺设地毯。

2.1.3　实验台面不透水、耐热、耐腐蚀。

2.1.4　可开启的窗户设置纱窗。

2.1.5　实验室门口设有挂衣装置，个人便装与实验室工作衣服分开挂放。

2.1.6　具有必要的消毒设施。

2.2　二级实验室应符合以下规定要求：

2.2.1　必须满足一级实验室规定要求。

2.2.2　实验室门可自动关闭且有锁和可视窗。

2.2.3　实验室入口处设有生物危险标志。

2.2.4　实验室出口应有黑暗中可明确辨认的标识。

2.2.5　具有自然通风设施或机械通风设施。

2.2.6　安装相应级别的生物安全柜。

2.2.7　设置高压灭菌锅等消毒设施设备。

2.2.8　设置洗眼设备。

3　实验室生物安全管理制度

3.1　查阅第一负责人责任制度、专人负责制度、定期自查制度、工作人员健康监测制度书面资料。

3.2　操作规程及相关制度：包括实验室生物安全操作规程、生物安全事件应急处理预案、废弃物处理制度、实验室生物危害评估报告等。

4　工作人员培训考核

查阅培训、考核资料，包括实训内容、时间、参与人员、考核情况等。

5　菌(毒)种样本管理

5.1　查看一级实验室是否不保存菌(毒)种及生物阳性标本，二级实验室保存的病原微生物类别、名称是否与备案登记一致。

5.2　查看菌(毒)种及生物阳性标本保存是否做到专人负责、双人双锁,保存的地点是否安全。

5.3　查看登记专册是否详细记录保存的品种、数量、入库时间、出库时间、去向、废弃菌(毒)种和生物样本销毁情况等。

6　实验室日常管理情况

6.1　一级实验室

6.1.1　实验室入口处是否张贴生物安全标识。

6.1.2　查阅实验记录和实验报告,是否开展生物安全防护等级高于一级的实验活动。

6.1.3　实验室内是否放置食品或个人生活物品。

6.1.4　现场查阅培训记录、考核记录或询问实验室工作人员生物安全相关知识掌握情况。

6.1.5　实验室是否有非工作人员进入。

6.1.6　现场检查实验室医疗废物处置是否符合卫生要求。

6.1.7　实验室设施、设备、环境消毒情况及开展消毒效果监测情况。

6.2　二级实验室除上述一级实验室检查要点外,还需检查:

6.2.1　查看实验室门禁是否自动关闭。

6.2.2　现场检查生物安全柜的使用、消毒、维修情况以及生物安全性能检测情况。

6.2.3　现场检查并查阅消毒记录,检查实验室医疗废物处置是否符合卫生要求,高危险废物是否进行高压灭菌处理。

6.2.4　查看并查阅实验记录和实验报告,检查该实验室是否开展高致病性或疑似高致病性的实验活动。

6.2.5　查阅高压蒸汽灭菌器使用、监测记录,检查该实验室是否对高压灭菌器进行工艺、化学、生物监测。

7　职业防护

7.1　查看实验室工作场所配备防护用品情况。

7.2 查看一级实验室工作人员实验时是否穿戴专用工作服和手套。

7.3 查看二级实验室工作人员进入工作场所操作时是否穿专用防护服,戴防护帽和防护口罩;当防护用品破损或污染物泼溅时是否立即更换;当微生物的操作不可能在生物安全柜内进行必须采用外部操作时,为防止溅出或雾化危害,是否使用面部保护装置(护目镜、面罩、个体呼吸保护用品或其他防溅出的保护设备)。

(五)预防接种

1 接种单位人员资质

1.1 检查接种单位是否有县级卫生行政部门批准开展的预防接种工作证明文件。

1.2 查看预防接种工作人员是否持有相关执业证书以及预防接种人员上岗证。

2 公示告知

2.1 是否公示疫苗的品种和接种方法。

2.2 是否公示接种前告知、询问受种者或监护人有关情况。

3 疫苗管理

3.1 核实是否从县级疾病预防控制机构以外的单位或个人采购二类疫苗。

3.2 接收或者购进疫苗时,是否索取和检查疫苗生产企业或疫苗配送企业提供的《生物制品批签发合格证》复印件,进口疫苗是否还包括《进口药品通关单》复印件。

3.3 购进、接收疫苗时,是否索取疫苗储存、运输的温度监测记录;对不能提供运输过程的疫苗运输温度记录或不符合冷链运输温度要求的疫苗,不得接收或购进。

3.4 是否对疫苗的储存温度进行监测和记录(每天上午和下午至少各进行一次温度记录,间隔不少于6小时)。

3.5　对储存的疫苗进行检查并记录，对包装无法识别、超过有效期、脱离冷链、经检验不符合标准、来源不明的疫苗是否进行登记、报告，并依照规定记录销毁情况。

3.6　疫苗的收货、验收、在库检查等记录是否保存至超过疫苗有效期 2 年备查。

3.7　接种人员是否具备执业医师、执业助理医师、护士或者乡村医生资格，并经过县级卫生计生行政部门组织的预防接种专业培训，考核合格后从事预防接种服务工作。

4　接种流程

4.1　预防接种工作人员是否在接种前检查疫苗、注射器的外观、批号、有效期。

4.2　预防接种工作人员是否在接种前核对受种对象姓名、年龄、疫苗品名、规格、剂量、接种部位、接种途径。

4.3　依照规定填写并保存接种记录。

4.4　及时处理或者报告预防接种异常反应或者疑似预防接种异常反应。

4.5　接种工作人员手卫生情况。

五、模板使用情况

1　医疗机构传报管理日常监管检查表。

2　传染病防治日常监督检查表。

3　发热预检分诊和发热门诊管理日常监管检查表。

4　腹泻预检分诊和肠道门诊管理日常监管检查表。

5　肝炎门诊管理日常监督检查表。

6　综合性医疗机构医疗废物管理日常监管检查表。

7　小型医疗机构医疗废物管理日常监管检查表。

8　一级病原微生物实验室生物安全管理日常监管检查表。

9　二级病原微生物实验室生物安全管理日常监管检查表。

10　小型医疗机构污水管理日常监管检查表。

11　综合性医疗机构污水管理日常监管检查表。

12　预防接种门诊检查表。

13　院感基本情况管理日常监管检查表。

14　口腔管理日常监管检查表。

15　小型医疗机构(不含口腔)消毒隔离专项检查表。

16　血透室管理日常监管检查表。

17　新生儿病室管理日常监管检查表。

18　消毒供应中心日常监管检查表。

19　内镜消毒卫生综合监督检查表。

20　手术室消毒隔离监督检查表。

21　其他部门(病房)院感日常监管检查表。

21　医疗机构医务织物洗消监管。

22　艾滋病防治监督检查表。

22　结核病防治监督检查表。

23　公共卫生应急管理检查表。

六、法律法规标准等

参见第三章第二节第二部分《传染病防治卫生监督》。

七、现场快速检测及抽检

1　检测项目：消毒剂浓度。

2　检测方法：参见第六章第六节《消毒剂有效浓度现场检测操作规程》。

（傅蓉华　撰写）

第十二节 无证行医监督

一、执法依据

《中华人民共和国基本医疗卫生与健康促进法》第八十六条第二款 县级以上人民政府卫生健康主管部门对医疗卫生行业实行属地化、全行业监督管理。

《中华人民共和国中医药法》第五条第二款 县级以上地方人民政府中医药主管部门负责本行政区域的中医药管理工作。县级以上地方人民政府其他有关部门在各自职责范围内负责与中医药管理有关的工作。

《中华人民共和国医师法》第四条第二款 县级以上地方人民政府卫生健康主管部门负责本行政区域内的医师管理工作。县级以上地方人民政府教育、人力资源社会保障、中医药等有关部门在各自职责范围内负责有关的医师管理工作。

《医疗机构管理条例》第五条第二款 县级以上地方人民政府卫生行政部门负责本行政区域内医疗机构的监督管理工作。

《中医诊所备案管理暂行办法》第三条第二款 县级以上地方中医药主管部门负责本行政区域内中医诊所的监督管理工作。

二、监督目的

促进医疗卫生事业的发展，保障公民健康。

三、监督对象

未取得《医疗机构执业许可证》或未经备案开展诊疗活动的法人、非法人组织（以下简称“单位”）和自然人，自然人又分为医师和非医师。

四、现场检查要点和方法

(一) 确认违法主体

1　单位

1.1　查看市场主体营业执照或法人资格证书，以及载明有企业名称、住所、法定代表人、注册资金、经济性质、经营范围及经营有效期等的证明材料。

1.2　当事人提供或经查实的能够证明其具主体资格的身份证明。

2　个人

当事人身份证、驾驶证、社保卡、护照等。

(二) 确认违法行为

1　查看行医场所门口查见的标识、名称、科室挂牌等。

2　查看是否有医务人员正在给病人开展诊疗活动。

3　查看医疗执业活动所使用的药品、器械和产生的医疗废物等，对现场查见的药品器械开具《证据先行保存登记决定书》或《物品清单》，不宜当场清点的使用封条先行封装。

4　查看有无医学文书如病历、处方、检验报告、诊断报告等，以及与诊疗活动相关的登记本、检查治疗单等书证。

5　对就诊病人、周边居民进行调查询问。

6　查看有无诊疗活动的收费发票、清单、财务往来证明等，确定违法所得数额、无违法所得或有违法所得但无法确定准确数额。

7　查看有无医疗业务合作的合同、医疗广告、名片等。

8　查看行医人员相关的执业证书、职称证书、毕业证书等，涉及诊所的(中医)医师的核实执业年限。

9　核查有无给患者造成伤害的材料，包括经具有相应资质的部门鉴定的相关文书等证据(如司法鉴定资料、医疗机构鉴定伤害程度的资料等),涉嫌构成非法行医罪的,移送公安部门处理。

10　核实是否涉及使用假药、劣药,查阅《药品管理法》可直接认定或经具有相应资质的部门鉴定的相关文书等证据,涉嫌使用假药、劣药的,移送市场监管部门处理。

11　查阅是否有签订租赁房屋的书面资料,或向房东调查租赁时间。

12　通过核心业务系统查询,既往行政处罚记录;涉嫌构成非法行医罪的,移送公安部门处理。

13　查阅当事人是否申请办理《医疗机构执业许可证》,但尚未核准的有关材料。

14　如当事人取得医疗机构执业许可证,核实目前行医场所地址是否在登记范围内。

15　如医疗机构开展外出健康体检、义诊,核实是否办理备案手续。

五、模板使用情况

无证行医监管检查表。

六、法律法规标准等

1　《中华人民共和国基本医疗卫生与健康促进法》。

2　《中华人民共和国医师法》。

3　《中华人民共和国中医药法》。

4　《医疗机构管理条例》。

5　《中医诊所备案管理暂行规定》。

6　国家卫生计生委关于“医护到家”平台合法性问题的批复(医卫医函〔2017〕476 号)。

7　国家卫生计生委关于“超声刀”美容属于医疗美容行为的批

复(国卫医函〔2016〕354 号)。

8　国家卫生计生委关于美容培训机构学员相互注射定性问题的批复(国卫监督函〔2016〕61 号)。

9　国家卫生计生委关于重庆市卫生计生委康复按摩活动定性有关问题的批复(国卫法制函〔2014〕168 号)。

10　国家中医药管理局办公室、国家卫生和计划生育委员会办公厅关于打击非法行医专项行动中有关中医监督问题的批复(国中医药办法监发〔2014〕9 号)。

11　国家中医药管理局办公室关于有关举报案件中涉及中医诊疗行为判定事宜的函(国中医药政函〔2009〕42 号)卫生部关于纹身不纳入医疗美容项目管理的批复(卫医政函〔2009〕293 号)。

12　卫生部关于非法行医有关问题的批复(卫政法发〔2007〕185 号)。

13　卫生部关于医学生毕业后暂未取得医师资格从事诊疗活动有关问题的批复(卫政法发〔2005〕357 号)。

14　卫生部、国家中医药管理局关于中医推拿按摩等活动管理中有关问题的通知(国中医药发〔2005〕45 号)。

15　卫生部关于对穴位按摩治疗近视等有关问题的批复(卫医发〔2004〕380 号)。

16　卫生部办公厅关于正规医学专业学历毕业生试用期间的医疗活动是否属于非法行医的批复(卫办医发〔2002〕58 号)。

七、现场快速检测及抽检

无。

(周万里　撰写)

第十三节　医疗机构执业监督

一、执法依据

《医疗机构管理条例》第五条第一款、第二款　国务院卫生行政部门负责全国医疗机构的监督管理工作。

县级以上地方人民政府卫生行政部门负责本行政区域内医疗机构的监督管理工作。

二、监督目的

规范医疗机构执业行为，维护医疗服务秩序。

三、监督对象

从事疾病诊断、治疗活动的医院、卫生院、疗养院、门诊部、诊所、卫生所(室)以及急救站等医疗机构。

四、现场监督要点和方法

(一) 医疗机构资质

1　检查医疗机构是否取得《医疗机构执业许可证》。

2　查看《医疗机构执业许可证》是否真实。

3　查看《医疗机构执业许可证》是否在有效期内。

4　查看《医疗机构执业许可证》是否按期校验，是否通过校验。

(三) 医疗机构执业行为

1　名称使用情况

1.1　查看医疗机构是否将《医疗机构执业许可证》、诊疗科目、诊疗时间和收费标准悬挂于明显处所。

1.2　对照《医疗机构执业许可证》，检查医疗机构的印章、银行账户、牌匾以及医疗文书中使用的名称是否与核准登记的医疗机构名称一致。

1.3　医疗机构核准两个以上名称的，印章、银行账户、牌匾以及医疗文书中使用的名称是否与第一名称相同。

2　医疗执业活动开展情况

2.1　查看《医疗机构执业许可证》，核查机构法定代表人、主要负责人信息是否与实际一致。

2.2　查看《医疗机构执业许可证》，核查机构实际执业地点与登记的地址是否一致。

2.3　查看《医疗机构执业许可证》，核查机构实际开展的诊疗科目与登记的是否一致。

2.4　检查医疗机构开展诊疗活动的地址、人员、内容、使用的器械、药品等，以及与诊疗活动相关的登记本、病史、处方、检查化验单、治疗单、收费单据等，核查医疗机构是否超出其核准诊疗科目或改变服务方式开展诊疗活动。

2.5　查看《医疗机构执业许可证》，核查机构实际开放床位数（牙椅）与登记的是否一致。

2.6　查看《医疗机构执业许可证》，核查医疗机构开展的服务方式、医疗技术等是否与登记的一致；若医疗机构开展健康体检/特需门诊的是否核准了相应的服务方式。

2.7　检查医疗机构在岗从事诊疗工作的人员是否具有相关卫生技术人员资质。

2.8　检查医疗机构在岗从事诊疗工作的人员是否佩带载有本人姓名、职务或者职称的标牌。

2.9　抽查医疗机构出具的疾病诊断书、健康证明书或死亡证明书等证明文件，核查是否存在出具虚假证明文件的情况。

2.10 核查医疗机构暂缓校验期内是否发布医疗机构服务信息和广告、不设床位的医疗机构是否执业、设床位的医疗机构是否收治新病人及开展门诊业务。

2.11 检查《医疗机构执业许可证》的使用情况，核查是否存在出卖、转让、出借《医疗机构执业许可证》的情况。

2.12 检查相关合作、租赁协议及费用支付凭证等，核实医疗机构是否存在对外出租、承包科室的情况。

3 文书书写保存情况

抽查医疗机构门、急诊及住院病历等医疗文书书写与保存情况，检查文书书写是否规范、文书保存期限是否符合要求。

4 规章制度建立与执行情况

4.1 抽查医疗机构门、急诊及住院病历等医疗文书，检查医疗机构实施手术、特殊检查、特殊治疗前是否执行告知制度。

4.2 抽查医疗机构门、急诊及住院病历等医疗文书，检查医疗机构首诊负责制度、三级查房制度等医疗质量安全核心制度的落实情况。

5 健康体检

5.1 查看是否核准有健康体检服务方式。

5.2 查看体检场所设置情况(包括体检场所及候检场所的独立情况、建筑总面积、独立检查室面积、主检医师的配备和职称情况、执业医师职称情况、护士及相关卫生技术人员的配备情况、体检相关设备的配备情况)。

5.3 现场抽查参与体检人员的医师、护士和医技人员的资质情况。

5.4 抽查已完成的体检资料，查看报告书写是否规范、主检医师是否具有副高以上职称、文书是否有乙肝相关检测项目。

5.5 开展乙肝血清学检测的，查看有无受检者签署的同意书并制发独立的检测报告，查看体检报告领取登记本及委托书，是否规范领取。

5.6　查阅各类文件，核实各项规章制度的建立和落实情况。

6　医疗广告发布情况

6.1　是否取得《医疗广告审查证明》。

6.2　发布的内容是否与核准的《医疗广告审查证明》内容一致。

6.3　发布的内容是否涉及夸大疗效、治疗疾病及其他虚假内容。

6.4　机构的诊疗科目及对外挂牌是否规范。

7　互联网医疗保健信息服务

重点监测医疗机构门户网站和医疗机构网站，查看：

7.1　是否取得《互联网医疗保健信息服务网审核同意书》。

7.2　是否在有效期内。

7.3　提供的服务是否超出审核同意范围。

7.4　是否在网站主页规定位置标注审核或者复核同意书编号。

7.5　是否提供不科学、不准确的医疗保健信息服务。

7.6　是否以开展性知识宣传和性科学研究为名传播淫秽内容。

五、模板使用情况

1　医院日常监督检查表。

2　民办医疗机构日常监督检查表。

3　中医专业日常监督检查表。

4　护理院日常监管检查表。

5　医疗美容日常监管检查表。

6　健康体检日常监管检查表。

7　院内医疗急救监督检查表。

8　戒毒机构日常监管检查表。

9　互联网医疗保健信息服务管理日常监管检查表。

六、法律法规标准等

参见第三章第二节第一部分《医疗服务卫生监督》。

七、现场快速检测与采样

无。

（吴梦安　撰写）

第十四节　医疗卫生人员执业监督

一、执法依据

《中华人民共和国医师法》第四条第二款　县级以上地方人民政府卫生健康主管部门负责本行政区域内的医师管理工作。县级以上地方人民政府教育、人力资源社会保障、中医药等有关部门在各自职责范围内负责有关的医师管理工作。

《护士条例》第五条第二款　县级以上地方人民政府卫生主管部门负责本行政区域的护士监督管理工作。

《乡村医生从业管理条例》第三条第二款　县级以上地方人民政府卫生行政主管部门负责本行政区域内乡村医生的管理工作。

二、监督目的

规范医疗卫生人员执业行为，保障医疗质量安全，维护医疗服务秩序。

三、监督对象

包括执业医师、执业助理医师、护士、药师（士）、检验技师（士）、影像技师(士)和乡村医生等卫生专业人员。

四、现场监督要点和方法

(一) 医师

1 执业资质

1.1 检查在岗医师的《医师资格证书》《医师执业证书》,检查其真实性。

1.2 检查乡村医生是否经注册取得《乡村医生执业证书》并在有效期内。

1.3 检查外国医师是否按照《外国医师短期行医许可证》的注册地点、执业范围进行执业,《外国医师短期行医许可证》是否在有效期内。

1.4 检查香港、澳门特别行政区医师是否按照《港澳医师短期行医执业证书》的注册地点、执业范围进行执业,《港澳医师短期行医执业证书》是否在有效期内。

1.5 检查台湾地区医师是否按照《台湾医师短期行医执业证书》的注册地点、执业范围进行执业,《台湾医师短期行医执业证书》是否在有效期内。

2 执业行为

2.1 检查在岗医师是否按照注册的执业地点、执业类别、执业范围执业。

2.2 检查执业助理医师是否在执业医师的指导下按执业类别、执业范围执业(乡、民族乡、镇和村医疗卫生机构以及艰苦边远地区县级医疗卫生机构的除外)。

2.3 检查是否有医学院校实习生、未取得医师资格的医学专业毕业生、执业助理医师独立从事临床诊疗工作。

2.4 检查医师执业过程中是否遵守法律、法规及技术操作规范。

2.5　检查医师执业过程中是否按规定填写病历等医学文书。

2.6　检查医师是否亲自诊查、调查后签署有关医学证明文件。

2.7　检查医师是否使用经依法批准或者备案的药品、消毒药剂、医疗器械。

(二) 护士

1　执业资质

1.1　检查在岗护士的《护士执业证书》,检查其真实性。

1.2　检查在岗护士的《护士执业证书》是否在注册有效期内。

1.3　检查在岗护士是否按照注册的执业地点执业。

2　执业行为

2.1　检查是否有医学院校实习生或未经注册的人员独立从事护理工作。

2.2　检查护士执业过程中是否遵守法律、法规、规章和诊疗技术规范的规定。

(三) 药学、医技人员

1　检查药房内从事处方调剂工作的人员是否取得药学专业技术职务任职资格。

2　检查从事麻醉药品和第一类精神药品调剂的人员是否取得相应的培训合格证书。

3　检查从事放射活动、检验活动、康复治疗等的人员是否取得相应的专业技术职务任职资格。

4　检查医技人员是否出具数字、形态描述等客观描述性的检查报告,并确保其不出具影像、病理、超声、心电图等诊断报告。

五、模板使用情况

1　医务人员日常监督。

2　医师(含外籍)日常监督。

3　护士日常监督检查表(2016 版)。

4　外国医师专项检查题库。

5　医师日常监管检查表。

六、法律法规标准等

参见第三章第二节第一部分《医疗服务卫生监督》。

七、现场快速检测及抽检

无。

（吴梦安　撰写）

第十五节　处方管理监督

一、执法依据

《处方管理办法》第三条　卫生部负责全国处方开具、调剂、保管相关工作的监督管理。

县级以上地方卫生行政部门负责本行政区域内处方开具、调剂、保管相关工作的监督管理。

《麻醉药品和精神药品管理条例》第五条　国务院药品监督管理部门负责全国麻醉药品和精神药品的监督管理工作,并会同国务院农业主管部门对麻醉药品药用原植物实施监督管理。国务院公安部门负责对造成麻醉药品药用原植物、麻醉药品和精神药品流入非法渠道的行为进行查处。国务院其他有关主管部门在各自的职责范围内负责与麻醉药品和精神药品有关的管理工作。

省、自治区、直辖市人民政府药品监督管理部门负责本行政区域内麻醉药品和精神药品的监督管理工作。县级以上地方公安机关负责对本行政区域内造成麻醉药品和精神药品流入非法渠道的行为进行查处。县级以上地方人民政府其他有关主管部门在各自的职责范围内负责与麻醉药品和精神药品有关的管理工作。

《医疗机构麻醉药品、第一类精神药品管理规定》第二条　卫生部主管全国医疗机构麻醉药品、第一类精神药品使用管理工作。

县级以上地方卫生行政部门负责本辖区内医疗机构麻醉药品、第一类精神药品使用的监督管理工作。

《抗菌药物临床应用管理办法》第三条　卫生部负责全国医疗机构抗菌药物临床应用的监督管理。

县级以上地方卫生行政部门负责本行政区域内医疗机构抗菌药物临床应用的监督管理。

二、监督目的

规范处方管理，提高处方质量，促进合理用药，保障医疗安全。

三、监督对象

涉及处方开具的各级各类医疗机构。

四、现场监督要点和方法

（一）处方管理情况

1　查看医疗机构是否使用卫生行政部门统一制定的处方格式。

2　抽查普通处方，查看处方签名栏人员资质，医师栏人员是否取得处方权，审核、调配、核对发药栏人员是否取得药学专业技术职务任职资格。

3　抽查普通处方，查看处方上人员签名、签章是否与其在医疗机构的留样一致。

4　抽查普通处方，查看处方书写是否符合规范要求：

4.1 患者一般情况、临床诊断填写清晰、完整，并与病历记载相一致。

4.2 每张处方限于一名患者的用药。

4.3 字迹清楚、不得涂改，如需修改，应当在修改处签名并注明修改日期。

4.4 药品名称应当使用规范的中文名称书写，没有中文名称的可以使用规范的英文名称书写。

4.5 医疗机构或者医师、药师不得自行编制药品缩写名称或者使用代号。

4.6 书写药品名称、剂量、规格、用法、用量要准确规范，药品用法可用规范的中文、英文、拉丁文或者缩写体书写，但不得使用“遵医嘱”“自用”等含糊不清字句；患者年龄应当填写实足年龄，新生儿、婴幼儿写日、月龄，必要时要注明体重；西药和中成药可以分别开具处方，也可以开具一张处方，中药饮片应当单独开具处方。

4.7 开具西药、中成药处方，每一种药品应当另起一行，每张处方不得超过 5 种药品。

4.8 中药饮片处方的书写，一般应当按照“君、臣、佐、使”的顺序排列；调剂、煎煮的特殊要求注明在药品右上方，并加括号，如布包、先煎、后下等；对饮片的产地、炮制有特殊要求的，应当在药品名称之前写明。

4.9 药品用法用量应当按照药品说明书规定的常规用法用量使用，特殊情况需要超剂量使用时，应当注明原因并再次签名。

4.10 除特殊情况外，应当注明临床诊断。

4.11 开具处方后的空白处划一斜线以示处方完毕。

4.12 处方医师的签名式样和专用签章应当与院内药学部门留样备查的式样相一致。

5 抽查普通处方，查看处方开具是否符合规范要求，处方一般不得超过 7 日用量，急诊处方一般不得超过 3 日用量，对于某些慢性病、老年病或特殊情况，处方用量延长是否注明理由。

6　查看利用计算机开具、传递普通处方时，是否打印出纸质处方，且格式与手写处方一致。

7　检查医疗机构是否按期妥善保存处方：普通处方、急诊处方、儿科处方保存期限为 1 年，医疗用毒性药品、第二类精神药品处方保存期限为 2 年，麻醉药品和第一类精神药品处方保存期限为 3 年。

8　检查医疗机构是否建立处方点评制度，查看医疗机构是否定期填写处方评价表。

9　检查医疗机构是否对处方实施动态监测及超常预警。

（二）麻醉药品和精神药品管理情况

1　查看医疗机构是否取得麻醉药品、第一类精神药品购用印鉴卡使用相关药品，查看印鉴卡内登记的基本信息、是否与实际情况一致。

2　查看医疗机构是否使用专用处方开具麻精药品，查看麻醉药品和第一类精神药品处方是否按年月日逐日编制顺序号。

3　抽查麻醉药品及第一类精神药品处方，查看处方签名栏人员资质，查看开具处方的医师是否取得处方权；调剂人员是否取得药学专业技术职务任职资格；查看开具、调剂麻、精一药品的人员是否经培训并考核合格。

4　对门（急）诊癌症疼痛患者和中、重度慢性疼痛患者需长期使用麻醉药品和第一类精神药品的，检查是否建立相应的病历，并含有患者签署的《知情同意书》，病历中留存下列材料复印件：二级以上医院开具的诊断证明；患者户籍簿、身份证或者其他相关有效身份证明文件；为患者代办人员身份证明文件。

5　检查医疗机构是否对麻醉药品和精神药品处方进行专册登记。

6 检查医疗机构是否设立专库或者专柜储存麻醉药品和第一类精神药品。专库是否设有防盗设施并安装报警装置;专柜是否使用保险柜。专库和专柜是否实行双人双锁管理。

7 检查医疗机构是否建立储存麻醉药品和第一类精神药品的专用账册,专用账册的保存期限是否自药品有效期期满之日起不少于5年。

8 查看麻醉药品和第一类精神药品入库是否双人验收,清点验收到最小包装,出库是否双人复核。

9 现场核查账物是否一致,对照专用账册药品结存数量,抽查核对专柜中药品数量及批号。

10 查看医疗机构收回的麻醉药品、第一类精神药品注射剂空安瓿、废贴由专人负责计数、监督销毁,并作记录。

11 查看医疗机构对过期、损坏麻醉药品和精神药品,是否向卫生主管部门提出申请,由卫生主管部门负责监督销毁。

(三) 抗菌药物管理情况

1 查看医疗机构是否建立抗菌药物分级管理制度、抗菌药物遴选和定期评估制度、抗菌药物临床应用情况排名、内部公示和报告制度、抗菌药物临床应用点评制度、抗菌药物临床应用监测、评价、干预及整改管理制度等制度文件。

2 检查医疗机构是否设立抗菌药物管理工作机构或者配备专(兼)职人员负责本机构的抗菌药物管理工作。

3 检查医疗机构是否按照省级卫生行政部门制定的抗菌药物分级管理目录,制定本机构抗菌药物供应目录。

4 抽查抗菌药物处方,查看处方签名栏人员资质,查看开具处方的医师是否取得抗菌药物处方权;调剂人员是否取得药学专业技术职务任职资格;查看开具、调剂抗菌药物的人员是否经培训并考核合格。

5　抽查使用特殊使用级抗菌药物的病历，检查门诊是否使用特殊使用级抗菌药物；检查病历内有无相应的会诊记录，核查开具医师的资质。

五、模板使用情况

1　处方管理日常监督检查表（2016 版）。

2　抗菌药物临床应用日常监管检查表（2016 版）。

3　2024 年麻精药品监督管理。

六、法律法规标准等

参见第三章第二节第一部分《医疗服务卫生监督》。

七、现场快速检测及抽检

无。

（吴梦安　撰写）

第十六节　母婴保健技术监督

一、执法依据

《中华人民共和国母婴保健法》第二十九条　县级以上地方人民政府卫生行政部门管理本行政区域内的母婴保健工作。

《中华人民共和国母婴保健法实施办法》第三十四条　县级以上地方人民政府卫生行政部门负责本行政区域内的母婴保健监督管理工作，履行下列监督管理职责。

《中华人民共和国人口与计划生育法》第六条第二款　县级以上地方各级人民政府卫生健康主管部门负责本行政区域内的计划

生育工作和与计划生育有关的人口工作。

《产前诊断技术管理办法》第七条第三款　县级以上人民政府卫生健康主管部门负责本行政区域内产前诊断技术应用的日常监督管理。

二、监督目的

规范母婴保健专项技术服务，保障母婴健康，降低孕产妇死亡率和婴儿死亡率，提高出生人口质量。

三、监督对象

开展母婴保健技术服务的医疗机构及从事母婴保健技术服务的人员。

四、现场监督要点和方法

（一）婚前医学检查

1　检查医疗机构的《医疗机构执业许可证》，查看是否注明婚前医学检查项目。

2　检查医疗机构的《母婴保健技术服务执业许可证》，查看是否核准婚前医学检查项目。

3　查看机构是否在醒目位置公示《母婴保健技术服务执业许可证》《婚前保健服务流程》和《免费婚前医学检查项目》。

4　查看机构是否分别设置专用的男婚前医学检查室（以下简称“婚检室”）、女婚检室、综合检查室、主检咨询室、宣教候诊区和检验室。

5　查看机构检验室是否达到 BSL-2 生物安全实验室的要求，并上报所在区卫生行政主管部门备案。

6　抽查从事婚前医学检查的医师，查看是否取得婚前医学检查的《母婴保健技术考核合格证书》，《医师执业证书》执业范围为妇产科、内科、外科或预防保健专业。

7 抽查《婚前医学检查证明》，查看主检医师是否具有高年资(三年以上)主治医师及以上技术职称的资质，具有2年以上婚前保健工作经验。

(二) 助产技术

1 检查医疗机构的《医疗机构执业许可证》，查看是否登记有产科、新生儿科等相关诊疗科目。

2 检查医疗机构的《母婴保健技术服务执业许可证》，查看是否核准助产技术或单胎顺产接生技术。

3 检查医疗机构是否设立产科安全办公室并建立相关管理制度。

4 查看医疗机构是否在超声检查室、染色体检测室、药房(库)、妇科、产房等工作场所设置禁止“两非”的标志。

5 抽查《产前检查记录单》上是否有预警颜色的标识、评级是否准确。

6 抽查孕21周以上单胎孕妇《产前检查记录单》中是否有唐氏综合征产前筛查知情同意书或报告单，查报告出具单位是否为产前诊断机构。

7 抽查孕24周以上的《产前检查记录单》，查看是否有超声筛查报告，核查超声检查人员是否符合资质。

8 抽查孕28周以上孕妇的《产前检查记录单》，查看是否有血糖筛查的检验报告。

9 检查危重孕产妇会诊、转诊及抢救是否符合规范。

10 抽查产科住院病历中是否有胎盘处置知情同意书。

11 抽查产科住院病历中是否有《新生儿疾病筛查知情同意书》及相关采血记录，是否在规定时间内采集血样标本并送检定点检测机构，核查相关人员的资质情况及培训情况。

12　抽查产科住院病历中是否有新生儿听力筛查知情同意书、筛(复)查报告等资料,核查相关人员的资质情况及培训情况。

13　抽查产科住院病历中是否有新生儿先天性心脏病筛查知情同意书、筛查记录等资料,核查相关人员的资质情况及培训情况。

14　检查危重新生儿会诊、转诊及抢救是否符合规范。

15　查看从事助产技术的人员是否取得助产技术的《母婴保健技术考核合格证书》:医生的考核项目应为助产技术,助产士的考核项目应为单胎顺产接生技术。

16　现场查看《出生医学证明》保管是否符合"二锁"(内屋门锁和铁柜锁)、"三铁"(铁门、铁窗、铁柜)、"四防"(防盗、防火、防潮、防鼠)的标准。

17　查看《出生医学证明》是否上锁保存,证、章是否由专人分别管理,空白《出生医学证明》上是否盖章,查看领用、发放、保存的相关记录是否符合要求。

(三) 产前诊断/产前筛查技术

1　检查医疗机构的《医疗机构执业许可证》,查看是否设有妇产科等诊疗科目。

2　检查医疗机构的《母婴保健技术服务执业许可证》,查看是否核准产前诊断项目。

3　抽查从事产前诊断临床工作的医师是否取得《医师资格证书》《医师执业证书》和产前诊断类《母婴保健技术考核合格证书》。

4　抽查从事产前诊断实验室技术人员是否取得医学检验技术职称,并取得产前诊断类《母婴保健技术考核合格证书》。

5　抽查孕妇的《产前检查记录单》,查看是否有唐氏综合征产前筛查知情同意书,抽查唐氏综合征产前筛查报告单,检查机构是否按照要求开展筛查工作。

6　抽查孕妇的《产前检查记录单》,查看是否有孕妇外周血胎儿游离 DNA 产前筛查与诊断技术知情同意书，抽查孕妇外周血胎儿游离 DNA 产前筛查报告单，核查产前诊断机构是否独立开展该项目或委托开展检测的实验室是否符合要求，对高危孕妇是否落实后续产前诊断服务。

7　抽查羊水穿刺手术等病历记录，查看医疗机构是否有知情同意书，核查手术操作是否符合技术规范要求。

8　抽查染色体核型分析等报告单，核查报告是否由 2 名经认证审批的专业技术人员签发，审核人是否具有副高以上专业技术职称。

9　抽查开展超声产前诊断的相关病历记录，查看是否签订知情同意书，核查超声产前诊断报告单，查看报告是否有 2 名经审批认证的专业技术人员签发。

(四) 节育手术和终止妊娠技术

1　检查医疗机构的《医疗机构执业许可证》，查看是否设有妇产科、计划生育专业等相关诊疗科目。

2　检查医疗机构的《母婴保健技术服务执业许可证》，查看是否核准节育手术和终止妊娠技术项目(负压吸宫术、钳刮术、药物流产、中期妊娠引产、皮下埋植术、宫内节育器放置、取出术、输卵管绝育术、输精管绝育术、复通术)。

3　抽查从事节育手术和终止妊娠技术的人员是否取得《医师资格证书》《医师执业证书》、节育手术和终止妊娠技术类《母婴保健技术考核合格证书》。

4　检查医疗机构科室设置情况，是否开设妇产科门诊、计划生育门诊等。

5　查看计划生育手术登记本记录是否完整。

6　查看机构是否建立终止妊娠药品购进记录。

7　查看机构是否为终止妊娠药品使用者建立完整档案。

8　抽查医疗机构开展节育手术和终止妊娠技术前是否签署手术知情同意书，人工流产手术对象的知情同意书上是否留存身份证号码等信息。

五、模板使用情况

1　母婴保健双随机监督检查（基本信息）。

2　母婴保健双随机监督检查（“两非”监管）。

3　母婴保健双随机监督检查（婚前医学检查项目）。

4　母婴保健双随机监督检查（助产技术）。

5　母婴保健双随机监督检查（新生儿疾病筛查）。

6　母婴保健双随机监督检查（产前诊断/产前筛查技术）。

7　母婴保健双随机监督检查（节育手术和终止妊娠技术）。

六、法律法规标准等

参见第三章第二节第一部分《医疗服务卫生监督》。

七、现场快速检测及抽检

无。

（吴梦安　撰写）

第五章

行政处罚常用案由办案指引

本章节收集了卫生监督员在实际执法过程中常见的行政处罚案由，共涉及公共场所、饮水卫生、传染病、学校卫生、医疗执业、消毒卫生、放射卫生和职业卫生等各专业条线的 24 个案由，分别从执法依据、常见违法情形、现场检查要点、应收集证据种类及证明内容、适用法律法规和其他注意事项等方面对各案由的行政处罚指引进行了阐述，对新入职卫生监督员在实际工作中的应用有一定的指导意义。

案 由 目 录

(一) 公共场所

1　安排未获得健康合格证明的从业人员从事直接为顾客服务的工作案。

2　未按照规定对顾客用品用具进行清洗、消毒、保洁，或者重复使用一次性用品用具案。

3　未按照规定对公共场所的空气、微小气候、水质、采光、照明、噪声、顾客用品用具等进行卫生检测案。

(二) 饮水卫生

1　安排未取得健康合格证的人员或者患有影响生活饮用水卫生安全的疾病的人员、病原携带者，直接从事生活饮用水供应、卫生管理工作或者水质处理器(材料)生产案。

2　未按照规定对供水设备、设施采取相应的卫生防护和安全防范措施案。

3　未履行每季度的二次供水水质检测义务案。

(三) 学校卫生

未为学生提供充足的符合卫生标准的饮用水案。

（四）放射卫生

1 未取得放射诊疗许可从事放射诊疗工作案。

2 未按照规定对放射诊疗工作人员进行个人剂量监测、健康检查、建立个人剂量和健康档案。

（五）消毒卫生

生产经营产品卫生安全评价不合格或产品卫生质量不符合要求的消毒产品案。

（六）传染病

1 医疗卫生机构医疗废物暂时贮存设施或者设备不符合卫生要求案。

2 医疗卫生机构未将医疗废物按照类别分置于专用包装物或者容器案。

3 未建立消毒管理组织，制定消毒管理制度，执行国家有关规范、标准和规定，定期开展消毒与灭菌效果检测工作案。

（七）医疗执业

1 无证行医案。

2 使用非卫生技术人员从事医疗卫生技术工作案。

3 允许未取得护士执业证书的人员或者允许未办理执业地点变更手续、延续执业注册有效期的护士在本机构从事诊疗技术规范规定的护理活动案。

（八）职业卫生

1 未按照规定及时、如实向卫生行政部门申报产生职业病危害的项目案。

2 未按照规定对工作场所职业病危害因素进行检测、评价案。

3 未提供职业病防护设施和个人使用的职业病防护用品，或者提供的职业病防护设施和个人使用的职业病防护用品不符合国家职业卫生标准和卫生要求案。

4　未按照规定组织职业健康检查、建立职业健康监护档案或者未将检查结果书面告知劳动者案。

5　安排未经职业健康检查的劳动者、有职业禁忌的劳动者、未成年工或者孕期、哺乳期女职工从事接触职业病危害的作业或者禁忌作业案。

6　未按照规定公布有关职业病防治的规章制度、操作规程、职业病危害事故应急救援措施案。

7　未按照规定组织劳动者进行职业卫生培训，或者未对劳动者个人职业病防护采取指导、督促措施案。

8　未按照规定在产生严重职业病危害的作业岗位醒目位置设置警示标识和中文警示说明案。

第一节　公共场所常见行政处罚案由办案指引

一、安排未获得有效健康合格证明的从业人员从事直接为顾客服务工作案

1　执法依据

《公共场所卫生管理条例》第十条第一款　各级卫生防疫机构，负责管辖范围内的公共场所卫生监督工作。

《公共场所卫生管理条例实施细则》第三条第二款　县级以上地方各级人民政府卫生计生行政部门负责本行政区域的公共场所卫生监督管理工作。

2　常见违法情形

2.1　未取得健康合格证明。

2.2　健康合格证明不在有效期内。

2.3 非本辖区的健康合格证明。

2.4 伪造健康合格证明。

3 现场检查要点

3.1 检查前准备

3.1.1 各类文书资料 包括现场笔录、询问笔录、责令改正通知书、委托书、监督意见书等。

3.1.2 取证工具 执法记录仪、照相机、摄像机、录音笔等。

3.2 检查要求

3.2.1 检查中应至少2名卫生监督员、出示监督证并说明来意、佩戴执法记录仪实行全过程执法记录。

3.2.2 查看《营业执照》《卫生许可证》等，确认主体资质。

3.2.3 明确被检查对象正在营业中。

3.2.4 确认从事直接为顾客服务的从业人员工种和身份信息，并通过拍照、摄像和询问等形式确认其正在从事直接为顾客服务的工作情况。

3.2.5 检查工作人员健康合格证明材料：通过网站查询核实或查看纸质健康合格证明材料、查看有效期、范围、发证机关等。

4 应收集证据种类及其证明内容

4.1 现场笔录 证明现场客观状况及涉嫌违法行为（客观、真实，内容齐全）。

4.2 书证

4.2.1 《营业执照》及《公共场所卫生许可证》复印件：证明主体资质。

4.2.2 工作人员及谈话人身份证复印件、委托书：证明工作人员及谈话人身份信息。

4.2.3 预防性健康检查信息资料：证明工作人员健康合格证明信息。

4.3　视听资料　现场照片或视频，证明工作人员工种及从事直接为顾客服务工作的情况。

4.4　当事人的称述　主要是场所经营者、法定代表人或其委托者，确认责任主体和违法事实。

4.5　证人证言　主要是直接从事为顾客服务的从业人员，确认身份和违法事实。

5　法律法规适用

5.1　违反条款

《公共场所卫生管理条例》第七条　公共场所直接为顾客服务的人员，持有“健康合格证”方能从事本职工作。患有痢疾、伤寒、病毒性肝炎、活动期肺结核、化脓性或者渗出性皮肤病以及其他有碍公共卫生的疾病的，治愈前不得从事直接为顾客服务的工作。

《公共场所卫生管理条例实施细则》第十条　公共场所经营者应当组织从业人员每年进行健康检查，从业人员在取得有效健康合格证明后方可上岗。

患有痢疾、伤寒、甲型病毒性肝炎、戊型病毒性肝炎等消化道传染病的人员，以及患有活动性肺结核、化脓性或者渗出性皮肤病等疾病的人员，治愈前不得从事直接为顾客服务的工作。

5.2　处罚条款

《公共场所卫生管理条例》第十四条第一款第(二)项　凡有下列行为之一的单位或者个人，卫生防疫机构可以根据情节轻重，给予警告、罚款、停业整顿、吊销“卫生许可证”的行政处罚：(二)未获得“健康合格证”，而从事直接为顾客服务的。

《公共场所卫生管理条例实施细则》第三十八条　公共场所经营者安排未获得有效健康合格证明的从业人员从事直接为顾客服务工作的，由县级以上地方人民政府卫生计生行政部门责令限期改正，给予警告，并处以五百元以上五千元以下罚款；逾期不改正的，处以五千元以上一万五千元以下罚款。

6　引用规范性文件、标准、批复和法律解释等

无。

7　注意事项

7.1　现场检查中注意收集从业人员的姓名、工种和身份证明。

7.2　区别违法主体是个体经营者或者其他经营主体。

7.3　注意《营业执照》或《卫生许可证》的有效期、校验等记录，确认是否有效。

二、未按照规定对顾客用品用具进行清洗、消毒、保洁，或者重复使用一次性用品用具案

1　执法依据

《公共场所卫生管理条例》第十条第一款　各级卫生防疫机构，负责管辖范围内的公共场所卫生监督工作。

《公共场所卫生管理条例实施细则》第三条第二款　县级以上地方各级人民政府卫生计生行政部门负责本行政区域的公共场所卫生监督管理工作。

2　常见违法情形

2.1　未按照规定对顾客用品用具进行清洗。

2.2　未按照规定对顾客用品用具进行消毒。

2.3　未按照规定对顾客用品用具进行保洁。

2.4　重复使用一次性用品用具。

3　检查要点

3.1　检查前准备

3.1.1　各类文书资料　包括现场笔录、询问笔录、责令改正通知书、委托书、监督意见书等，必要时包括非产品样本采样单、原始记录等。

3.1.2　仪器设备　公共用品用具采样、检测仪器，包括 10 ml 生理盐水试管、灭菌棉拭子、规格板、记号笔等。

3.1.3　取证工具　执法记录仪、摄像机、照相机、录音笔等。

3.2　检查要求

3.2.1　检查中应至少2名卫生监督员、出示监督证并说明来意、佩戴执法记录仪实行全过程执法记录。

3.2.2　查看《营业执照》《卫生许可证》等，确认主体资质（注意有效期）。

3.2.3　明确被检查对象正在营业中。

3.2.4　确认供顾客使用的公共用品用具种类（包括床单、被套、枕巾、毛巾、拖鞋、杯具及一次性卫生用品等），查看更换记录。

3.2.5　查看或通过拍摄消毒间设置情况、公共用品用具清洗、消毒方式及过程（外送清洗消毒的，查看外送清洗交接记录及清洗消毒单位的相关资质），或询问从业人员清洗消毒过程、消毒方式。

3.2.6　查看、拍摄清洗消毒后的公共用品用具分类保洁情况，确认保洁设施是否正常工作等、分类保洁是否符合规范。

3.2.7　查看、拍摄清洁物品储藏间物品存放情况，确认是否放置污染物品、清扫工具、个人生活用品、杂物或其他无关物品（注意：清洁物品储藏间可以摆放一次性拖鞋、牙刷、牙膏、卫生纸、洗发液、沐浴液等提供给顾客使用的物品）。

3.2.8　若使用一次性卫生用品，查看进货查验证明及使用更换记录。

3.2.9　查看消毒物品进货查验记录和使用情况。

3.2.10　查看其他卫生管理状况，包括从业人员培训和健康体检、卫生管理档案、空气质量检测、控烟等。

3.2.11　必要时进行检测采样并送检测机构进行检测。

4　应收集证据种类及证明内容

4.1　现场笔录　证明现场客观状况及涉嫌违法行为（客观、真实，内容齐全）。

4.2　视听资料　现场照片或视频，证明未按规定对顾客用品用具进行清洗、消毒、保洁或重复使用一次性用品用具。

4.3　书证

4.3.1　《营业执照》《公共场所卫生许可证》复印件：证明主体资质。

4.3.2　谈话人身份证复印件、委托书：证明谈话人身份信息。

4.3.3　清洗消毒记录、物品更换记录、消毒剂领用记录等：证明违法事实。

4.3.4　当事人陈述　主要是场所经营者、法定代表人或其委托者，确认责任主体和违法事实。

4.3.5　证人证言　主要是场所内从事清洗、消毒、保洁的从业人员，确认身份和违法事实。

4.3.6　鉴定结论　主要是不合格指标，确认未消毒或未保洁的违法事实。

5　法律法规适用

5.1　违反条款

《公共场所卫生管理条例实施细则》第十四条　公共场所经营者提供给顾客使用的用品用具应当保证卫生安全，可以反复使用的用品用具应当一客一换，按照有关卫生标准和要求清洗、消毒、保洁。禁止重复使用一次性用品用具。

5.2　处罚条款

《公共场所卫生管理条例实施细则》第三十六条第（二）项　公共场所经营者有下列情形之一的，由县级以上地方人民政府卫生计生行政部门责令限期改正，给予警告，并处以二千元以下罚款；逾期不改正，造成公共场所卫生质量不符合卫生标准和要求的，处以二千元以上二万元以下罚款；情节严重的，可以依法责令停业整顿，直至吊销卫生许可证：（二）未按照规定对顾客用品用具进行清洗、消毒、保洁，或者重复使用一次性用品用具的。

6 引用规范性文件、标准、批复和法律解释等

6.1 《公共场所卫生管理规范》(GB 37487—2019)

6.2 《公共场所卫生指标及限值要求》(GB 37488—2019)

6.3 《公共场所卫生检验方法第 4 部分：公共用品用具微生物》(GB/T 18204.4—2013)

6.4 《公共场所卫生检验方法第 6 部分：卫生监测技术规范》(GB/T 18204.6—2013)

7 注意事项

7.1 区别违法主体是个体经营者或者其他经营主体。

7.2 注意营业执照或卫生许可证的有效期、校验等记录，确认是否有效。

7.2 当场采集样品送检的，注意采样和保存、运送规范。

7.3 注意消毒方式是否符合要求。

三、未按照规定对公共场所的空气、微小气候、水质、采光、照明、噪声、顾客用品用具等进行卫生检测案

1 执法依据

《公共场所卫生管理条例》第十条第一款　各级卫生防疫机构，负责管辖范围内的公共场所卫生监督工作。

《公共场所卫生管理条例实施细则》第三条第二款　县级以上地方各级人民政府卫生计生行政部门负责本行政区域的公共场所卫生监督管理工作。

2 常见违法情形

2.1 未能提供公共场所卫生检测报告。

2.2 提供的公共场所卫生检测报告缺少检测内容、项目，或布点数量不符合要求。

2.3 提供的公共场所检测报告，检测频率少于一年一次。

2.4 提供的公共场所卫生检测报告，无 CMA 认证资质或报告

内容不符合要求。

3　检查要点

3.1　检查前准备

3.1.1　各类文书资料　包括现场笔录、询问笔录、责令改正通知书、委托书、监督意见书等。

3.1.2　取证工具　包括执法记录仪、摄像机、照相机、录音笔等。

3.2　检查要求

3.2.1　检查中应至少2名卫生监督员、出示监督证并说明来意、佩戴执法记录仪实行全过程执法记录。

3.2.2　查看《营业执照》《卫生许可证》等，确认主体资质。

3.2.3　明确被检查对象正在营业中。

3.2.4　查看空气、微小气候、水质、采光、照明、噪声、顾客用品用具的卫生检测报告。

3.2.5　核实检测样本量、检测指标相关的内容与经营面积、房间数量或泳池面积、使用公共用品用具种类和数量是否相匹配，样本量是否符合采样要求，无漏项。

3.2.6　核实检测机构资质。

3.2.7　核实检测频次是否符合要求。

3.2.8　查看其他卫生管理状况，包括从业人员培训健康体检、卫生管理档案、公共用品清洗消毒保洁、控烟等。

4　应收集的证据种类和证明内容

4.1　现场笔录　证明现场客观状况及涉嫌违法行为（客观、真实，内容齐全）。

4.2　视听资料　现场照片，证明经营状况及顾客使用用品用具的情况等。

4.3　书证

4.3.1　《营业执照》《公共场所卫生许可证》复印件：证明主体

资质。

4.3.2　谈话人身份证复印件、委托书：证明谈话人身份信息。

4.3.3　不合格检测报告或最近一次检测报告复印件。

4.3.4　当事人的陈述　主要是场所经营者、法定代表人或其委托者，确认责任主体和违法事实。

4.4　证人证言　主要是场所内管理人员，确认违法事实。

5　法律法规适用

5.1　违反条款

《公共场所卫生管理条例实施细则》第十九条第一款　公共场所经营者应当按照卫生标准、规范的要求对公共场所的空气、微小气候、水质、采光、照明、噪声、顾客用品用具等进行卫生检测，检测每年不得少于一次；检测结果不符合卫生标准、规范要求的应当及时整改。

5.2　处罚条款

《公共场所卫生管理条例实施细则》第三十六条第(一)项　公共场所经营者有下列情形之一的，由县级以上地方人民政府卫生计生行政部门责令限期改正，给予警告，并可处以二千元以下罚款；逾期不改正，造成公共场所卫生质量不符合卫生标准和要求的，处以二千元以上二万元以下罚款；情节严重的，可以依法责令停业整顿，直至吊销卫生许可证：(一)未按照规定对公共场所的空气、微小气候、水质、采光、照明、噪声、顾客用品用具等进行卫生检测的。

6　引用规范性文件、标准、批复和法律解释等

6.1　《公共场所卫生指标及限值要求》(GB 37488—2019)。

6.2　《公共场所卫生检验方法第 1 部分：物理因素》(GB/T 18204.1—2013)。

6.3　《公共场所卫生检验方法第 2 部分：化学污染物》(GB/T 18204.2—2014)。

6.4　《公共场所卫生检验方法第 3 部分：空气微生物》(GB/T

18204.3—2013)。

6.5 《公共场所卫生检验方法第 4 部分：公共用品用具微生物》(GB/T 18204.4—2013)。

6.6 《公共场所卫生检验方法第 5 部分：集中空调通风系统》(GB/T 18204.5—2013)。

6.7 《公共场所卫生检验方法第 6 部分：卫生监测技术规范》(GB/T 18204.6—2013)。

7　注意事项

7.1　区别违法主体是个体经营者或者其他经营主体。

7.2　注意《营业执照》或《卫生许可证》的有效期、校验等记录，确认是否有效。

7.3　注意布点及数量是否符合规范。

7.4　注意第三方检测机构是否具备资质。

7.5　注意检测频次以“年度”为单位。

（杨凌　撰写）

第二节 饮水卫生常见行政处罚案由办案指引

一、安排未取得健康合格证的人员或者患有影响生活饮用水卫生安全的疾病的人员、病原携带者，直接从事生活饮用水供应、卫生管理工作或者水质处理器（材料）生产案

1 执法依据

《生活饮用水卫生监督管理办法》第三条 县级以上地方人民政府卫生计生主管部门主管本行政区域内饮用水卫生监督工作。

《上海市生活饮用水卫生监督管理办法》第五条 区（县）卫生计生部门负责本行政区域内的生活饮用水卫生监督管理工作。

2 常见违法情形

2.1 未取得健康合格证明。

2.2 健康合格证明不在有效期内。

2.3 非本辖区的健康合格证明。

2.4 伪造健康合格证明。

3 检查要点

3.1 检查前准备

3.1.1 各类文书资料 包括现场笔录、询问笔录、责令改正通知书、委托书、监督意见书等。

3.1.2 取证工具 执法记录仪、照相机、摄像机、录音笔等。

3.2 检查要求

3.2.1 检查中应至少2名卫生监督员、出示监督证并说明来意、佩戴执法记录仪实行全过程执法记录。

3.2.2 查看《营业执照》《卫生许可证》等，确认主体资质。

3.2.3 明确被检查对象正在营业中。

3.2.4 明确工作人员身份信息、是否直接从事生活饮用水供应、卫生管理工作或者水质处理器(材料)生产。

3.2.5 检查工作人员健康合格证明材料：通过网站查询核实、查看纸质健康合格证明材料、查看有效期、范围、发证机关等。

3.2.6 查看其他相关卫生管理状况，包括卫生管理制度、清洗消毒情况、水质检测、二次供水设施防护等。

4 应收集证据种类及证明内容

4.1 现场笔录 证明现场客观状况及涉嫌违法行为(客观、真实，内容齐全)。

4.2 视听资料 现场照片或视频，证明工作人员直接从事生活饮用水供应、卫生管理工作或者水质处理器(材料)生产。

4.3 书证

4.3.1 相关物业合同或协议、《营业执照》等复印件：证明主体资质。

4.3.2 谈话人身份证复印件、委托书：证明谈话人身份信息。

4.4 当事人陈述 物业公司法定代表人或其委托者，确认责任主体和违法事实。

4.5 证人证言 主要是管理人员及从业人员，确认违法事实。

5 法律法规适用

5.1 违反条款

《上海市生活饮用水卫生监督管理办法》第八条 直接从事生活饮用水供应、卫生管理工作的人员和直接从事水质处理器(材料)生产的人员应当按照国家有关规定，取得健康合格证后方可上岗工作，并每年进行一次健康检查。

5.2 处罚条款

《上海市生活饮用水卫生监督管理办法》第四十三条 违反本办法第八条规定，安排未取得健康合格证的人员或者患有影响生活饮用水卫生安全的疾病的人员、病原携带者，直接从事生活饮用水供应、卫生管理工作或者水质处理器（材料）生产的，由疾病预防控制部门责令改正，处以500元以上5 000元以下罚款。

6　引用规范性文件、标准、批复和法律解释等

无。

7　注意事项

通过询问或根据合同，明确二次供水设施日常管理的责任主体。

二、未按照规定对供水设备、设施采取相应的卫生防护和安全防范措施案

1　执法依据

《生活饮用水卫生监督管理办法》第三条　县级以上地方人民政府卫生计生主管部门主管本行政区域内饮用水卫生监督工作。

《上海市生活饮用水卫生监督管理办法》第五条　市疾病预防控制部门是本市生活饮用水卫生监督管理工作的主管部门。区疾病预防控制部门负责本行政区域内的生活饮用水卫生监督管理工作。

2　常见违法情形

2.1　蓄水池或水箱入口不符合要求（未加盖加锁、加盖但未加锁、锁坏掉无法锁住等情形）。

2.2　蓄水池或水箱溢水口不符合要求（无网罩、网罩损坏等情形）。

2.3　蓄水池或水泵房不符合要求（门锁损坏等情形）。

2.4　其他情形（泄水管未设在水箱底部、溢水管与泄水管与下水管道直接连通等情形）。

3　现场检查要点

3.1　检查前准备

3.1.1　各类文书资料　包括现场笔录、询问笔录、责令改正通

知书、委托书、监督意见书等。

3.1.2 取证工具 执法记录仪、照相机或摄像机、录音笔等。

3.2 检查要求

3.2.1 检查中应至少2名卫生监督员、出示监督证并说明来意、佩戴执法记录仪实行全过程执法记录。

3.2.2 查看《营业执照》、相关合同或协议等，确认主体资质。

3.2.3 确认二次供水设施正在使用中，确认数量和供水分布情况。

3.2.4 通过照片或视频明确泵房门锁、蓄水池或水箱入口盖锁、溢水口网罩、泄水管是否符合要求，溢水管和泄水管是否与下水管道直接连通等情形。

3.2.5 查看二次供水设施设备产品合格证、许可批件等。

3.2.6 查看其他相关卫生管理状况，包括卫生管理制度、清洗消毒情况、水质检测、从业人员培训及健康合格证明情况等。

4 应收集证据种类及证明内容

4.1 现场笔录 证明现场客观状况及涉嫌违法行为(客观、真实，内容齐全)。

4.2 视听资料 视频或照片，证明说泵房门锁、蓄水池或水箱入口盖锁、溢水口网罩、泄水管是否符合要求，溢水管和泄水管是否与下水管道直接连通等。

4.3 书证

4.3.1 相关合同或协议、《营业执照》复印件：证明主体资质。

4.3.2 工作人员及谈话人身份证复印件、委托书：证明工作人员及谈话人身份信息。

4.4 当事人陈述 主要是物业公司法定代表人或其委托者，证明责任主体和违法事实。

4.5 证人证言 主要是物业管理人员或从业人员，证明违法事实。

5 法律法规适用

5.1 违反条款

《上海市生活饮用水卫生监督管理办法》第七条第(三)项 按照有关规定,对供水设备、设施采取相应的卫生防护和安全防范措施。

5.2 处罚条款

《上海市生活饮用水卫生监督管理办法》第四十二条 二次供水设施管理单位有下列情形之一的,由疾病预防控制部门责令改正,可处以 1 000 元以上 5 000 元以下罚款;情节严重的,处以 5 000 元以上 2 万元以下罚款:(一)未按照规定对供水设备、设施采取相应的卫生防护和安全措施的。

6 引用规范性文件、标准、批复和法律解释等

6.1 《二次供水设施卫生规范》(GB 17051—1997)。

6.2 《生活饮用水卫生管理规范》(DB31/T 804—2014)。

7 注意事项

7.1 通过询问或根据合同,明确二次供水设施日常管理的责任主体。

7.2 通过视频或照片,明确二次供水设施使用中。

7.3 可以收集二次供水设施设备产品合格证、许可批件、物业公司与第三方公司签订的设施设备维护合同等内容,明确二次供水日常维护管理有效安全运行。

(傅蓉华 撰写)

第三节　学校卫生常见行政处罚案由办案指引

未为学生提供充足的符合卫生标准的饮用水案

1　执法依据

《学校卫生工作条例》第四条　教育行政部门负责学校卫生工作的行政管理。卫生行政部门负责对学校卫生工作的监督指导。

2　常见违法情形

2.1　未为学生提供充足的饮用水。

2.2　未为学生提供符合卫生标准的饮用水。

3　检查要点

3.1　检查前准备

3.1.1　各类文书资料　包括现场笔录、询问笔录、责令改正通知书、委托书、监督意见书、非产品样本采样单等。

3.1.2　仪器设备　包括浑浊度仪、余氯计、酒精灯、灭菌瓶、转运箱等。

3.1.3　取证工具　包括执法记录仪、照相机或摄像机、记录笔等。

3.2　检查要求

3.2.1　检查中应至少2名卫生监督员、出示监督证并说明来意、佩戴执法记录仪实行全过程执法记录。

3.2.2　查看学校的组织机构、法人证书或民非组织相关纸质证书。

3.2.3　现场查看学校是否为学生提供饮用水，提供的饮用水方式；查看相关饮水设备的资料（涉水产品卫生许可批件等）；查看饮水设备数量等。

3.2.4 进行现场快速检测，并采集水样送检测机构进行检测。

3.2.5 查看其他饮水卫生管理状况，包括：组织和人员、卫生管理制度、饮水设备清洗消毒记录、卫生管理人员健康合格证明、水质报告等。

4 应收集证据种类及证明内容

4.1 现场笔录 证明现场客观状况及涉嫌违法行为（客观、真实，内容齐全）。

4.2 视听资料 照片或视频，证明是否为学生提供生活饮用水的照片。

4.3 书证

4.3.1 学校的组织机构、法人证书或民非组织相关纸质证书：确认主体资质。

4.3.2 饮水设备的卫生许可批件、水质检测报告等：确认饮水方式。

4.3.3 谈话人身份证复印件、委托书等：证明谈话人身份信息。

4.4 当事人的陈述 主要是法定代表人、负责人或其委托人，证明违法事实。

4.5 证人证言 主要是管理人员，包括后勤或卫生老师等，证明违法事实。

4.6 鉴定结论 具备资质的检测机构出具的检测报告，证明违法事实。

5 法律法规适用

5.1 违反条款

《学校卫生工作条例》第七条第二款 学校应当为学生提供充足的符合卫生标准的饮用水。

5.2 处罚条款

《学校卫生工作条例》第三十三条 违反本条例第六条第一款、

第七条和第十条规定的，由卫生行政部门对直接责任单位或者个人给予警告并责令限期改进。情节严重的，可以同时建议教育行政部门给予行政处分。

6　引用规范性文件、标准、批复和法律解释等

6.1　《生活饮用水卫生标准》(GB 5749—2022)。

6.2　《生活饮用水水质处理器卫生安全与功能评价规范——反渗透处理装置》。

7　注意事项

7.1　确保采样、保存和运输过程符合规范。

7.2　注意立案时间，以收到检测机构出具的检测报告为基点。

7.3　注意饮水方式，不同饮水方式所引用的标准不同。

（杨凌　撰写）

第四节　放射卫生常见行政处罚案由办案指引

一、未取得放射诊疗许可从事放射诊疗工作案

1　执法依据

《放射诊疗管理规定》第三条第二款　县级以上地方人民政府卫生行政部门负责本行政区域内反射诊疗工作的监督管理。

2　常见违法情形

医疗机构执业许可证核准医学影像与诊断专业及二级科目，但未取得《放射诊疗许可证》。

3　现场检查要点

3.1　检查前准备

3.1.1　各类文书资料　包括现场笔录、询问笔录、责令改正通知书、委托书、监督意见书等。

3.1.2　取证工具　包括执法记录仪、照相机或摄像机、记录笔等。

3.2　检查要求

3.2.1　检查中应至少2名卫生监督员、出示监督证并说明来意、佩戴执法记录仪实行全过程执法记录。

3.2.2　确认医疗机构执业中，查看《营业执照》《医疗机构执业许可证》等，确认责任主体。

3.2.3　查看放射诊疗设备，记录型号、编号等主要信息，确认使用过程中。

3.2.4　核查《医疗机构执业许可证》副本，查看核准科目，确认核准有医学影像与诊断专业的二级诊疗科目。

3.2.5　查看有无取得《放射诊疗许可证》。

3.2.6　查看出具的报告、收费记录等。

3.2.7　查看是否已开展放射建设项目的预评价、控制效果评价及竣工验收等资料。

3.2.8　查看放射装置的门禁联动装置、个人剂量监测、职业健康体检等。

4　应收集证据种类和证明内容

4.1　现场笔录　证明现场客观状况及涉嫌违法行为（客观、真实，内容齐全）。

4.2　视听资料　照片或视频，证明放射设备在使用中。

4.3　书证

4.3.1　《营业执照》《医疗机构执业许可证》副本等复印件：证明主体资质。

4.3.2　谈话人身份证复印件、委托书：证明谈话人身份信息。

4.3.3　设备说明书、报告、收费等记录：确认违法事实。

4.3.4　建设项目预评价报告、控制效果评价报告及竣工验收资料：确认违法事实。

4.4　当事人的陈述　主要是经营者、法定代表人或其委托者，确认责任主体和违法事实。

4.5　证人证言　主要是管理人员或使用人员，确认违法事实。

5　法律法规适用

5.1　违反条款

《放射诊疗管理规定》第十六条第二款　未取得《放射诊疗许可证》或未进行诊疗科目登记的，不得开展放射诊疗工作。

5.2　处罚条款

《放射诊疗管理规定》第三十八条第一款第(一)项　医疗机构有下列情形之一的，由县级以上卫生行政部门给予警告、责令限期整改，并可以根据情节处以 3 000 元以下的罚款；情节严重的，吊销其《医疗机构执业许可证》：(一)未取得放射诊疗许可从事放射诊疗工作的。

6　引用规范性文件、标准、批复和法律解释等

无。

7　注意事项

7.1　检查中需确认当事人是否核准有医学影像与诊断专业的二级诊疗科目；如未取得，则应按照《医疗机构管理条例》超诊疗范围进行立案处罚。

7.2　检查中注意该建设项目是否已取得竣工验收资料。

二、未按时规定对放射诊疗工作人员进行个人剂量监测、健康检查、建立个人剂量和健康档案案

1　执法依据

《放射诊疗管理规定》第三条第二款　县级以上地方人民政府卫生行政部门负责本行政区域内反射诊疗工作的监督管理。

2　常见违法情形

2.1　未佩戴个人剂量计。

2.2　未按规定进行个人剂量监测。

2.3　未按规定进行上岗前、在岗期间、离岗时的职业健康体检。

2.4　未建立个人剂量档案。

2.5　未建立健康档案。

3　现场检查要点

3.1　检查前准备

3.1.1　各类文书资料　包括现场笔录、询问笔录、责令改正通知书、委托书、监督意见书等。

3.1.2　取证工具　包括执法记录仪、照相机或摄像机、录音笔等。

3.2　检查要求

3.2.1　检查中应至少2名卫生监督员、出示监督证并说明来意、佩戴执法记录仪实行全过程执法记录。

3.2.2　确认医疗机构执业中，查看《营业执照》《医疗机构执业许可证》《放射诊疗许可证》等，确认责任主体。

3.2.3　抽查工作中的放射工作人员，是否佩戴个人剂量计。

3.2.4　查看在岗放射工作人员的个人剂量监测报告是否齐全。

3.2.5　查看在岗放射工作人员职业健康体检资料，是否按规定开展。

3.2.6　查看放射工作人员的个人剂量档案和健康档案，是否建立，内容是否齐全。

3.2.7　查看放射设备的状态检测和防护检测报告、门禁联动装置等。

4　应收集证据种类及证明内容

4.1　现场笔录　证明现场客观状况及涉嫌违法行为(客观、真实，内容齐全)。

4.2　视听资料　现场照片或视频，证明放射设备工作状态、在岗工作人员个人剂量佩戴情况等。

4.3　书证

4.3.1　《营业执照》《医疗机构执业许可证》《放射诊疗许可证》副本等复印件：证明主体资质。

4.3.2　谈话人身份证复印件、委托书：证明谈话人身份信息。

4.3.3　放射工作人员证或放射工作人员身份信息：证明放射工作人员身份。

4.3.4　放射工作人员的个人剂量监测报告及档案：确认是否按规定开展监测。

4.3.5　放射工作人员职业健康体检资料及档案：确认是否建立并按规定开展。

4.4　当事人的陈述　主要是经营者、法定代表人或其委托者，确认责任主体和违法事实。

4.5　证人证言　主要是管理人员及放射工作人员，确认违法事实。

5　法律法规适用

5.1　违反条款

《放射诊疗管理规定》第二十二条　放射诊疗工作人员应当按照有关规定佩戴个人剂量计。

《放射诊疗管理规定》第二十三条　医疗机构应当按照有关规定和标准，对放射诊疗工作人员进行上岗前、在岗期间和离岗时的健康检查，定期进行专业及防护知识培训，并分别建立个人剂量、职业健康管理和教育培训档案。

5.2　处罚条款

《放射诊疗管理规定》第四十一条第一款第（四）项　医疗机构违反本规定，有下列行为之一的，由县级以上卫生行政部门给予警告，责令限期整改；并可处1万元以下的罚款：（四）未按照规定对放射诊疗工作人员进行个人剂量监测、健康检查、建立个人剂量和健康档案的。

6 引用规范性文件、标准、批复和法律解释等

《放射诊疗工作人员健康管理办法》。

7 注意事项

7.1 检查中注意个人剂量监测周期。

7.2 注意在岗期间及离岗职业体检的周期。

7.3 注意涉及放射工作人员的数量。

（陈勇 撰写）

第五节 消毒产品常见行政处罚案由办案指引

生产经营产品卫生安全评价不合格或产品卫生质量不符合要求的消毒产品案

1 执法依据

《中华人民共和国传染病防治法》第五十三条第（四）项 县级以上人民政府卫生行政部门对传染病防治工作履行下列监督检查职责：（四）对用于传染病防治的消毒产品及其生产单位进行监督检查……

《消毒管理办法》第三十六条第（二）项、第（三）项 县级以上卫生计生行政部门对消毒工作行使下列监督管理职权：（二）对消毒产品生产企业执行《消毒产品生产企业卫生规范》情况进行监督检查；（三）对消毒产品的卫生质量进行监督检查。

2 常见违法情形

2.1 第一类、第二类消毒产品首次上市前未进行卫生安全评价的。

2.2 第一类消毒产品卫生安全评价报告有效期满未重新进行卫生安全评价的。

2.3 出具虚假卫生安全评价报告的。

2.4 卫生安全评价报告中评价项目不全的或评价报告结果显示产品不符合要求上市销售、使用的。

2.5 产品上市后，产品配方或结构图（主要元器件及参数）等与产品卫生质量密切相关的指标改变，未重新进行卫生安全评价。

2.6 实际生产地址迁移、另设分厂或车间、转委托生产加工，未按规定对相关检验项目重新检测并更新评价资料。

2.7 消毒剂、抗抑菌制剂、生物指示物、化学指示物、带有灭菌标识的灭菌物品包装物及 PCD 延长产品有效期，未按规定对相关检验项目重新检测并更新评价资料。

2.8 消毒剂、消毒器械、抗抑菌制剂增加使用范围或改变使用方法的，但未按规定对相关检验项目重新检测并更新评价资料的。

2.9 经营有效期过期的消毒产品。

2.10 经抽检不符合相关卫生标准要求的消毒产品。

3 现场检查要点

3.1 检查前准备

3.1.1 各类文书资料 现场笔录、询问笔录、责令改正通知书、委托书、监督意见书、产品样品采样单、物品清单、先行保存登记决定书等。

3.1.2 取证工具 包括执法记录仪、照相机或摄像机、记录笔等。

3.1.3 通过“全国消毒产品网上备案信息服务平台”、一户一档等平台了解消毒产品生产企业生产类别、生产项目及所生产的产品等信息。

3.2 检查要求

3.2.1 检查中应至少 2 名卫生监督员、出示监督证并说明来意、佩戴执法记录仪实行全过程执法记录。

3.2.2　查看《营业执照》《消毒产品生产企业卫生许可证》等，确认主体资质。

3.2.3　核查产品类别是否与《消毒产品生产企业卫生许可证》上的生产方式、生产项目、生产类别一致。

3.2.4　核查产品的标签、铭牌、说明书与消毒产品卫生安全评价报告对比：内容包括产品名称、委托企业、生产企业、生产批号及有效期、主要有效成分及含量（主要杀菌因子及强度）、使用范围使用方法等。

3.2.5　核查产品卫生安全评价报告，包括有效期、产品名称、剂型或型号、主要有效成分及含量或主要杀菌因子及强度、实际生产企业、生产地址一致。

3.2.6　核查产品有效期。

3.2.7　必要时，按《健康相关产品国家卫生监督抽检规定》和《消毒技术规范》对产品进行抽检。

4　应收集证据种类及证明内容

4.1　现场笔录　证明现场客观状况及涉嫌违法行为（客观、真实，内容齐全）。

4.2　视听资料　照片或视频，确认产品不符合要求的相关违法事实。

4.3　物证　涉嫌违法的消毒产品实物，证明违法事实。

4.4　书证

4.4.1　《营业执照》复印件：证明主体资质。

4.4.2　《消毒产品生产企业卫生许可证》复印件：证明生产资质。

4.4.3　工作人员及谈话人身份证复印件、委托书：证明工作人员及谈话人身份信息。

4.4.4　第一类、第二类消毒产品的产品卫生安全评价材料。

4.4.5　生产企业所涉产品的生产记录、出库记录,证明违法事实。

4.4.6　经营单位所涉产品的采购合同、订货清单、入库单、销售记录,证明违法事实。

4.4.7　责任单位所涉产品的委托生产协议、入库记录、出库记录等,证明违法事实。

4.5　当事人的陈述　主要是经营者、法定代表人或委托者,证明责任主体和违法事实。

4.6　证人证言　主要是管理人员及其他工作人员,证明违法事实。

4.7　鉴定结论　证明产品不合格的违法事实。

5　法律法规适用

5.1　违反条款

《中华人民共和国传染病防治法》第七十三条　违反本法规定,有下列情形之一,导致或者可能导致传染病传播、流行的,由县级以上人民政府卫生行政部门责令限期改正,没收违法所得,可以并处五万元以下的罚款;已取得许可证的,原发证部门可以依法暂扣或者吊销许可证;构成犯罪的,依法追究刑事责任:(三)用于传染病防治的消毒产品不符合国家卫生标准和卫生规范的。

《消毒管理办法》第三十二条　禁止生产经营下列消毒产品:(二)产品卫生安全评价不合格或产品卫生质量不符合要求的。

5.2　处罚条款

《消毒管理办法》第四十三条　消毒产品生产经营单位违法本办法第三十一条、第三十二条规定的,由县级以上地方卫生计生行政部门责令其限期改正,可以处 5 000 元以下罚款;造成感染性疾病暴发的,可以处 5 000 元以上 20 000 元以下的罚款。

6　引用规范性文件、标准、批复和法律解释等

6.1　《消毒产品卫生安全评价规定》。

6.2 《消毒产品卫生安全评价技术要求》。

6.3 《消毒技术规范》。

6.4 《健康相关产品国家卫生监督抽检规定》。

6.5 《消毒产品标签说明书管理规范》(GB 38598—2020)。

6.6 《国务院关于加强食品等产品安全监督管理的特别规定》(中华人民共和国国务院令第503号)。

7 注意事项

7.1 经营单位(非产品责任单位)经营产品卫生安全评价不合格或者产品卫生质量不符合要求的,对当事人给予行政处罚之外,需通报产品责任单位(非实际生产单位)和生产企业所在地卫生行政部门,移送相关材料。

7.2 对产品责任单位经营产品卫生安全评价不合格或者产品卫生质量不符合要求的,对当事人给予行政处罚之外,需通报产品生产企业所在地卫生行政部门,移送相关材料。

7.3 从经营单位抽检的产品需向产品责任单位和生产企业进行书面产品确认告知。

7.4 对涉及产品经营销售链条上的各级经销商也应进行调查。

(傅蓉华 撰写)

第六节　传染病防治常见行政处罚案由办案指引

一、医疗卫生机构医疗废物暂时贮存设施或者设备不符合卫生要求案

1　执法依据

《医疗废物管理条例》第五条第一款　县级以上各级人民政府卫生行政主管部门，对医疗废物收集、运送、贮存、处置活动中的疾病防治工作实施统一监督管理。

2　常见违法情形

2.1　未远离医疗区、食品加工区、人员活动区和生活垃圾存放场所。

2.2　无严密的封闭措施。

2.3　无防鼠、防蚊蝇、防蟑螂的安全措施。

2.4　未做到防止渗漏和雨水冲刷。

2.5　未做到易于清洁和消毒。

2.6　未避免阳光直射。

2.7　未设有明显的医疗废物警示标识和“禁止吸烟、饮食”的警示标识。

2.8　露天存放。

2.9　暂时贮存设施、设备应当定期消毒和清洗。

2.10　医疗废物运送人员及运送工具或车辆的进入无专用通道。

3　现场检查要点

3.1　检查前准备

3.1.1　各类文书资料　包括现场笔录、询问笔录、责令改正通

知书、谈话通知书、委托书、监督意见书等。

3.1.2 取证工具 包括执法记录仪、照相机或摄像机、记录笔等。

3.2 检查要求

3.2.1 检查中应至少2名卫生监督员、出示监督证并说明来意、佩戴执法记录仪实行全过程执法记录。

3.2.2 查看《医疗机构执业许可证》和《营业执照》/《事业单位法人证书》/《民办非企业单位登记证书》等，确认主体资质。

3.2.3 查看医疗废物暂存设施情况（包括距离、标识、防护设施、门窗、地面等）。

3.2.4 查看医疗废物管理制度、医疗废物交接登记记录、工作人员个人防护用品佩戴情况、培训及体检资料等。

4 应收集证据种类和证明内容

4.1 现场笔录 证明现场客观状况及涉嫌违法行为（客观、真实，内容齐全）

4.2 视听资料 照片或视频，确认医疗废物暂时贮存设施或者设备不符合卫生要求（标识、防护设施、门窗、地面）。

4.3 书证

4.3.1 《医疗机构执业许可证》和《营业执照》/《事业单位法人证书》/《民办非企业单位登记证书》复印件：证明违反主体资质。

4.3.2 谈话人身份证及委托书：确认身份、性质。

4.3.3 医疗废物交接记录、转运工具交接记录等：证明违法事实。

4.4 当事人的陈述 主要是医疗机构法定代表人或委托者，证明违法主体和违法事实。

4.5 证人证言 主要是管理人员和工作人员，证明违法事实。

5 法律法规适用

5.1 违反条款

《医疗废物管理条例》第十七条第一款、第二款 医疗卫生机构应当建立医疗废物的暂时贮存设施、设备，不得露天存放医疗废物；医疗废物暂时贮存的时间不得超过2天。

医疗废物的暂时贮存设施、设备，应当远离医疗区、食品加工区和人员活动区以及生活垃圾存放场所，并设置明显的警示标识和防渗漏、防鼠、防蚊蝇、防蟑螂、防盗以及预防儿童接触等安全措施。

《医疗卫生机构医疗废物管理办法》第二十一条　医疗卫生机构建立的医疗废物暂时贮存设施、设备应当达到以下要求：

（一）远离医疗区、食品加工区、人员活动区和生活垃圾存放场所，方便医疗废物运送人员及运送工具、车辆的出入；

（二）有严密的封闭措施，设专（兼）职人员管理，防止非工作人员接触医疗废物；

（三）有防鼠、防蚊蝇、防蟑螂的安全措施；

（四）防止渗漏和雨水冲刷；

（五）易于清洁和消毒；

（六）避免阳光直射；

（七）设有明显的医疗废物警示标识和"禁止吸烟、饮食"的警示标识。

5.2　处罚条款

《医疗废物管理条例》第四十六条第（一）项　医疗卫生机构、医疗废物集中处置单位违反本条例规定，有下列情形之一的，由县级以上地方人民政府卫生行政主管部门或者环境保护行政主管部门按照各自的职责责令限期改正，给予警告，可以并处5 000元以下的罚款；逾期不改正的，处5 000元以上3万元以下的罚款：（一）贮存设施或者设备不符合环境保护、卫生要求的。

《医疗卫生机构医疗废物管理办法》第四十条第（一）项　医疗卫生机构违反《医疗废物管理条例》及本办法规定，有下列情形之一的，由县级以上地方人民政府卫生行政主管部门责令限期改正、给予警告，可以并处5 000元以下的罚款；逾期不改正的，处5 000元以上3万元以下的罚款：（一）医疗废物暂时贮存地点、设施或者设备不符合卫生要求的。

6　引用规范性文件、标准、批复和法律解释等

6.1　《关于进一步加强医疗卫生机构医疗废物和生活垃圾管理的通知》（沪卫计监督〔2018〕036号）。

6.2　关于转发《关于进一步规范医疗废物管理工作的通知》的通知（沪卫计监督〔2018〕015号）。

6.3　《关于进一步加强本市医疗卫生机构医疗废物管理工作的通知》（沪卫计办监督〔2014〕004号）。

6.4　《医疗废物集中处置技术规范（试行）》环发〔2003〕206号。

6.5　《医疗废物专用包装袋、容器和警示标志标准》。

7　注意事项

不设住院病床的医疗卫生机构当难以设置独立的医疗废物暂时贮存库房时，应设立专门的医疗废物专用暂时贮存柜（箱）。

二、医疗卫生机构未将医疗废物按照类别分置于专用包装物或者容器案

1　执法依据

《医疗废物管理条例》第五条第一款　县级以上各级人民政府卫生行政主管部门，对医疗废物收集、运送、贮存、处置活动中的疾病防治工作实施统一监督管理。

2　常见违法情形

2.1　未使用专用包装物或容器。

2.2　未将产生的医疗废物进行分类收集。

2.3　医疗卫生机构使用的医疗废物专用包装物或者容器未做到防渗漏、防锐器穿透和密闭。

3　现场检查要点

3.1　检查前准备

3.1.1　各类文书资料　包括现场笔录、询问笔录、责令改正通知书、委托书、监督意见书等。

3.1.2　取证工具　包括执法记录仪、照相机或摄像机、记录笔等。

3.2　检查要求

3.2.1　检查中应至少2名卫生监督员、出示监督证并说明来意、佩戴执法记录仪实行全过程执法记录。

3.2.2　查看《医疗机构执业许可证》和《营业执照》/《事业单位法人证书》/《民办非企业单位登记证书》等，确认主体资质。

3.2.3　查看医疗废物收集过程中适用的包装物或容器是否符合规范。

3.2.4　查看医疗废物产生部门（如：输液室、检验科、口腔科、病房）暂存点、分类收集点现场状况，是否进行分类收集。

3.2.5　查看其他情况，包括医疗废物管理制度、交接记录、工作人员那个人防护及培训体检情况等。

4　应收集证据种类及证明内容

4.1　现场笔录　证明现场客观状况及涉嫌违法行为（客观、真实，内容齐全）。

4.2　视听资料　照片或视频，证明使用的专用包装袋或容器不符合要求或未进行分类收集。

4.3　书证

4.3.1　《医疗机构执业许可证》和《营业执照》/《事业单位法人证书》/《民办非企业单位登记证书》复印件：证明违反主体资质。

4.3.2　谈话人身份证及委托书：确认身份、性质。

4.3.3　医疗废物交接记录、转运工具交接记录等：证明违法事实。

4.4　当事人的陈述　主要是医疗机构法定代表人或委托者，证明违法主体和违法事实。

4.5　证人证言　主要是管理人员和工作人员，证明违法事实。

5　法律法规适用

5.1　违反条款

《医疗废物管理条例》第十六条第一款　医疗卫生机构应当及时收集本单位产生的医疗废物，并按照类别分置于防渗漏、防锐器穿透的专用包装物或者密闭的容器内。

5.2　处罚条款

《医疗卫生机构医疗废物管理办法》第四十六条第(二)项　医疗卫生机构、医疗废物集中处置单位违反本条例规定，有下列情形之一的，由县级以上地方人民政府卫生行政主管部门或者环境保护行政主管部门按照各自的职责责令限期改正，给予警告，可以并处5 000元以下的罚款；逾期不改正的，处5 000元以上3万元以下的罚款：(二)未将医疗废物按照类别分置于专用包装物或者容器的。

6　引用规范性文件、标准、批复和法律解释等

6.1　《关于进一步加强医疗卫生机构医疗废物和生活垃圾管理的通知》(沪卫计监督〔2018〕036号)。

6.2　关于转发《关于进一步规范医疗废物管理工作的通知》的通知(沪卫计监督〔2018〕015号)。

6.3　《关于进一步加强本市医疗卫生机构医疗废物管理工作的通知》(沪卫计办监督〔2014〕004号)。

6.4　《医疗废物集中处置技术规范(试行)》环发〔2003〕206号。

6.5　《医疗废物专用包装袋、容器和警示标志标准》。

6.6　《医疗废物分类目录(2021年版)》国卫医函〔2021〕238号。

7　注意事项

7.1　非传染病区使用或者未用于传染病患者、疑似传染病患者以及采取隔离措施的其他患者的输液瓶(袋)，盛装消毒剂、透析液的空容器，一次性医用外包装物，废弃的中草药与中草药煎制后的残渣，盛装药物的药杯，尿杯，纸巾、湿巾、尿不湿、卫生巾、护理垫等一次性卫生用品，医用织物以及使用后的大、小便器等。居民日常生活中废弃的一次性口罩不属于医疗废物。

7.2　患者自行用于按压止血而未收集于医疗废物容器中的棉签、棉球、输液贴全过程不按照医疗废物管理。

7.3　密封药瓶、安瓿瓶等玻璃药瓶、导丝：如果盛装容器满足防渗漏、防刺破要求，并有医疗废物标识或者外加一层医疗废物包装袋。标签为损伤性废物，并注明名称，可不使用利器盒收集。

7.4　允许少量的药物性废物可以混入感染性废物，但应当在标签上注明。

三、未建立消毒管理组织，制定消毒管理制度，执行国家有关规范、标准和规定，定期开展消毒与灭菌效果检测工作案

1　执法依据

《消毒管理办法》第三条　国家卫生计生委主管全国消毒监督管理工作。

2　常见违法情形

2.1　未建立消毒管理组织，未查见消毒管理组织的组织结构、人员组成及其职责的书面材料。

2.2　未制定消毒卫生工作的管理制度。

2.3　未执行国家有关规范、标准和规定的要求，这些规范、标准和规定与消毒卫生工作有关。

2.4　未开展或未定期开展消毒与灭菌效果检测工作，开展消毒与灭菌效果检测工作的具体检测内容和检测周期不符合国家有关规范、标准和规定的要求。

3 现场检查要点

3.1 检查前准备

3.1.1 各类文书资料 包括现场笔录、询问笔录、责令改正通知书、委托书、监督意见书、非产品样品采样记录等。

3.1.2 取证工具 包括执法记录仪、照相机或摄像机、记录笔等。

3.1.3 仪器设备：紫外线辐照计、各类指示卡。

3.2 检查要求

3.2.1 检查中应至少2名卫生监督员、出示监督证并说明来意、佩戴执法记录仪实行全过程执法记录。

3.2.2 查看《医疗机构执业许可证》和《营业执照》/《事业单位法人证书》/《民办非企业单位登记证书》等，确认主体资质。

3.2.3 查看消毒管理组织的相关文件、人员任命的相关书面材料。

3.2.4 查看相关管理制度的书面材料。

3.2.5 查看消毒与灭菌效果检测工作的记录、报告等书面材料，核实检测内容、检测周期等是否符合规范，如：压力蒸汽灭菌器生物监测供应室是否每周一次、＜60 L的压力蒸汽灭菌锅生物监测是否少于每月1次、消毒内镜是否每季度进行生物学监测、是否开展污水消毒效果监测等。

3.2.6 查看消毒灭菌操作流程、灭菌物品包装，如是否使用过期、失效的消毒剂；口腔灭菌器械封包、灭菌装载是否符合要求、器械储存有效期是否超期等；医院消毒供应中心剪刀、血管钳等轴节类器械是否完全锁扣，是否使用下排气压力蒸汽灭菌方式对管腔器械进行灭菌等。

3.2.7 必要时开展灭菌效果监测、污水余氯现场检测或采集标本送实验室进行检测。

4 应收集证据种类及证明内容

4.1 现场笔录 证明现场客观状况及涉嫌违法行为（客观、真

实，内容齐全）。

4.2　视听资料　照片或视频，证明相关内容是否符合国家规范、标准和规定。

4.3　书证

4.3.1　《医疗机构执业许可证》和《营业执照》/《事业单位法人证书》/《民办非企业单位登记证书》复印件：证明违反主体资质。

4.3.2　谈话人身份证及委托书：确认身份、性质。

4.3.3　消毒灭菌记录、消毒、灭菌效果监测记录等：证明违法事实。

4.4　当事人的陈述　主要是医疗机构法定代表人或委托者，证明违法主体和违法事实。

4.5　证人证言　主要是管理人员和工作人员，证明违法事实。

4.6　鉴定结论　证明消毒灭菌效果。

5　法律法规适用

5.1　违反条款

《消毒管理办法》第四条　医疗卫生机构应当建立消毒管理组织，制定消毒管理制度，执行国家有关规范、标准和规定，定期开展消毒与灭菌效果检测工作。

5.2　处罚条款

《消毒管理办法》第四十二条　医疗卫生机构违反本办法第四、五、六、七、八、九条规定的，由县级以上地方卫生计生行政部门责令限期改正，可以处 5 000 元以下罚款；造成感染性疾病暴发的，可以处 5 000 元以上 20 000 元以下罚款。

6　引用规范性文件、标准、批复和法律解释等

6.1　《关于加强医疗机构医用织物洗涤消毒管理工作的通知》。

6.1　《医院消毒供应中心第 1 部分：管理规范》（WS 310.1—2016）。

6.2　《医院消毒供应中心第 2 部分：清洗消毒及灭菌技术操作

规范》(WS 310.2—2016)。

6.3 《医院消毒供应中心第3部分：清洗消毒及灭菌效果监测标准》(WS 310.3—2016)。

6.4 《口腔器械消毒灭菌技术操作规范》(WS 506—2016)。

6.5 《软式内镜清洗消毒技术规范》(WS 507—2016)。

6.6 《消毒与灭菌效果的评价方法与标准》(GB 15981—1995)。

6.7 《医院消毒卫生标准》(GB 15982—2012)。

6.8 《医疗机构水污染物排放标准》(GB 18466—2005)。

……

7　注意事项

注意医疗机构类别，不同类别医疗机构(如污水检测指标、周期、院感部门的设置及配备人数标准等)的执行标准不一致。

(傅蓉华　撰写)

第七节　医疗执业常见行政处罚案由办案指引

一、无证行医案

1　执法依据

《中华人民共和国基本医疗卫生与健康促进法》第八十六条第二款　县级以上人民政府卫生健康主管部门对医疗卫生行业实行属地化、全行业监督管理。

《中华人民共和国中医药法》第五条第二款　县级以上地方人民政府中医药主管部门负责本行政区域的中医药管理工作。县级以上地方人民政府其他有关部门在各自职责范围内负责与中医药管理有关的工作。

《中华人民共和国医师法》第四条第二款　县级以上地方人民

政府卫生健康主管部门负责本行政区域内的医师管理工作。县级以上地方人民政府教育、人力资源社会保障、中医药等有关部门在各自职责范围内负责有关的医师管理工作。

《医疗机构管理条例》第五条第二款 县级以上地方人民政府卫生行政部门负责本行政区域内医疗机构的监督管理工作。

《中医诊所备案暂行规定》第三条第二款 县级以上地方中医药主管部门负责本行政区域内中医诊所的监督管理工作。

2 常见违法情形

2.1 未取得《医疗机构执业许可证》擅自执业。

2.2 外出健康体检、义诊未备案的。

2.3 医师执业地点注册在外省的。

2.4 未取得医师执业证书行医的。

3 现场检查要点

3.1 检查前准备

3.1.1 各类文书资料 包括现场笔录、询问笔录、责令改正通知书、谈话通知书、委托书、监督意见书、证据先行保存登记决定书、物品清单、封条等。

3.1.2 取证工具 包括执法记录仪、照相机或摄像机、录音笔等。

3.1.3 一户一档查询 核实检查对象基本信息,是否曾经受到过卫生行政处罚。

3.2 检查要求

3.2.1 检查中应至少2名卫生监督员、出示监督证并说明来意、佩戴执法记录仪实行全过程执法记录。

3.2.2 查看行医场所门口查见的标识、名称、科室挂牌等。

3.2.3 查看是否有医务人员正在给病人开展诊疗活动。

3.2.4 查看医疗执业活动所使用的药品、器械和产生的医疗废物等,对现场查见的药品器械开具《证据先行保存登记决定书》或

《物品清单》,不宜当场清点的使用《封条》先行封装。

3.2.5　查看有无医学文书如病历、处方、检验报告、诊断报告等,以及与诊疗活动相关的登记本、检查治疗单等书证。

3.2.6　对就诊病人、周边居民进行调查询问,了解行医人员、行医时间、开展治疗项目等。

3.2.7　查看有无诊疗活动的收费发票、清单、财务往来证明等,确定违法所得数额、无违法所得或有违法所得但无法确定准确数额。

3.2.8　查看有无医疗业务合作的合同、医疗广告、名片等。

3.2.9　确认违法主体:查看行医人员身份证明、相关的执业证书、职称证书、毕业证书等,涉及诊所的医师的核实执业年限;如是单位开办的,查看营业执照、法人证书等。

3.2.10　核查有无给患者造成伤害的材料,包括经具有相应资质的部门鉴定的相关文书等证据(如司法鉴定资料、医疗机构鉴定伤害程度的资料等),涉嫌构成非法行医罪的,移送公安部门处理。

3.2.11　核实是否涉及使用假药、劣药,查阅《药品管理法》可直接认定或经具有相应资质的部门鉴定的相关文书等证据,涉嫌使用假药、劣药的,移送市场监管部门处理。

3.2.12　查阅是否有签订租赁房屋的书面资料,或向房东调查租赁时间。

3.2.13　涉嫌构成非法行医罪的,移送公安部门处理。

3.2.14　查阅当事人是否申请办理《医疗机构执业许可证》,但尚未核准的有关材料。

3.2.15　如当事人取得《医疗机构执业许可证》,核实目前行医场所地址是否在登记范围内。

3.2.16　如医疗机构开展外出健康体检、义诊,核实是否办理备案手续。

4　应收集的证据种类及证明内容

4.1　现场笔录

客观、详细记录现场情况，包括并不限于：具体地址、当事人信息、患者信息、具体违法行为、所涉及的药品器械、医疗文书、票据等，证明违法事实。

4.2　当事人陈述

对现场检查中发现的违法行为，向当事人确认，并补充完善现场未能查实的违法情节，包括并不限于以下内容：行医人资质、违法行为的持续时间、曾经被处罚情况、违法所得、药品、医疗器械的来源、数量、金额、房屋租赁信息、给患者造成伤害的情况，证明违法事实。

4.3　证人证言

对现场检查中发现的违法行为，向患者、房东、村居干部等相关证人，核实当事人的违法事实，包括并不限于以下内容：行医人身份、违法行为的具体地址、违法行为的具体内容、就诊次数及持续时间、费用的支付方式及金额、患者的伤害情况等，证明违法事实。

4.4　书证

4.4.1　当事人或行医人身份证明：营业执照、法人证书、居民身份证、委托书等，证明主体资格。

4.4.2　当事人或行医人资质的证明：《医疗机构执业许可证》《医师执业证书》《卫生专业技术资格证书》等，证明主体资格。

4.4.3　医疗文书：证明违法事实。

4.4.4　收据、发票、往来款证明：证明违法事实。

4.4.5　业务合同：证明违法事实。

4.4.6　协查函、答复函、移送书、抄告书：证明履职行为。

4.4.7　历次查处的文书资料：证明违法事实。

4.4.8　其他能证明当事人违法的书面材料。

4.5　视听资料

4.5.1　现场拍摄的照片、视频：证明违法事实。

4.5.2　证人提供的足以证明当事人违法的照片、视频：证明违法事实。

4.5.3　当事人发布的医疗广告视频、自媒体视频等：证明违法事实。

4.6　电子数据

当事人违法行为中产生的医疗数据，如电子病历、医学检验报告等，证明违法事实。

4.7　物证

当事人用于实施违法行为的药品、医疗器械：证明违法事实。

4.8　鉴定意见

包括司法鉴定报告、医疗机构伤害鉴定报告、药监部门药品的鉴定结论等，证明是否涉嫌非法行医罪或使用假药劣药的事实。

5　法律法规适用

5.1　违反条款

5.1.1　《中华人民共和国基本医疗卫生与健康促进法》第三十八条第二款　医疗机构依法取得执业许可证。禁止伪造、变造、买卖、出租、出借医疗机构执业许可证。

5.1.2　《中华人民共和国医师法》第十三条第四款　未注册取得医师执业证书，不得从事医师执业活动。

5.1.3　《中华人民共和国医师法》第十四条第一款　医师经注册后，可以在医疗卫生机构中按照注册的执业地点、执业类别、执业范围执业，从事相应的医疗卫生服务。

5.1.4　《中华人民共和国中医药法》第十四条第二款　举办中医诊所的，将诊所的名称、地址、诊疗范围、人员配备情况等报所在地县级人民政府中医药主管部门备案后即可开展执业活动。中医诊所应当将本诊所的诊疗范围、中医医师的姓名及其执业范围在诊所的明显位置公示，不得超出备案范围开展医疗活动。具体办法由国务院中医药主管部门拟订，报国务院卫生行政部门审核、发布。

5.1.5 《医疗机构管理条例》第二十三条　任何单位或者个人，未取得《医疗机构执业许可证》或者未经备案，不得开展诊疗活动。

5.1.6 《中医诊所备案管理暂行规定》第四条　举办中医诊所的，报拟举办诊所所在地县级中医药主管部门备案后即可开展执业活动。

5.2　处罚条款

5.2.1 《中华人民共和国基本医疗卫生与健康促进法》第九十九条第一款　违反本法规定，未取得医疗机构执业许可证擅自执业的，由县级以上人民政府卫生健康主管部门责令停止执业活动，没收违法所得和药品、医疗器械，并处违法所得五倍以上二十倍以下的罚款，违法所得不足一万元的，按一万元计算。

5.2.2 《中华人民共和国医师法》第五十七条　违反本法规定，医师未按照注册的执业地点、执业类别、执业范围执业的，由县级以上人民政府卫生健康主管部门或者中医药主管部门责令改正，给予警告，没收违法所得，并处一万元以上三万元以下的罚款；情节严重的，责令暂停六个月以上一年以下执业活动直至吊销医师执业证书。

5.2.3 《中华人民共和国医师法》第五十九条　违反本法规定，非医师行医的，由县级以上人民政府卫生健康主管部门责令停止非法执业活动，没收违法所得和药品、医疗器械，并处违法所得二倍以上十倍以下的罚款，违法所得不足一万元的，按一万元计算。

5.2.4 《中华人民共和国中医药法》第五十六条第一款　违反本法规定，举办中医诊所、炮制中药饮片、委托配制中药制剂应当备案而未备案，或者备案时提供虚假材料的，由中医药主管部门和药品监督管理部门按照各自职责分工责令改正，没收违法所得，并处三万元以下罚款,向社会公告相关信息;拒不改正的,责令停止执业活动或者责令停止炮制中药饮片、委托配制中药制剂活动,其直接责任人员五年内不得从事中医药相关活动。

5.2.5 《医疗机构管理条例》第四十三条第二款　诊所未经备案执业的,由县级以上人民政府卫生行政部门责令其改正,没收违法所得,并处3万元以下罚款;拒不改正的,责令其停止执业活动。

5.2.6 《中医诊所备案管理暂行规定》第二十条　违反本办法规定,未经县级中医药主管部门备案擅自执业的,由县级中医药主管部门责令改正,没收违法所得,并处三万元以下罚款,向社会公告相关信息;拒不改正的,责令其停止执业活动,其直接责任人员自处罚决定作出之日起五年内不得从事中医药相关活动。

5.3　不同设置主体和行医人的法律适用

5.3.1　设置者和行医者不是同一人

根据设置者设置的行医场所不同和行医者是否为执业医师,按照不同的法律法规分别处罚。

5.3.1.1　对设置者的处罚依据

5.3.1.1.1　设置者设置了除诊所之外类似其他类别的医疗机构的,依据《中华人民共和国基本医疗卫生与健康促进法》第九十九条第一款给予处罚。

5.3.1.1.2　设置者设置了中医诊所,对照《中医诊所备案管理暂行办法》和《中医诊所基本标准(2023年版)》,符合备案条件应当备案而未备案的,依据《中华人民共和国中医药法》第五十六条第一款给予处罚;不符合备案条件而无法备案擅自执业的,依据《医疗机构管理条例》第四十三条第二款给予处罚。

5.3.1.1.3　设置者设置了除中医诊所之外的其他类型的诊所,包括普通诊所、医疗美容诊所、口腔诊所、中医(综合)诊所和中西医结合诊所,未经备案执业的,依据《医疗机构管理条例》第四十三条第二款给予处罚。

5.3.1.2　对行医人的处罚

5.3.1.2.1　行医者为执业医师，无证场所行医的，按照《中华人民共和国医师法》第五十七条给予行政处罚。

5.3.1.2.2　行医者为非医师的，按照《中华人民共和国医师法》第五十九条非医师行医给予处罚。

5.3.2　设置者和行医者是同一人

5.3.2.1　设置者为执业医师

调查取证过程中，如果医师设置行医场所的证据和医师不在执业地点执业的证据均确凿充分，应当依据《行政处罚法》第二十九条的规定同一违法行为违反多个法律规范应当给予处罚的，按照罚款数额高的规定处罚，注意“罚款数额高的规定”应理解为对两种法律责任中罚款幅度的直接比较。

5.3.2.1.1　执业医师设置了除诊所之外类似其他类别的行医场所，并在此无证场所行医。

《中华人民共和国基本医疗卫生与健康促进法》第九十九条第一款和《中华人民共和国医师法》第五十七条均规定了没收违法所得，《中华人民共和国基本医疗卫生与健康促进法》规定并处违法所得五倍以上二十倍以下的罚款，违法所得不足一万元的，按一万元计算，以此计算罚款的数额最低五万元，明显高于《中华人民共和国医师法》规定的一万元以上三万元以下的罚款，故应依据《中华人民共和国基本医疗卫生与健康促进法》第九十九条第一款给予处罚。

5.3.2.1.2　执业医师设置了中医诊所应当备案而未备案，并在此行医。

《中华人民共和国中医药法》第五十六条第一款和《中华人民共和国医师法》第五十七条罚款上限均为三万元。但《中华人民共和国医师法》第五十七条规定罚款的下限为一万元，《中华人民共和国中医药法》第五十六条第一款未设置下限，因此应依据《中华人民共和国医师法》第五十七条给予处罚。

5.3.2.1.3　执业医师设置了除中医诊所之外的类似其他类型的诊所，并在此行医。

《医疗机构管理条例》第四十三条第二款和《中华人民共和国医师法》第五十七条罚款上限均为三万元，但《中华人民共和国医师法》第五十七条规定罚款下限为一万元，《医疗机构管理条例》第四十三条第二款未设置下限，因此应依据《中华人民共和国医师法》第五十七条给予处罚。另外《中华人民共和国医师法》相对于《医疗机构管理条例》是上位法，按照上位法优于下位法的原则，也应当按照《中华人民共和国医师法》给予处罚。

5.3.2.2　设置者和行医者是同一人，且为非医师

调查取证过程中，如果非医师设置行医场所的证据和非医师行医的证据均确凿充分，应当依据《行政处罚法》第二十九条的规定，按照罚款数额高的规定处罚。

5.3.2.2.1　非医师设置了除诊所之外类似其他类别的行医场所，并在此无证场所行医。

《中华人民共和国基本医疗卫生与健康促进法》第九十九条第一款和《中华人民共和国医师法》第五十九条均规定了没收违法所得，且按照违法所得的倍数罚款，违法所得不足一万元的，按一万元计算。《中华人民共和国基本医疗卫生与健康促进法》是并处违法所得五倍以上二十倍以下的罚款，《中华人民共和国医师法》是并处违法所得二倍以上十倍以下的罚款。《中华人民共和国基本医疗卫生与健康促进法》的罚款数额明显高于《中华人民共和国医师法》，应当依据《中华人民共和国基本医疗卫生与健康促进法》第九十九条第一款给予处罚。

5.3.2.2.2　非医师设置了任何类型的类似诊所的行医场所，并在此行医。

《医疗机构管理条例》第四十三条第二款和《中华人民共和国医师法》第五十九条均规定了没收违法所得，《医疗机构管理条例》罚

款上限是三万元，未设置下限；《中华人民共和国医师法》是并处违法所得二倍以上十倍以下的罚款，违法所得不足一万元的，按一万元计算。按最低无违法所得计算，罚款幅度应为二万元以上十万元以下，上限和下限均高于《医疗机构管理条例》，故应按照《中华人民共和国医师法》第五十九条给予处罚。按照上位法优于下位法的原则，也应当按照《中华人民共和国医师法》第五十九条给予处罚。

5.3.3　无固定场所的行医者

未设置固定场所的行医者是执业医师的，按照《中华人民共和国医师法》第五十七条处罚；行医者是非医师的，按照《中华人民共和国医师法》第五十九条处罚。

6　引用规范性文件、标准、批复和法律解释等

6.1　《中华人民共和国基本医疗卫生与健康促进法》。

6.2　《中华人民共和国医师法》。

6.3　《中华人民共和国中医药法》。

6.4　《医疗机构管理条例》。

6.5　《中医诊所备案管理暂行规定》。

6.6　国家卫生计生委关于“医护到家”平台合法性问题的批复（医卫医函〔2017〕476 号）。

6.7　国家卫生计生委关于“超声刀”美容属于医疗美容行为的批复（国卫医函〔2016〕354 号）。

6.8　国家卫生计生委关于美容培训机构学员相互注射定性问题的批复（国卫监督函〔2016〕61 号）。

6.9　国家卫生计生委关于重庆市卫生计生委康复按摩活动定性有关问题的批复（国卫法制函〔2014〕168 号）。

6.10　国家中医药管理局办公室、国家卫生和计划生育委员会办公厅关于打击非法行医专项行动中有关中医监督问题的批复（国中医药办法监发〔2014〕9 号）。

6.11　国家中医药管理局办公室关于有关举报案件中涉及中

医诊疗行为判定事宜的函(国中医药政函〔2009〕42号)卫生部关于纹身不纳入医疗美容项目管理的批复(卫医政函〔2009〕293号)。

6.12 卫生部关于非法行医有关问题的批复(卫政法发〔2007〕185号)。

6.13 卫生部关于医学生毕业后暂未取得医师资格从事诊疗活动有关问题的批复(卫政法发〔2005〕357号)。

6.14 卫生部、国家中医药管理局关于中医推拿按摩等活动管理中有关问题的通知(国中医药发〔2005〕45号)。

6.15 卫生部关于对穴位按摩治疗近视等有关问题的批复(卫医发〔2004〕380号)。

6.16 卫生部办公厅关于正规医学专业学历毕业生试用期间的医疗活动是否属于非法行医的批复(卫办医发〔2002〕58号)。

7 注意事项

7.1 在无证行医案件查处中,发现涉嫌犯罪情形(非法行医罪、妨碍药品管理罪、诈骗罪、生产销售伪劣产品罪等)的,应制作《案件移送书》,将案件移送至属地公安机关,并定期追踪案件办理情况,将回函或处置结果归入执法卷宗。

7.2 行刑衔接的案件,经移送公安部门后无罪释放的,若涉嫌无证行医的,依法给予行政处罚。

7.3 在无证行医案件查处中,除依法给予行政处罚以外,对涉及药品、房屋租赁等其他部门职责的线索,依法移送相关行政机关,并将回函归入执法卷宗。

7.3.1 对案件调查中涉嫌违法违规销售、使用药品、医疗器械,或者涉嫌销售、使用假药劣药的,或者发现价值超过1万元药品、医疗器械的,依法移送市场监管部门,加强流通领域监管、溯源调查。

7.3.2 对案件调查中涉及房屋租赁的线索,依法移送城管执法部门,加强房屋租赁行为监管。

7.3.3　对案件调查中涉及其他违法线索或其他行政机关管辖的，依法移送相应职能机关。

7.4　经行刑衔接或行政移送的无证行医案件，应当于3日内在一户一档中维护相应的处置信息。

7.5　在无证行医案件查处中，对无证行医相关线索应当及时抄告属地街镇政府，加强日常排摸和追踪巡查。

二、非卫生技术人员从事医疗卫生技术工作案

1　执法依据

《医疗机构管理条例》第五条第二款　县级以上地方人民政府卫生行政部门负责本行政区域内医疗机构的监督管理工作。

《医疗机构管理条例实施细则》第六十六条　各级卫生计生行政部门负责所辖区域内医疗机构的监督管理工作。

2　常见违法情形

2.1　使用未按照国家有关法律、法规和规章的规定取得卫生技术人员资格或者职称的人员从事医疗卫生技术工作的。

2.2　使用卫生技术人员从事本专业以外的诊疗活动的。

2.3　安排未取得医师资格的医学专业毕业生独立从事临床工作的。

2.4　聘用取得医师资格但未经医师注册取得执业证书的人员从事医师执业活动的。

2.5　使用执业助理医师单独开展诊疗活动的（临床执业助理医师经执业注册，并取得设区的市级以上卫生行政部门颁发的院前急救培训合格证书后，在急救站点通过救护车辆无线通讯或远程会诊系统，在执业医师指导下可以从事相应的执业活动）。

2.6　使用医技人员出具影像、病理、超声、心电图等诊断性报告。

2.7　使用因行政处罚而暂停执业的医护人员从事医疗执业活

动的。

3　现场检查要点

3.1　检查前准备

3.1.1　各类文书资料　包括现场笔录、询问笔录、责令改正通知书、委托书、监督意见书、非产品样品采样记录等。

3.1.2　取证工具　包括执法记录仪、照相机或摄像机、记录笔等。

3.2　检查要求

3.2.1　检查中应至少 2 名卫生监督员、出示监督证并说明来意、佩戴执法记录仪实行全过程执法记录。

3.2.2　查看《医疗机构执业许可证》和《营业执照》/《事业单位法人证书》/《民办非企业单位登记证书》等，确认主体资质。

3.2.3　查看当事人使用人员从事医疗执业活动的证据：医疗文书、开展诊疗活动的收费票据等。

3.2.4　查看当事人使用的卫生技术人员资格或资质证明：《医师资格证书》《医师执业证书》《护士执业证书》《卫生技术人员专业技术任职资格证书》等。

3.2.5　查看医疗机构聘用的证据：劳动合同、聘用合同等。

4　应收集的证据种类及证明内容

4.1　现场笔录　证明现场客观状况及涉嫌违法行为（客观、真实、内容齐全）。

4.2　视听资料　照片或视频，证明当事人使用未取得卫生技术人员从事医疗执业活动的证据。

4.3　书证

4.3.1　《医疗机构执业许可证》和《营业执照》/《事业单位法人证书》/《民办非企业单位登记证书》复印件：证明违法主体资质。

4.3.2　谈话人身份证及委托书：确认身份、性质。

4.3.3　医疗文书、开展诊疗活动的收费票据等复印件：证明当事人使用非卫生技术人员从事医疗执业活动。

4.3.4 《医师资格证书》《医师执业证书》《护士执业证书》《卫生技术人员专业技术任职资格证书》等复印件：证明当事人使用的人员未取得卫生技术人员资格或资质不符要求的证据。

4.3.5 劳动合同、聘用合同：证明相关人员由医疗机构聘用。

4.3.6 其他：相关人员已提交的注册申请材料、给患者造成伤害的证据如医疗损害鉴定书等。

4.4 当事人的陈述　主要是医疗机构法定代表人或委托者，证明违法主体和违法事实。

4.5 证人证言　主要是管理人员和工作人员，证明违法事实。

5　法律法规适用

5.1　违反条款

《医疗机构管理条例》第二十七条　医疗机构不得使用非卫生技术人员从事医疗卫生技术工作。

5.2　处罚条款

《医疗机构管理条例》第四十七条　违反本条例第二十七条规定，使用非卫生技术人员从事医疗卫生技术工作的，由县级以上人民政府卫生行政部门责令其限期改正，并可以处以1万元以上10万元以下的罚款；情节严重的，吊销其《医疗机构执业许可证》或者责令其停止执业活动。

6　引用规范性文件、标准、批复和法律解释等

6.1 《国家卫生计生委关于儿科医师出具超声心动图和心电图诊断报告等有关问题的批复》(国卫医函〔2017〕218号)。

6.2 《卫生部关于临床执业助理医师在急救机构执业有关问题的批复》(卫医政函〔2011〕31号)。

6.3 《卫生部关于外科执业医师出具B超诊断报告有关问题的批复》(卫医政函〔2009〕463号)。

6.4 《卫生部关于内科执业医师出具心电图诊断报告单有关

问题的批复》(卫医政函〔2008〕第557号)。

6.5 《卫生部关于实施吊销〈医疗机构执业许可证〉有关问题的批复》(卫医法发〔2006〕第327号)。

6.6 《卫生部关于医学生毕业后暂未取得医师资格从事诊疗活动有关问题的批复》(卫政法发〔2005〕357号)。

6.7 《卫生部关于取得医师资格但未经执业注册的人员开展医师执业活动有关问题的批复》(卫政法发〔2004〕178号)。

6.8 《卫生部关于医技人员出具相关检查诊断报告问题的批复》(卫政法发〔2004〕163号)。

6.9 《精神科及神经内科医师开展脑电图诊疗的批复》(市卫监所,2015.9.16会议纪要)。

6.10 《上海市非中医类别执业医师开展中医诊疗活动执业管理办法》(沪卫规〔2022〕1号)。

7 注意事项

7.1 执业范围为内科并从事心血管内科诊疗工作的执业医师可以出具心电图诊断报告单。

7.2 执业范围仅为外科专业的医师在临床工作中可以使用B超观察病情,但不能出具B超诊断报告。

7.3 执业范围为儿科专业并从事儿科心血管诊疗工作的医师,应当在其注册的执业范围内从事相关诊疗活动,不能出具超声心动图和心电图诊断报告等。

7.4 执业范围为精神科和执业范围为内科并从事神经内科诊疗工作的执业医师经相关培训后可以出具脑电图、脑地形图诊断报告单。

7.5 非中医类别执业医师开展中医活动参照《上海市非中医类别执业医师开展中医诊疗活动执业管理办法》规定。

7.6 医师注册后有下列情况之一的,不属于超范围执业:对病人实施紧急医疗救护的;临床医师依据《住院医师规范化培训规定》

和《全科医师规范化培训试行办法》等，进行临床转科的；依据国家有关规定，经医疗、预防、保健机构批准的卫生支农、会诊、进修、学术交流、承担政府交办的任务和卫生行政部门批准的义诊等；省级以上卫生行政部门规定的其他情形。

三、允许未取得护士执业证书的人员或者允许未办理执业地点变更手续、延续执业注册有效期的护士在本机构从事诊疗技术规范规定的护理活动案

1　执法依据

《护士条例》第五条第二款　县级以上地方人民政府卫生主管部门负责本行政区域的护士监督管理工作。

2　常见违法情形

2.1　未取得《护士执业证书》的人员。

2.2　未按照规定办理执业地点变更手续的护士。

2.3　护士执业注册有效期届满未延续执业注册的护士。

2.4　在教学、综合医院进行护理临床实习的人员未在护士(师)指导下，独立开展有关工作的。

3　现场检查要点

3.1　检查前准备

3.1.1　各类文书资料　包括现场笔录、询问笔录、责令改正通知书、委托书、监督意见书等。

3.1.2　取证工具　包括执法记录仪、照相机或摄像机、录音笔等。

3.2　检查要求

3.2.1　检查中应至少2名卫生监督员、出示监督证并说明来意、佩戴执法记录仪实行全过程执法记录。

3.2.2　查看《医疗机构执业许可证》和《营业执照》/《事业单位法人证书》/《民办非企业单位登记证书》等，确认主体资质。

3.2.3 抽查在岗护士，查看其是否具有《护士执业证书》：包括真实性、有效期和注册的执业地点，通过护士电子化注册系统查询护士注册情况。

3.2.4 检查在医院实习的和毕业后未经注册的护士是否独立从事护理工作。

3.2.5 查看护士排班表、交班表、护理记录、治疗单、输液单、医嘱单等。

3.2.6 查看劳动合同或聘用合同等。

4 应收集的证据种类和证明内容

4.1 现场笔录 证明现场客观状况及涉嫌违法行为（客观、真实，内容齐全）。

4.2 视听资料 照片或视频，证明护士从事护理活动的证据。

4.3 书证

4.3.1 《医疗机构执业许可证》和《营业执照》/《事业单位法人证书》/《民办非企业单位登记证书》复印件：证明违法主体资质。

4.3.2 谈话人身份证及委托书：确认身份、性质。

4.3.3 排班表、交班表、护理记录、治疗单、输液单、医嘱单等复印件：证明当事人聘用护士从事护理活动。

4.3.4 毕业证书、已提交（尚未批准）的执业注册申请材料护士执业证书复印件及护士注册系统截屏：证明护士身份及注册情况。

4.3.5 劳动合同、聘用合同：证明相关人员由医疗机构聘用。

4.4 当事人的陈述 主要是医疗机构法定代表人或委托者，证明违法主体和违法事实。

4.5 证人证言 主要是管理人员、护士及患者，证明违法事实。

5 法律法规适用

5.1 违反条款

《护士条例》第二十一条 医疗卫生机构不得允许下列人员在本机构从事诊疗技术规范规定的护理活动：

（一）未取得《护士执业证书》的人员；

（二）未依照本条例第九条的规定办理执业地点变更手续的护士；

（三）护士执业注册有效期届满未延续执业注册的护士。

在教学、综合医院进行护理临床实习的人员应当在护士指导下开展有关工作。

5.2 处罚条款

《护士条例》第二十八条第（二）项 医疗卫生机构有下列情形之一的，由县级以上地方人民政府卫生主管部门依据职责分工责令限期改正，给予警告；逾期不改正的，根据国务院卫生主管部门规定的护士配备标准和在医疗卫生机构合法执业的护士数量核减其诊疗科目，或者暂停其6个月以上1年以下执业活动；国家举办的医疗卫生机构有下列情形之一、情节严重的，还应当对负有责任的主管人员和其他直接责任人员依法给予处分：

（二）允许未取得《护士执业证书》的人员或者允许未依照本条例规定办理执业地点变更手续、延续执业注册有效期的护士在本机构从事诊疗技术规范规定的护理活动的。

6 引用规范性文件、标准、批复和法律解释等

6.1 《上海市护士区域注册管理办法》。

6.2 《卫生部办公厅、国家中医药管理局办公室关于加强护士执业注册工作的通知》（卫办医发〔2004〕198号）。

7 注意事项

护士未依照规定办理执业地点变更手续，此处执业地点应理解为某行政区划，非某医疗机构。如果监督检查中发现某医疗机构使用的护士执业注册在上海市但未注册或备案在该机构，该情形不满足本案由构成要件，不应予以行政处罚，应按照《上海市护士区域注册管理办法》第十三条以及《上海市医疗卫生机构不良执业行为记分管理办法》相关规定，给予记分处理。

（吴梦安 撰写）

第八节　职业卫生常见行政处罚案由办案指引

一、未按照规定及时、如实向卫生行政部门申报产生职业病危害的项目案

1　执法依据

《中华人民共和国职业病防治法》第九条　县级以上地方人民政府、卫生行政部门、劳动保障行政部门依据各自职责，负责本行政区域内职业病防治的监督管理工作。县级以上地方人民政府有关部门在各自的职责范围内负责职业病防治的有关监督管理工作。

2　违法情形

2.1　未进行职业病危害项目申报。

2.2　职业病危害项目申报不全。

2.3　未按照规定时限进行职业病危害项目申报。

3　现场检查要点

3.1　检查前准备

3.1.1　各类文书资料　包括现场笔录、询问笔录、责令改正通知书、委托书、监督意见书等。

3.1.2　取证工具　包括执法记录仪、照相机或摄像机、录音笔等。

3.1.3　仪器设备　包括粉尘采样仪、毒物采样仪、噪声计等。

3.1.4　了解基本情况　查看“一网通办”用人单位职业病危害项目申报情况。

3.2　检查要求

3.2.1　检查中应至少2名卫生监督员、出示监督证并说明来

意、佩戴执法记录仪实行全过程执法记录。

3.2.2　查看《营业执照》，确认主体资质。

3.2.3　查看用人单位营业状况，确认正常生产过程中。

3.2.4　现场查看生产车间工艺流程、使用的原辅材料；查看劳动者职业健康检查资料、检测评价报告或竣工验收材料，确认职业病危害岗位及因素。

3.2.5　核对职业病危害项目申报表及申报回执，确认是否存在漏申报或未申报情形。

3.2.6　必要时对职业病危害因素进行现场检测或委托第三方职业卫生技术服务机构开展检测。

3.2.7　查看职业病防治其他措施：包括用人单位职业病防治机构设置及人员培训状况，培训情况，劳动合同告知情况，职业病防护设施和个人防护用品配备、发放、佩戴情况，职业健康检查情况，职业病危害因素检测评价情况、职业卫生档案及劳动者健康监护档案情况、警示标示张贴、公示栏公告情况等。

4　应采集的证据种类及证明内容

4.1　现场笔录　证明现场客观状况及涉嫌违法行为（客观、真实，内容齐全）。

4.2　视听资料　照片或视频，证明生产情况、存在职业病危害因素的工艺、岗位及使用的原辅材料等。

4.3　书证

4.3.1　《营业执照》：证明违法主体资质。

4.3.2　谈话人身份证及委托书：确认身份、性质。

4.3.3　职业病危害项目申报表及申报回执、使用的原辅材料的 MSDS、检测评价或控效报告等：明确职业病危害因素，确认是否存在未申报及漏申报的违法情形。

4.4　鉴定结论　职业卫生技术服务机构出具的检测报告：证明各岗位存在的职业病危害因素及浓度等。

4.5 当事人的陈述 主要是用人单位法定代表人或委托者，证明违法主体和违法事实。

4.6 证人证言 主要是管理人员，证明违法事实。

5 法律法规适用

5.1 违反条款

《中华人民共和国职业病防治法》第十六条第二款 用人单位工作场所存在职业病目录所列职业病的危害因素的，应当及时、如实向所在地卫生行政部门申报危害项目，接受监督。

5.2 处罚条款

《中华人民共和国职业病防治法》第七十一条第（一）项 用人单位违反本法规定，有下列行为之一的，由卫生行政部门责令限期改正，给予警告，并可处五万元以上十万元以下的罚款：（一）未按照规定及时、如实向卫生行政部门申报产生职业病危害的项目的。

6 引用规范性文件、标准、批复和法律解释等

6.1 《国家卫生计生委、人力资源社会保障部、国家安全监管总局、全国总工会关于印发〈职业病危害因素分类目录〉的通知》（国卫疾控发〔2015〕92号）。

6.2 《卫生部关于印发〈高毒物品目录〉的通知》（卫法监发〔2003〕142号）。

6.3 《国家安全监督总局办公厅关于印发用人单位职业病危害告知与警示标识管理规范的通知》（安监总厅安健〔2014〕111号）。

6.4 《工作场所有害因素职业接触限值 第一部分：化学有害因素》第2号修改单。

6.5 《工作场所有害因素职业接触限值 第二部分：物理因素》。

7 注意事项

7.1 建设项目竣工验收之日起30日内进行申报，试运行期间及竣工验收后不满30日的，可以不开展申报工作，试运行的最长时

间为180日。

7.2 因技术、工艺、设备或者材料等发生变化导致原申报内的职业病危害因素及相关内容发生重大变化的，自发生变化之日起15日内进行申报。

二、未按照规定对工作场所职业病危害因素进行检测、评价案

1 执法依据

《中华人民共和国职业病防治法》第九条 县级以上地方人民政府、卫生行政部门、劳动保障行政部门依据各自职责，负责本行政区域内职业病防治的监督管理工作。县级以上地方人民政府有关部门在各自的职责范围内负责职业病防治的有关监督管理工作。

2 常见违法情形

2.1 未定期开展工作场所职业病危害因素检测评价（职业病危害一般的单位3年一次定期检测；职业病危害严重的单位每年定期检测，每三年一次现状评价）。

2.2 工作场所职业病危害因素检测评价不全（岗位、项目及点位数，根据当事人提供的职业病危害项目申报表及现场查见的岗位数及使用的原辅材料）。

2.3 委托未取得职业卫生技术服务资质认可的单位出具的工作场所职业病危害因素检测评价报告。

3 现场检查要点

3.1 检查前准备

3.1.1 各类文书资料 包括现场笔录、询问笔录、责令改正通知书、委托书、监督意见书等。

3.1.2 取证工具 包括执法记录仪、照相机或摄像机、录音笔等。

3.1.3 了解基本情况 查看“一网通办”用人单位职业病危害

项目申报情况。

3.2 检查要求

3.2.1 检查中应至少2名卫生监督员、出示监督证并说明来意、佩戴执法记录仪实行全过程执法记录。

3.2.2 查看《营业执照》，确认主体资质。

3.2.3 查看用人单位生产状况，确认正常生产过程中。

3.2.4 进入生产车间检查，查看生产工艺、工作岗位及工辅设施分布情况。

3.2.5 查看职业病危害项目申报表和检测评价报告、原辅材料 MSDS 等，确认用人单位存在的职业病危害因素。

3.2.6 查看职业危害因素检测评价报告，核对岗位、项目及点位数等与现场布局是否一致。

3.2.7 核对检测机构是否符合职业卫生资质。

3.2.8 查看职业病防治其他措施：包括用人单位职业病防治机构设置及人员培训状况，培训情况，职业病危害项目申报、劳动合同告知，职业病防护设施和个人防护用品配备、发放、佩戴情况，职业健康检查情况、职业卫生档案及劳动者健康监护档案情况、警示标示张贴、公示栏公告情况等。

4 应采集的证据种类及证明内容

4.1 现场笔录 证明现场客观状况及涉嫌违法行为（客观、真实，内容齐全）

4.2 视听资料 照片或视频，证明生产情况、存在职业病危害因素的工艺、岗位布局及数量、使用的原辅材料等。

4.3 书证

4.3.1 《营业执照》：证明违法主体资质。

4.3.2 谈话人身份证及委托书：确认身份、性质。

4.3.3 职业病危害项目申报表、使用的原辅材料 MSDS 或 SGS、检测评价或控效报告等：明确职业病危害因素，确认检测评价报告频次、内容、资质等是否符合要求。

4.4　当事人的陈述　主要是用人单位法定代表人或委托者，证明违法主体和违法事实。

4.5　证人证言　主要是管理人员，证明违法事实。

5　法律法规适用

5.1　违反条款

《中华人民共和国职业病防治法》第二十六条第一款　用人单位应当按照国务院卫生行政部门的规定，定期对工作场所进行职业病危害因素检测、评价。检测、评价结果存入用人单位职业卫生档案，定期向所在地卫生行政部门报告并向劳动者公布。

5.2　处罚条款

《中华人民共和国职业病防治法》第七十二条第（四）项　用人单位违反本法规定，有下列行为之一的，由卫生行政部门给予警告，责令限期改正，逾期不改正的，处五万元以上二十万元以下的罚款；情节严重的，责令停止产生职业病危害的作业，或者提请有关人民政府按照国务院规定的权限责令关闭：（四）未按照规定对工作场所职业病危害因素进行检测、评价的。

6　引用规范性文件、标准、批复和法律解释等

6.1　《国家卫生计生委、人力资源社会保障部、国家安全监管总局、全国总工会关于印发〈职业病危害因素分类目录〉的通知》（国卫疾控发〔2015〕92 号）。

6.2　《卫生部关于印发〈高毒物品目录〉的通知》（卫法监发〔2003〕142 号）。

6.3　《国家安全监督总局办公厅关于印发用人单位职业病危害告知与警示标识管理规范的通知》（安监总厅安健〔2014〕111 号）。

6.4　《工作场所空气中有害物质监测的采样规范》（GBZ 159—2004）。

6.5　《工作场所有害因素职业接触限值　第一部分：化学有害

因素》第2号修改单。

6.6 《工作场所有害因素职业接触限值　第二部分：物理因素》。

6.7 《职业病危害因素定期检测管理规范》(安监总厅安健〔2015〕16号)。

7　注意事项

7.1　确认用人单位职业危害类别。

7.2　技术服务机构资质。

三、未提供职业病防护设施和个人使用的职业病防护用品，或者提供的职业病防护设施和个人使用的职业病防护用品不符合国家职业卫生标准和卫生要求

1　执法依据

《中华人民共和国职业病防治法》第九条　县级以上地方人民政府、卫生行政部门、劳动保障行政部门依据各自职责，负责本行政区域内职业病防治的监督管理工作。县级以上地方人民政府有关部门在各自的职责范围内负责职业病防治的有关监督管理工作。

2　常见违法情形

2.1　对于车间内逸散粉尘，逸散毒物的工作岗位，未设置局部排风除尘设施和排毒设备。

2.2　用人单位提供给劳动者的个人劳动防护用品(口罩等)不符合国家职业卫生标准。

2.3　未对车间接触粉尘、毒物的劳动者配备个人防护用品(慎重)。

3　检查要点

3.1　检查前准备

3.1.1　各类文书资料　包括现场笔录、询问笔录、责令改正通知书、委托书、监督意见书等。

3.1.2　取证工具　包括执法记录仪、照相机或摄像机、录音笔等。

3.1.3　了解基本情况　查看“一网通办”职业病危害项目申报情况。

3.2　检查要求

3.2.1　检查中应至少2名卫生监督员、出示监督证并说明来意、佩戴执法记录仪实行全过程执法记录。

3.2.2　查看《营业执照》，确认主体资质。

3.2.3　查看用人单位生产状况，确认正常生产过程中。

3.2.4　在用人单位生产车间开展检查，现场抽查各个岗位的劳动者，记录他们现场作业情况，查看职业病防护设施的配备情况，核实防护设施是否符合要求。

3.2.5　查看工作场所职业病危害因素检测评价报告（定期检测报告、现状评价报告或控制效果评价报告），核实各岗位职业病危害因素浓度强度。

3.2.6　现场查看劳动者佩戴的个人防护用品是否符合标准。

3.2.7　查看个人防护用品的购买记录、发放记录等。

3.2.8　查看其他职业病防治措施：包括用人单位职业病防治机构设置及人员培训状况，培训情况，职业病危害项目申报、劳动合同告知，职业健康检查情况、职业卫生档案及劳动者健康监护档案情况、警示标示张贴、公示栏公告情况等。

4　应采集的证据种类及证明内容

4.1　现场笔录　证明现场客观状况及涉嫌违法行为（客观、真实，内容齐全）

4.2　视听资料　照片或视频，证明生产情况、防护设施配备情况、个人防护用品佩戴情况等。

4.3　书证

4.3.1　《营业执照》：证明违法主体资质。

4.3.2 谈话人身份证及委托书：确认身份、性质。

4.3.3 职业病防护设施运行、维修、保养记录以及个人防护用品购买、发放、培训等复印件：确认违法事实。

4.3.4 职业病危害因素检测评价报告：确认职业病危害因素浓度强度。

4.4 当事人的陈述　主要是用人单位法定代表人或委托者，证明违法主体和违法事实。

4.5 证人证言　主要是管理人员或劳动者，证明违法事实。

5 法律法规适用

5.1 违反条款

《中华人民共和国职业病防治法》第二十二条第二款　用人单位必须采用有效的职业病防护设施，并为劳动者提供个人使用的职业病防护用品。

5.2 处罚条款

《中华人民共和国职业病防治法》第七十二条第（二）项　用人单位违反本法规定，有下列行为之一的，由卫生行政部门给予警告，责令限期改正，逾期不改正的，处五万元以上二十万元以下的罚款；情节严重的，责令停止产生职业病危害的作业，或者提请有关人民政府按照国务院规定的权限责令关闭：（二）未提供职业病防护设施和个人使用的职业病防护用品，或者提供的职业病防护设施和个人使用的职业病防护用品不符合国家职业卫生标准和卫生要求的。

6 引用规范性文件、标准、批复和法律解释等

6.1 《国家卫生计生委、人力资源社会保障部、国家安全监管总局、全国总工会关于印发〈职业病危害因素分类目录〉的通知》（国卫疾控发〔2015〕92号）。

6.2 《个体防护装备配备规范》（GB 39800—2020）。

6.3 《工作场所防止职业中毒卫生工程防护措施规范》（GBZ/T 194—2007）。

6.4　《工业企业设计卫生标准》(GBZ 1—2010)。

6.5　《国家安全监管总局办公厅关于修改用人单位劳动防护用品管理规范》(安监总厅安健〔2018〕3号)。

6.6　《呼吸防护用品的选择、使用与维护》(GB/T 18664—2002)。

7　注意事项

结合作业场所职业病危害因素浓度强度情况,谨慎使用“未为劳动者配备符合要求的个人防护用品”的案由。

四、未按照规定组织职业健康检查、建立职业健康监护档案或者未将检查结果书面告知劳动者案

1　执法依据

《中华人民共和国职业病防治法》第九条　县级以上地方人民政府、卫生行政部门、劳动保障行政部门依据各自职责,负责本行政区域内职业病防治的监督管理工作。县级以上地方人民政府有关部门在各自的职责范围内负责职业病防治的有关监督管理工作。

2　常见违法情形

2.1　未按规定组织劳动者进行在岗期间、离岗时的职业健康检查。

2.2　职业健康检查周期不符合规定。

2.3　劳动者开展在岗期间、离岗时的职业健康检查项目不全。

2.4　在岗期间职业健康检查结果复查的未按规定进行复查。

2.5　未建立职业健康监护档案。

2.6　建立职业健康监护档案内容不齐全。

2.7　职业健康检查结果未告知劳动者。

2.8　未以书面形式告知劳动者检查结果。

3　现场检查要点

3.1　检查前准备

3.1.1　各类文书资料　包括现场笔录、询问笔录、责令改正通

知书、委托书、监督意见书等。

3.1.2　取证工具　包括执法记录仪、照相机或摄像机、录音笔等。

3.1.3　采样设备　包括粉尘、毒物采样仪、声级计等。

3.1.4　了解基本情况　查看一网通办职业病危害项目申报情况。

3.2　检查要求

3.2.1　检查中应至少2名卫生监督员、出示监督证并说明来意、佩戴执法记录仪实行全过程执法记录。

3.2.2　查看《营业执照》，确认主体资质。

3.2.3　查看用人单位生产状况，确认正常生产过程中。

3.2.4　查看生产车间、工艺流程、原辅材料、检测评价或控效报告等，确认岗位存在的职业病危害项目。

3.2.5　查看职业病危害项目申报表，明确岗位存在的职业病危害项目。

3.2.6　现场抽查正在劳动的接害工人，记录姓名、身份证号。

3.2.7　查看劳动者的职业健康资料，体检周期、项目、以及内容是否齐全。

3.2.8　查看劳动者职业健康监护档案，内容是否齐全。

3.2.9　查看体检结果告知情况。

3.2.10　查看职业健康检查结果一览表，核对项目、类别、周期、体检结果。

3.2.11　查看职业健康检查结果为复查的劳动者的复查情况。

3.2.12　查看其他职业病防治工作，包括包括用人单位职业病防治机构设置及人员培训状况，培训情况，职业病危害项目申报、劳动合同告知，职业病危害因素监测评价、职业卫生档案、警示标示张贴、公示栏公告情况等。

4　应收集的证据种类和证明内容

4.1　现场笔录　证明现场客观状况及涉嫌违法行为（客观、真

实，内容齐全）。

4.2　视听资料　照片或视频，证明生产情况、劳动者工作情况等。

4.3　书证

4.3.1　《营业执照》：证明违法主体资质。

4.3.2　谈话人身份证及委托书：确认身份、性质。

4.3.3　《职业健康检查一览表》：确认职业健康检查项目及周期是否符合要求以及告知签收情况。

4.3.4　原辅材料 MSDS、检测评价或控效报告等：证明劳动者实际接触的职业病危害项目。

4.3.5　职业健康检查结果异常情况一览表，确认是否按规定进行复查。

4.3.6　职业健康监护档案：确认内容是否齐全。

4.3.7　劳动者劳动合同：明确劳动者应开展的职业健康检查类别。

4.4　鉴定结论　确认劳动者岗位存在的职业病危害因素。

4.5　当事人的陈述　主要是用人单位法定代表人或委托者，证明违法主体和违法事实。

4.6　证人证言　主要是管理人员或劳动者，证明违法事实。

5　法律法规适用

5.1　违反条款

《中华人民共和国职业病防治法》第三十五条第一款　对从事接触职业病危害的作业的劳动者，用人单位应当按照国务院卫生行政部门的规定组织上岗前、在岗期间和离岗时的职业健康检查，并将检查结果书面告知劳动者。职业健康检查费用由用人单位承担。

《中华人民共和国职业病防治法》第三十六条第一款　用人单位应当为劳动者建立职业健康监护档案，并按照规定的期限妥善保存。

《中华人民共和国职业病防治法》第三十六条第二款　职业健康监护档案应当包括劳动者的职业史、职业病危害接触史、职业健康检查结果和职业病诊疗等有关个人健康资料。

5.2　处罚条款

《中华人民共和国职业病防治法》第七十一条第（四）项　用人单位违反本法规定，有下列行为之一的，由卫生行政部门责令限期改正，给予警告，可以并处五万元以上十万元以下的罚款：（四）未按照规定组织职业健康检查、建立职业健康监护档案或者未将检查结果书面告知劳动者的。

6　引用规范性文件、标准、批复和法律解释等

6.1　《国家卫生计生委、人力资源社会保障部、国家安全监管总局、全国总工会关于印发〈职业病危害因素分类目录〉的通知》（国卫疾控发〔2015〕92号）。

6.2　《卫生部关于印发〈高毒物品目录〉的通知》（卫法监发〔2003〕142号）。

6.3　《职业健康监护技术规范》（GBZ 188—2014）。

6.4　《国家安全监管总局办公厅关于印发职业卫生档案管理规范的通知》（安监总厅安健〔2013〕171号）。

7　注意事项

7.1　未列入《职业健康检查技术规范》具有明确的体检项目的职业病危害因素，用人单位应当承担组织职业健康检查职责，具体体检项目由具有资质的职业健康体检机构明确。

7.2　在岗期间职业健康检查完成90日内离岗的，可以视作离岗前职业健康检查。

7.3　劳动者私自辞职的，用人单位仍应当书面通知其进行离岗职业健康检查，并保存通知情况备查。

五、安排未经职业健康检查的劳动者、有职业禁忌的劳动者、未成年工或者孕期、哺乳期女职工从事接触职业病危害的作业或者禁忌作业案

1　执法依据

《中华人民共和国职业病防治法》第九条　县级以上地方人民政府、卫生行政部门、劳动保障行政部门依据各自职责，负责本行政区域内职业病防治的监督管理工作。县级以上地方人民政府有关部门在各自的职责范围内负责职业病防治的有关监督管理工作。

2　常见违法情形

2.1　劳动者入职时间未超过两年，入职时未开展过上岗前职业健康检查，也从未开展过在岗期间的职业健康检查。

2.2　劳动者是当年入职的，未开展其所在岗位涉及的职业病危害因素的上岗前职业健康检查。

2.3　劳动者为转岗至接触职业病危害因素的作业岗位的未开展上岗前职业健康检查。

2.4　体检结论为“职业禁忌”人员，现场查见仍在原工作岗位或者已调离岗位仍从事接触职业禁忌的作业的（a.用人单位开具了调岗证明实际并未调岗；b.用人单位从未开具调岗证明）。

2.5　劳动者身份证年龄满16周岁未满18周岁，且用人单位安排其从事接触职业病危害的作业。

2.6　孕妇、哺乳期女职工从事接触职业病危害作业。

3　现场检查要点

3.1　检查前准备

3.1.1　各类文书资料　包括现场笔录、询问笔录、责令改正通知书、委托书、监督意见书等。

3.1.2　取证工具　包括执法记录仪、照相机或摄像机、录音笔等。

3.1.3　采样设备　包括粉尘、毒物采样仪、声级计等。

3.1.4　了解基本情况　查看一网通办职业病危害项目申报情况。

3.2　检查要求

3.2.1　检查中应至少2名卫生监督员、出示监督证并说明来意、佩戴执法记录仪实行全过程执法记录。

3.2.2　查看《营业执照》，确认主体资质。

3.2.3　查看用人单位生产状况，确认正常生产过程中。

3.2.4　查看生产车间、工艺流程、原辅材料、检测评价或控效报告等，确认岗位存在的职业病危害项目，必要时通过现场监测和采样确认岗位及劳动者接触的职业病危害因素。

3.2.5　查看职业病危害危害项目申报表，明确岗位存在的职业病危害项目。

3.2.6　现场抽查正在劳动的接害工人，记录姓名、身份证号，核实年龄；核实是否孕妇、哺乳期女工。

3.2.7　查看劳动者劳动合同，明确上岗日期。

3.2.8　查看劳动者职业健康检查资料，确认种类和时间。

3.2.9　查看职业健康检查结果一览表，明确结果为“职业禁忌”的劳动者。

3.2.10　查看职业禁忌的劳动者的调岗证明，现场核实是否调掉原岗位，目前岗位的接害因素是否存在禁忌情况。

3.2.11　查看其他职业病防治工作，包括用人单位职业病防治机构设置及人员培训状况，培训情况，职业病危害项目申报、劳动合同告知，劳动者职业健康监护、职业病危害因素检测评价、职业卫生档案、警示标示张贴、公示栏公告情况等。

4　应收集的证据种类和证明内容

4.1　现场笔录　证明现场客观状况及涉嫌违法行为（客观、真实，内容齐全）。

4.2　视听资料　照片或视频，证明生产情况、劳动者工作情况等。

4.3　书证

4.3.1　《营业执照》：证明违法主体资质。

4.3.2　谈话人身份证及委托书（包括法定代表人或其委托人、劳动者和管理人员）：确认身份、性质、年龄等。

4.3.3　《职业健康检查一览表》：确认检查项目及周期是否符合要求以及告知签收情况。

4.3.4　原辅材料 MSDS、检测评价或控效报告等：证明劳动者实际接触的职业病危害项目。

4.3.5　职业健康检查一览表：确认劳动者体检日期、种类和体检结果。

4.3.6　调岗证明：明确结论为“职业禁忌”的劳动者是否已调岗。

4.3.7　劳动者劳动合同：明确上岗时间。

4.3.8　女职工孕期或哺乳期相关证明材料：证明女职工处孕期或哺乳期。

4.4　鉴定结论　确认劳动者岗位存在的职业病危害因素。

4.5　当事人的陈述　主要是用人单位法定代表人或委托者，证明违法主体和违法事实。

4.6　证人证言　主要是管理人员或劳动者，证明违法事实。

5　法律法规适用

5.1　违反条款

《中华人民共和国职业病防治法》第三十五条第二款　用人单位不得安排未经上岗前职业健康检查的劳动者从事接触职业病危害的作业；不得安排有职业禁忌的劳动者从事其所禁忌的作业。

《中华人民共和国职业病防治法》第三十八条　用人单位不得安排未成年工从事接触职业病危害的作业；不得安排孕期、哺乳期的女职工从事对本人和胎儿、婴儿有危害的作业。

5.2 处罚条款

《中华人民共和国职业病防治法》第七十五条第（七）项　违反本法规定，有下列情形之一的，由卫生行政部门责令限期治理，并处五万元以上三十万元以下的罚款；情节严重的，责令停止产生职业病危害的作业，或者提请有关人民政府按照国务院规定的权限责令关闭：（七）安排未经职业健康检查的劳动者、有职业禁忌的劳动者、未成年工或者孕期、哺乳期女职工从事接触职业病危害的作业或者禁忌作业的。

6　引用规范性文件、标准、批复和法律解释等

6.1 《职业健康监护技术规范》（GBZ 188—2014）。

6.2 《国家卫生计生委、人力资源社会保障部、国家安全监管总局、全国总工会关于印发〈职业病危害因素分类目录〉的通知》（国卫疾控发〔2015〕92 号）。

6.3 《国家卫生计生委等 4 部门关于印发〈职业病分类和目录〉的通知》（国卫疾控发〔2013〕48 号）。

7　注意事项

两年已完成在岗期间职业健康检查的，不再追溯上岗前职业健康检查。

六、未按照规定公布有关职业病防治的规章制度、操作规程、职业病危害事故应急救援措施案

1　执法依据

《中华人民共和国职业病防治法》第九条　县级以上地方人民政府、卫生行政部门、劳动保障行政部门依据各自职责，负责本行政区域内职业病防治的监督管理工作。县级以上地方人民政府有关部门在各自的职责范围内负责职业病防治的有关监督管理工作。

2　常见违法情形

2.1　未在工作场所内醒目位置设置公告兰，并按照规定公示有关职业病防治的规章制度、操作规程、职业病危害事故应急救援措施。

2.2　已设置公告栏，但是公示内容不全。

3　现场检查要点

3.1　检查前准备

3.1.1　各类文书资料　包括现场笔录、询问笔录、责令改正通知书、委托书、监督意见书等。

3.1.2　取证工具　包括执法记录仪、照相机或摄像机、录音笔等。

3.1.3　采样设备　包括粉尘、毒物采样仪、声级计等。

3.1.4　了解基本情况　查看“一网通办”职业病危害项目申报情况。

3.2　检查要求

3.2.1　检查中应至少2名卫生监督员、出示监督证并说明来意、佩戴执法记录仪实行全过程执法记录。

3.2.2　查看《营业执照》，确认主体资质。

3.2.3　查看用人单位生产状况，确认正常生产过程中。

3.2.4　在用人单位生产车间开展检查，检查用人单位是否设置公告栏，公布有关职业病防治的规章制度、操作规程、职业病危害事故应急救援措施。

3.2.5　查看其他职业病防治工作情况，包括用人单位职业病防治机构设置及人员培训状况，培训情况，职业病危害项目申报、劳动合同告知，劳动者职业健康监护、职业病危害因素监测评价、职业卫生档案、警示标示张贴等。

4　应收集的证据种类和证明内容

4.1　现场笔录　证明现场客观状况及涉嫌违法行为（客观、真

实，内容齐全）。

4.2 视听资料 照片或视频，证明生产情况、公示栏设置情况及设置内容等。

4.3 书证

4.3.1 《营业执照》：证明违法主体资质。

4.3.2 谈话人身份证及委托书（包括法定代表人或其委托人和管理人员）：确认身份、性质等。

4.3.3 职业病危害项目申报回执及申报表：证明用人单位存在职业病危害项目。

4.3.4 用人单位提供的职业卫生管理制度、操作规程及应急预案复印件：证明相关制度建立情况。

4.4 当事人的陈述 主要是用人单位法定代表人或委托者，证明违法主体和违法事实。

4.5 证人证言 主要是管理人员或劳动者，证明违法事实。

5 法律法规适用

5.1 违反条款

《中华人民共和国职业病防治法》第二十四条第一款 产生职业病危害的用人单位，应当在醒目位置设置公告栏，公布有关职业病防治的规章制度、操作规程、职业病危害事故应急救援措施和工作场所职业病危害因素检测结果。

5.2 处罚条款

《中华人民共和国职业病防治法》第七十条第（三）项：违反本法规定，有下列行为之一的，由卫生行政部门给予警告，责令限期改正；逾期不改正的，处十万元以下的罚款：（三）未按照规定公布有关职业病防治的规章制度、操作规程、职业病危害事故应急救援措施的。

6 引用规范性文件、标准、批复和法律解释等

6.1 《国家安全监督总局办公厅关于印发用人单位职业病危

害告知与警示标识管理规范的通知》(安监总厅安健〔2014〕111号)。

6.2　《用人单位职业病防治指南》(GBZ/T 225—2010)。

7　注意事项

7.1　如果仅是操作规程未公布的,按照《上海市卫生健康监管领域轻微违法行为免罚清单》可以不予行政处罚。

7.2　未公示检测结果不适用本案由。

七、未按照规定组织劳动者进行职业卫生培训,或者未对劳动者个人职业病防护采取指导、督促措施案

1　执法依据

《中华人民共和国职业病防治法》第九条　县级以上地方人民政府、卫生行政部门、劳动保障行政部门依据各自职责,负责本行政区域内职业病防治的监督管理工作。县级以上地方人民政府有关部门在各自的职责范围内负责职业病防治的有关监督管理工作。

2　常见违法情形

2.1　未对新入职的劳动者进行上岗前职业卫生培训或时限、内容不符合要求。

2.2　未对劳动者开展在岗期间职业卫生培训或时间、内容不符合要求。

2.3　劳动者随身携带了耳塞、呼吸防护用品等个人职业病防护用品,但是车间上岗操作时未能按照规定佩戴或佩戴方式不正确。

3　现场检查要点

3.1　检查前准备

3.1.1　各类文书资料　包括现场笔录、询问笔录、责令改正通知书、委托书、监督意见书等。

3.1.2　取证工具　包括执法记录仪、照相机或摄像机、录音笔等。

3.1.3　了解基本情况　查看“一网通办”职业病危害项目申报情况。

3.2　检查要求

3.2.1　检查中应至少2名卫生监督员、出示监督证并说明来意、佩戴执法记录仪实行全过程执法记录。

3.2.2　查看《营业执照》，确认主体资质。

3.2.3　查看用人单位生产状况，确认正常生产过程中。

3.2.4　现场抽查车间内相关岗位的劳动者，查看劳动者个人防护用品的佩戴情况（是否佩戴及佩戴方式）。

3.2.5　查看劳动者培训情况，查阅培训资料，包括内容、时限、签到等，核实内容是否符合要求。

3.2.6　查看劳动者个人防护用品领用记录和培训记录。

3.2.7　查看其他职业病防治工作情况，包括用人单位职业病防治机构设置及人员培训状况，培训情况，职业病危害项目申报、劳动合同告知，劳动者职业健康监护、职业病危害因素监测评价、职业卫生档案、警示标示张贴等。

4　应收集的证据种类和证明内容

4.1　现场笔录　证明现场客观状况及涉嫌违法行为（客观、真实，内容齐全）。

4.2　视听资料　照片或视频，证明劳动者个人防护用品佩戴情况等。

4.3　书证

4.3.1　《营业执照》：证明违法主体资质。

4.3.2　谈话人身份证及委托书（包括法定代表人或其委托人和管理人员）：确认身份、性质等。

4.3.3　《职业病危害项目申报》回执及申报表：证明用人单位存在职业病危害项目。

4.3.4　职业病危害因素检测评价资料：核实岗位存在职业病

危害因素以及浓度、强度。

4.4　当事人的陈述　主要是用人单位法定代表人或委托者，证明违法主体和违法事实。

4.5　证人证言　主要是管理人员或劳动者，证明违法事实。

5　法律法规适用

5.1　违反条款

《中华人民共和国职业病防治法》第三十四条第二款　用人单位应当对劳动者进行上岗前的职业卫生培训和在岗期间的定期职业卫生培训，普及职业卫生知识，督促劳动者遵守职业病防治法律、法规、规章和操作规程，指导劳动者正确使用职业病防护设备和个人使用的职业病防护用品。

5.2　处罚条款

《中华人民共和国职业病防治法》第七十条第（四）项　违反本法规定，有下列行为之一的，由卫生行政部门给予警告，责令限期改正；逾期不改正的，处十万元以下的罚款：（四）未按照规定组织劳动者进行职业卫生培训，或者未对劳动者个人职业病防护采取指导、督促措施的。

6　引用规范性文件、标准、批复和法律解释等

6.1　《国家安全监管总局办公厅关于修改用人单位劳动防护用品管理规范》（安监总厅安健〔2018〕3 号）。

6.2　《国家卫生健康委办公厅关于进一步加强用人单位职业健康培训工作的通知》（国卫办职健函〔2022〕441 号）。

6.3　《呼吸防护用品的选择、使用与维护》（GB/T 18664—2002）。

6.4　《个体防护装备配备规范》（GB 39800—2020）。

7　注意事项

7.1　注意培训内容及时间是否符合《用人单位职业健康培训》要求。

7.2　注意劳动者岗位职业病危害因素检测评价浓度和强度。

八、未按照规定在产生严重职业病危害的作业岗位醒目位置设置警示标识和中文警示说明案

1　执法依据

《中华人民共和国职业病防治法》第九条　县级以上地方人民政府、卫生行政部门、劳动保障行政部门依据各自职责，负责本行政区域内职业病防治的监督管理工作。县级以上地方人民政府有关部门在各自的职责范围内负责职业病防治的有关监督管理工作。

2　主要违法情形

2.1　用人单位工作场所对产生严重职业病危害的作业岗位未设置警示标识和中文警示说明。

2.2　用人单位工作场所对产生严重职业病危害的作业岗位设置了警示标识或者警示标识不全，未设置中文警示说明。

3　现场检查要点

3.1　检查前准备

3.1.1　各类文书资料　包括现场笔录、询问笔录、责令改正通知书、委托书、监督意见书等。

3.1.2　取证工具　包括执法记录仪、照相机或摄像机、录音笔等。

3.1.3　采样工具　包括粉尘、毒物采样仪等。

3.1.4　了解基本情况　查看“一网通办”职业病危害项目申报情况。

3.2　检查要求

3.2.1　检查中应至少2名卫生监督员、出示监督证并说明来意、佩戴执法记录仪实行全过程执法记录。

3.2.2　查看《营业执照》，确认主体资质。

3.2.3　查看用人单位生产状况，确认正常生产过程中。

3.2.4　查看检测评价报告、控效报告、原辅材料的 MSDS 或 SDS 等，确认存在严重职业病危害的岗位。

3.2.5　现场查看工艺流程、车间布局等，查看严重职业病危害岗位警示标识张贴情况，包括张贴内容、位置及职业病危害因素。

3.2.6　查看其他职业病防治工作情况，包括用人单位职业病防治机构设置及人员培训状况，培训情况，职业病危害项目申报、劳动合同告知，劳动者职业健康监护、职业病危害因素监测评价、职业卫生档案等。

4　应收集的证据种类和证明内容

4.1　现场笔录　证明现场客观状况及涉嫌违法行为(客观、真实，内容齐全)。

4.2　视听资料　照片或视频，证明警示标识张贴情况等。

4.3　书证

4.3.1　《营业执照》：证明违法主体资质。

4.3.2　谈话人身份证及委托书(包括法定代表人或其委托人和管理人员)：确认身份、性质等。

4.3.3　《职业病危害项目申报》回执及申报表：证明用人单位存在严重职业病危害项目。

4.3.4　职业病危害因素检测评价资料、控效评价报告及原辅材料等复印件：证明严重职业病危害因素岗位。

4.4　当事人的陈述　主要是用人单位法定代表人或委托者，证明违法主体和违法事实。

4.5　证人证言　主要是管理人员或劳动者，证明违法事实。

5　法律法规适用

5.1　违反条款

《中华人民共和国职业病防治法》第二十四条第二款　对产生严重职业病危害的作业岗位，应当在其醒目位置，设置警示标识和中文警示说明。警示说明应当载明产生职业病危害的种类、后果、预防以及应急救治措施等内容。

5.2　处罚条款

《中华人民共和国职业病防治法》第七十二条第(八)项：用人单位违反本法规定，有下列行为之一的，由卫生行政部门给予警告，责令限期改正，逾期不改正的，处五万元以上二十万元以下的罚款；情节严重的，责令停止产生职业病危害的作业，或者提请有关人民政府按照国务院规定的权限责令关闭：(八)未按照规定在产生严重职业病危害的作业岗位醒目位置设置警示标识和中文警示说明的。

6　引用规范性文件、标准、批复和法律解释等

6.1　《国家安全监督总局办公厅关于印发用人单位职业病危害告知与警示标识管理规范的通知》(安监总厅安健〔2014〕111 号)。

6.2　《工作场所职业病危害警示标识》(GBZ 158—2003)。

6.3　《高毒物品作业岗位职业病危害告知规范》(GBZ/T 203—2007)。

6.4　《关于开展职业卫生分类监督执法试点工作的通知》(国疾控综监督二函〔2022〕50 号)。

7　注意事项

工作场所内存在多个产生相同职业病危害因素的作业岗位的，临近的作业岗位可以共用警示标识、中文警示说明。

(沈斌　撰写)

第六章

现场快速检测常用仪器操作规程及采样保存方法

本章主要介绍了在现场监督过程中开展现场快检时所经常使用的相应的仪器设备的操作规程，以及送实验室检测样品的采样和保存方法，为新入职监督员在实践操作过程中提供参考。

第一节　微小气候现场检测常用仪器操作规程

一、温湿度现场检测操作规程

(一) HM34 温湿度计

1　适用范围

HM34 数字温湿度计主要用于环境温度和相对湿度的现场监测。

2　技术特性

测量范围	湿度	0%～100%RH
	温度	－20℃～＋60℃
解析度	湿度	0.1%RH
	温度	0.1℃，0.1F
准确度	湿度(＋20℃)	±2%RH(0%～90%RH)
		±3%RH(90%～100%RH)
	温度(＋20℃)	±0.3℃

3　布点要求

室内不足 50 m^2，测定中央 1 点；50 m^2～200 m^2 的设置 2 个检测点(设置在室内对称点上)；200 m^2 以上的设置 3～5 个测点。(3 个测点的设置在室内对角线四等分的 3 个等分点上，5 个测点的按梅花布点)。

4　测点高度

离地面高度 1～1.5 m，距墙壁不小于 0.5 m。

5　测量方法

5.1　湿度

5.1.1　在测试环境内将 ON/OFF 开关推至“ON”的位置。

5.1.2　按“%RH”键。

5.1.3　显示器(LCD)将立刻显示出湿度(%RH)数值。

5.1.4　当改变测试环境湿度时，其值会改变，需等待数分钟，就能读取稳定的湿度(%RH)值。

5.2　温度

5.2.1　请将 POWER 开关推至“ON”的位置。

5.2.2　按“TEMP”键。

5.2.3　显示器(LCD)将立刻显示温度(F 或℃)数值。

5.3　锁定读值

在测量温度或湿度时，将 HOLD 开关推至“ON”的位置，它将锁住目前测的数值，直到将 HOLD 开关推至“OFF”的位置为止。一个区域的测定结果以该区域内所有测点测量值的算术平均值得出。

6　注意事项

保持仪器清洁。

7　技术依据

参照《HM34 温湿度计使用说明书》。

(二) TES-1360 数字温湿度计

1　适用范围

本仪器是适用于测定空气中的温度和湿度的掌上型电表。

2　技术特性

2.1　主要技术参数

湿度：0%～100%RH

温度：－20℃～60℃

2.2 工作电源

电池：9 V。

3 操作步骤

3.1 开机：拨 POWER 至 ON。

3.2 温度单位选择：拨“FUNCT”键至℃位为显示的温度单位。

3.3 锁定读值：拨“HOLD”键至 ON 可锁定显示读值，拨 HOLD 至 OFF 解锁。

3.4 拨 FUNCT 至%RH 显示读值为湿度。

3.5 操作结束拨 POWER 至 OFF 关机。

4 注意事项

4.1 此表湿度感测器对光敏感，勿用手直接触摸湿度感测器，勿暴露在强光、强电磁场下操作，勿将感测器直接浸泡在水或溶剂中。

4.2 若有灰尘，用清洁空气吹净或用酒精擦拭，勿用其他化学溶剂擦拭。

5 技术依据

参照《TES-1360 数字温湿度计使用说明书》。

二、可吸入颗粒物(PM10)现场检测操作规程(常用仪器：EVM 系列环境监测系统)

1 适用范围

EVM 系列环境监测仪器是一种多用途的环境监测设备，使用方便，可在工作场所同时监控有毒气体、颗粒物浓度、相对湿度、温度、二氧化碳浓度等，适用于医疗健康、工业生产、建筑工程以及军事等行业。

2 技术特性

2.1 运行条件

2.1.1 环境温度：0℃～50℃(30℉～122℉)。

2.1.2 压强范围：65 kPa 到 108 kPa。

2.1.3 相对湿度范围：10%到 90%，不凝结。

2.2 环境影响

环境条件发生变化后，温度每变化 10℃，通常达到稳定状态所需的时间间隔为 5 分钟。

2.3 存放条件

2.3.1 温度：−20℃～+60℃（−4℉～+140℉）。

2.3.2 相对湿度范围：0%～95%，不凝结。

2.3.3 电池：确保电池在长期存放时每六个月充电一次。

2.4 物理特征

2.4.1 尺寸：19 cm×19 cm×7 cm(7.5″×7.5″×2.75″)。

2.4.2 重量：1.3 kg(2.9 lb)。

2.4.3 外壳：静电耗散型 ABS 聚碳酸酯。

2.4.4 显示尺寸：128×64 像素显示器，尺寸为 6 cm×4.8 cm (2.4″×1.9″)。

2.4.5 背光：手动设置。

2.4.6 按键：其中 5 个按键提供专用控制功能，5 个按键主要用于选择和导航，还有 4 个按键根据显示器(热键)定义的不同提供不同的功能。被按下时都能发出反馈声。

2.5 颗粒传感器测量(可吸入颗粒物)

2.5.1 测量方法：使用 90°光学光散射光度计测量悬浮微粒/粉尘实时浓度，报告颗粒物质的总物质浓度（mg/m^3 或 $\mu m/m^3$）。

2.5.2 显示范围：0.1～10 μm。

2.5.3 显示分辨率：无。

2.5.4 颗粒传感器大小：0.1 μm 到 10 μm(注意：光度计可检测的最大颗粒尺寸为 100 μm；但是颗粒尺寸超过 10 μm，测量精度将降低，因此精度可能无法达到预期水平)。

2.5.5 计重采样：流量：±5%，校准后。

3 操作方法

3.1 开机/关机/导航

3.1.1 按 ESC/ON/OFF(开/关/退出)键开机。

3.1.2 用(左右)键来导航测量屏幕。

3.1.3 用(上下)键来导航菜单选项。

3.1.4 用(确认回车)键来打开选择菜单或者保存设置。

3.1.5 按 ESC/ON/OFF(开/关/退出)键可用作导航工具，并可返回上个界面。

3.2 开启屏幕、测量界面浏览

通过访问开始界面流畅地进入测量、安装、校准、单位信息和文件系统屏幕。

3.2.1 按(左右)键进入测量界面。

3.2.2 按(上下)键来选择菜单选项。

3.3 检测可吸入颗粒物

3.3.1 在检测开始前要确保撞击旋转装置是干净和润滑的。

3.3.2 在开始界面和测试界面，按运行/停止键开始或暂停运行。

3.3.3 当检测结束时，持续按住 ESC/ON/OFF(开/关/退出)键直至屏幕关闭为止。

3.4 数据显示

在测量的模式下，显示的数据每秒更新一次，按一分钟时间间隔读取平均值，并记录数据。

4 技术依据

参照《EVM 系列环境监测系统操作指南》。

参照《公共场所空气中可吸入颗粒物(PM10)测定方法》(WS/T 206—2001)。

三、甲醛现场检测操作规程(常用仪器：PPM-HTV 甲醛检测仪)

1　适用范围

本仪器可广泛应用于空气中甲醛浓度的测定。

2　技术参数

使用环境：5℃～40℃。

测量范围：甲醛 0～10 ppm，温度 －40℃～128℃，相对湿度 0%～100%。

分辨率：0.01 ppm。

精度：甲醛 2%，温度 ±0.4℃，相对湿度 ±3%。

预热时间：2 min。

传感器类型：ppm 技术的电化学传感器。

采样方法：由仪器内部的泵取得 10 ml 的待检样品。

采样间隔：1～3 min(取决于前次读数)。

响应时间：在“高精度”模式里需要 60 s，在“低精度”模式里需要大约 8 s。

准确度：在相对湿度范围在 25%～70%之内测量 0.3 ppm 的甲醛，94%的仪器读数符合 NIOSH 标准。可接受性 NIOSH 标准指有 95%置信程度，所有结果都在真实值 ±25%的误差范围内。

3　操作方法

3.1　使用前准备

按 ON/OFF 键，仪器显示“---”，大约 3 s 中内检验传感器是否复位可以开始工作，显示 0.00 表示仪器可以工作。当开机后仪器显示“bAt”，表示电池电压已很低，需要更换新电池。

3.2　测定

3.2.1　样品测定

将仪器放置在被测空气中，按一次 SAMPLE 键，屏幕显示

“RUN”,同时可听到内置气泵启动的声音,工作大约持续 2 s。在被测空气中含有苯酚树脂的场合下,应使用随机提供的苯酚过滤器,将过滤器安置在仪器的采样端口上,这样即使苯酚浓度高达 1 000 ppm亦不会影响甲醛的读数。苯酚过滤器寿命:每一个过滤器使用不超过五次。

3.2.2 读数显示

被采样的空气经仪器分析,10 s 内显示屏会在“0.00”和“---”间跳跃变换。随着样品的分析,显示屏会显示闪动的值,值会增加。60 s 后,屏幕会显示一个稳定值,显示的读数即为测出的甲醛浓度值(ppm)。如果有高水平的交叉感应,仪器会在 10 s 的时间内给出读数,避免交叉感应所影响。持续按下▼显示器会显示浓度读数还需要的时间,持续按下▲显示器会显示以 mg/m^3 为单位的读数。

3.2.3 按 ON/OFF 键关闭仪器(为使传感器清除上次测量的残留甲醛,下一次测量前应关机几分钟),如果在传感器未清空以前就开机,泵不会工作,屏幕上显示“---”。只有在屏幕上 3 s 连续无间断显示“0.00”,才表示传感器已清空,仪器可以进行下一个采样。

3.2.4 按下 SAMPLE 键并同时按一下 ON/OFF 键,松开 SAMPLE 键。仪器会循环显示湿度值和湿度值,直到手动关闭,30 s 后仪器会自动关闭。

3.3 校正检验

3.3.1 温度平衡 在校正前,应将仪器及标气管放在建议温度 15℃～29℃的环境中至少 1 h,以达到温度的均衡。

3.3.2 检验传感器 在进行校正检验前,必需使传感器从前次测量中得到彻底净化。如若显示“---”超过 5 s,表示仪器尚未完成净化,请关机几分钟待仪器完成净化过程。

3.3.3 将标气管和温度计放在工作桌上,只可接触标气管两端黄色帽子,尽可能少接触玻璃管以免温度发生变化,然后将标气管两端的黄色塞子拔掉。按 ON/OFF 键开机,等仪器显示 0.00。

将仪器放在工作桌上，并将仪器的采样端紧紧插入标气管上有箭头→表示的那一端。按 SAMPLE 键，吸气泵开始抽气，在泵停止抽气后将标气管轻轻拔出并塞好塞子。仪器闪烁显示 0.00，在 10 s～15 s 之后仪器显示读数。记录下仪器的读数及温度计上的读数，将仪器的读数与该温度下的标气的浓度进行比对，若误差范围在 10% 以内则不需要重新校正，否则进入校准步骤。

3.4　校准

3.4.1　将标气管和温度计放在工作桌上，只可接触标气管两端黄色帽子，尽可能少接触玻璃管以免使管子温度发生变化。从随机提供的温度计上读取室内温度，然后从标气管上标注的温度和甲醛浓度对照表上读取标气浓度。

3.4.2　将标气管两端黄色的塞子拔掉。按 ON/OFF 键开机，等待片刻等仪器显示 0.00，将仪器放在工作桌上，并将仪器采样端紧紧插入标气管上有箭头→表示的那一端，保证仪器和标气的连接是紧密的。两手同时按一下校正 Cal▲键和 Cal▼键。仪器会显示 CAL，同时吸气泵开始抽气。当吸气泵停止工作后，将标气管拔出并将两端的塞子塞好。

3.4.3　当仪器在分析时，面板闪烁显示 0.00，大约 10 s 之后仪器会交替显示 SET 和 1.75，再使用校正 Cal▲键和 Cal▼键，调整该读数到前面读取的该温度下标气的浓度值。按 SAMPLE 键，仪器将存贮该标气值，仪器自动关闭。

4　检测方法

用甲醛测试仪现场检测，测点距离地面高度 1～1.5 m，将甲醛测试仪放置在测定点，打开电源，打开采气按钮取样测试，待仪器显示数值稳定后直接读数。

室内面积不足 50 m^2 的设置 1 个测点；50～200 m^2 的设置 2 个测点；200 m^2 以上的设置 3～5 个监测点。测定时，建议在门窗关闭 1 h 后进行。

5 注意事项

5.1 该仪器具有温度补偿功能，在5℃～40℃环境下能保证测量精确度。

5.2 任何液体进入仪器将损坏传感器和电路。如果仪器的元件需要表面清洁处理，只能用湿布擦洗，决不可用研磨剂或者有洗涤剂的溶液。

5.3 灰尘和流体等务必不能进入仪器入口，否则有可能导致传感器永久损坏。

6 技术依据

参照《PPM-HTV甲醛检测仪使用说明书》。

四、噪声现场检测操作规程（常用仪器：AWA5610D型积分声级计）

1 适用范围

该仪器是一种既能测量指数时间计权声级，又能测量时间平均声级的袖珍式智能化噪声测量仪，适用于环境噪声及职业防治等噪声测量。

2 技术特性

使用温度：0～+40℃。

使用相对湿度：25%～90%。

使用气压：65～108 kPa。

测量范围：35～130 dBA，38～130 dBC，40～130 dBZ。

频率范围：20～12.5 kHz。

准确度：符合GB/T 3785—1983、GB/T 3785—1983和IEC 61672—2002 2级。

3 布点要求

3.1 噪声源在公共场所外

室内不足50 m^2，测定中央1点；50 m^2～200 m^2的设置2个检

测点(设置在室内对称点上);200 m^2 以上的设置 3～5 个测点。(3 个测点的设置在室内对角线四等分的 3 个等分点上,5 个测点的按梅花布点)。

3.2　噪声源在公共场所内

设置 3 个测点(在噪声源中心至对侧墙壁中心的直线四等分的 3 个等分点上设置)。

4　测点高度

离地面高度 1～1.5 m,距墙壁和其他主要反射面不小于 1 m。

5　测量条件

5.1　测量应在相对稳定情况下进行。

5.2　公共场所相对湿度超过 90%时,应使用特殊防潮传声器。

5.3　测量时应远离强磁场或电场。

5.4　测量时声级计可以手持也可以固定在三脚架上,尽可能减少声波反射影响。

6　测量时间

6.1　文化娱乐场所、商场(店),测定营业前 30 min,营业结束前 30 min 的噪声 A 声级。

6.2　旅店业、图书馆、博物馆、美术馆、医院候诊室均在营业后 60 min 测定。

7　数据读取方法

7.1　对稳态噪声,用声级计快档读取 1 min 指示值或平均值,对于脉冲噪声读取峰值和脉冲保持值。

7.2　对周期性噪声,用声级计慢档每隔 5 s 读取一个瞬时 A 声级值,测量一个周期。

8　操作步骤

8.1　使用前准备

8.1.1　检查电容传声器和放置放大器是否已安装好。

8.1.2　检查电池是否装好,如未安装则推开电池盖板按正确极性装好电池。

8.2 等效连续声级 Leq 的测量

8.2.1 多次按下“调节/时间”键，使液晶显示器右边的箭头不显示，多次按下“设定/方式”键，使液晶显示器的箭头指向 Leq。按“启动/暂停”键，显示屏出现采样符号“V”并闪动，表示开始采样。屏上显示的“XX. X”是到读数为止所经历的时间 Leq。到达规定时间，再按“启动/暂停”键，测量暂停。

8.2.2 如需要继续测量，则再按“启动/暂停”键开始测量。

8.2.3 如果需要终止本次测量，则按一下“复位”键，本次测量结果被清除。

8.3 时间计权的设定

如上下起伏较大时，可以把时间计权设为 S 档，“F/S”键显示器出现“∧”符号，表示时间计权 S 档，再按此键则设为 F 档，显示器上的“∧”符号消失。

8.4 频率计权的设定

一般采用 A 计权，当要求用 C 或 Z 时可以按“A/C/Z”键选择。

8.5 风罩的使用

当在有风的场合下进行测量时，可以使用风罩以减少风噪声的影响。

8.6 电池检查及更换电池

当电池电力不足时，LCD 上会显示“LOBAT”，提醒应更换电池。

9 注意事项

9.1 安装电池或外接电源应注意极性，切勿反接。仪器长期不使用时应取下电池，以免电池漏液损坏仪器。当电池电力不足时，LCD 上会显示“LOBAT”，提醒应更换电池。外接电源电压范围：4.5 V～9 V。

9.2 仪器较长时间不用，或更换传声器，或经过检修，则需进行校准。

10　技术依据

参照《AWA5610D型积分声级计使用说明书》。

五、二氧化碳现场检测操作规程(常用仪器：Telaire7001型手持式 CO_2 检测仪)

1　适用范围

本细则适用于旅店业、图书馆、博物馆、美术馆、医院候诊室、文化娱乐场所、商场(店)等公共场所空气中二氧化碳浓度的测定。

2　原理

二氧化碳对红外线具有选择性的吸收。在一定范围内,吸收值与二氧化碳浓度呈线性关系。根据吸收值确定样品中二氧化碳的浓度。

3　检测步骤

3.1　布点要求

3.1.1　室内面积不足 50 m^2 的设置 1 个测点,50～200 m^2 的设置 2 个测点,200 m^2 以上的设置 3～5 个测点。

3.1.2　室内 1 个测点应设置在中央,2 个测点的应设置在室内对称点上,3 个测点的设置在室内对角线四等分的 3 个等分点上,5 个测点的按梅花布点,其他按均匀布点原则布置。

3.1.3　测点距离地面高度 1～1.5 m,距离墙壁不小于 0.5 m。

3.1.4　测点应避开通风口、通风道等。

3.2　用塑料铝箔复合薄膜采气袋,抽取现场空气冲洗 3 至 4 次,采气 0.5 L 或 1.0 L,密封进气口,带回实验室分析,也可以使用仪器在现场测定空气中二氧化碳浓度。

3.3　仪器零点校准

仪器接通电源后,稳定 0.5～1 h,将高纯氮气(>99.999%)或空气经变色硅胶(120℃干燥 2 h)或氯化钙(分析纯)干燥和烧碱石棉

(分析纯)过滤后接入仪器,进行零点校准。

3.4 仪器终点校准

二氧化碳标准气(不确定度小于1%)连接在仪器进样口,进行终点刻度校准。

3.5 零点与重点校准重复2至3次,使仪器处在正常工作状态。

3.6 样品测定

内装空气样品的采气袋经过装有变色硅胶(120℃干燥2 h)或氯化钙(分析纯)的过滤器与仪器进气口相连,样品被自动抽到气室中,仪器显示二氧化碳浓度。如果仪器在现场使用,可直接读出空气中二氧化碳浓度。

4 结果记录

一个区域的测定结果以该区域内各采样点体积分数的算术平均值给出。

5 技术依据

参照《Telaive7001 二氧化碳分析仪操作规程》。

六、风速现场检测操作规程(常用仪器:BYWF-2001型袖珍数字微风速仪)

1 适用范围

本细则主要用于公共场所环境风速现场的测定。

2 原理

热电式电风速计由测头和测量仪表组成,测头的加热圈(丝)暴露在一定大小的风速下,引起测头加热电流或电压的变化,由于测头温度升高的程度与风速呈负相关,故可由指针或数字显示风速值。

3 操作步骤

3.1 布点要求

室内不足50 m^2,测定中央1点;50~200 m^2 的设置2个检测点

(设置在室内对称点上);200 m^2 以上的设置 3～5 个测点。(3 个测点的设置在室内对角线四等分的 3 个等分点上,5 个测点的按梅花布点)。

3.2　测点高度

离地面高度 1～1.5 m,距墙壁不小于 0.5 m。

3.3　检查仪器

3.3.1　仪器使用时请先调零。

3.3.2　调零方法:按下仪器开关 POWER,旋上探头帽,经 2 min 预热后,仪器稳定,显示为 0.00,若不在 0 点,可调整仪器左侧的调零 ZERO 电位器,直到显示为 0.00。

3.4　测量时轻轻将测杆头拉出,旋下探头帽,测头上的红点对准来风方向,此时屏幕上显示的数值即为所测风速值。

3.5　为读数方便,仪器设有保持功能 HOLD,按下此键可得到一稳定读数。

3.6　用后随时关掉电源开关,将探头拉杆退回,旋上探头帽。

3.7　按要求对仪器进行期间核查和使用前校准。

4　结果记录

一个区域的测定结果以该区域内各测点测量值的算术平均值给出。

5　技术依据

参照《BYWF-2001 型袖珍数字微风速仪使用说明书》。

七、紫外线现场检测操作规程

(一) UV-B 型紫外线辐照计

1　适用范围

本紫外线辐照计适用于测定中心波长为 254 nm 或 297 nm 的紫外线杀菌灯的辐射强度。

2　技术特性

本紫外线强度测定仪所测定的紫外线波长范围为 230～290 nm

(中心波长 254 nm)或 250～350 nm(中心波长 297 nm),测量强度宽为 0.1～199 999 $\mu W/cm^2$。量程分为“ * 1”“ * 10”“ * 100”“ * 1 000”四档。

3 操作方法

3.1 操作前准备

在测量前紫外线灯应预热 10 min。

3.2 开机程序

3.2.1 打开仪器后盖板,装入 9 V 积层电池一只。

3.2.2 按下“电源”键,如果液晶显示板左上方出现“LOBAT”字样或“←—”符号时,应更换电池。

3.2.3 按照测量需要按下“UV254”(或“UV297”)键和所选定的量程键,将相应的探头(UV254 或 UV297)的插头插入读数单元的插孔内。

3.2.4 探头未受紫外线辐射时调节调零电位器,使读数为零。

3.3 测试方法

3.3.1 打开探头盖,将探头光敏面置于已预热 10 min 的被测紫外线灯中心点垂直下方 1 m 粗处(用尺量得),此时窗口显示的数字与量程因子的乘积即为辐照度,如欲将测量数据保持,可按下“保持”键。读完应将“保持”键抬起,恢复到采样状态。

3.3.2 测量完毕将电源键抬起(关),旋上接受器盖,然后拆下电池,将探头放回仪器中,盖上后盖板。

4 注意事项

4.1 “UV254”和“UV297”二键切勿同时按下。

4.2 切勿在未按下量程键前按“保持”键。

4.3 “电源”“保持”两个键为自锁键,“UV254”“UV297”两个键为自锁键,四个量程键为互锁键。

4.4 仪器不用时应放于湿度＜80%、温度在 20℃(±10℃)的洁净环境中。

5　技术依据

参照《UV-B 紫外线强度计使用说明书》。

（二）HD2302.0 型紫外线辐照计

1　适用范围

本紫外线辐照计测量范围：0.000 1～2 000 W/m^2。

2　技术特性

2.1　技术参数

2.1.1　LP 471 UVA 紫外线 A，单位：W/m^2　测量范围：0.000 1～2 000 W/m^2

2.1.2　LP 471 UVB 紫外线 B，单位：W/m^2　测量范围：0.000 1～2 000 W/m^2

2.1.3　LP 471 UVC 紫外线 C，单位：W/m^2　测量范围：0.000 1～2 000 W/m^2

2.2　仪器参数

2.2.1　仪表尺寸：144 mm×88 mm×38 mm。

2.2.2　仪表重量：160 g。

2.2.3　供电电源：3 节 AA 碱性电池(5 号)。

3　操作方法

3.1　开机程序

3.1.1　将数据线和主机连接。

3.1.2　按白色电源键开机，仪器自检，画面稳定后，可以开始测量。

3.2　测试方法

3.2.1　打开探头盖，将探头光敏面置于已预热 10 min 的被测紫外线灯中心点垂直下方 1 m 处(用尺量得)。

3.2.2　按“DATE”键观看测量过程中的最大值、最小值和平均值。

3.2.3 按“HOLD”键保持当前值，读数。

3.2.4 测量完毕将按白色电源键关机，旋上探头盖，然后拆下电池，将探头放回仪器中，将数据线和主机分离。

4 注意事项

4.1 按“UNIT”键可实现单位变换。

4.2 切勿在未按下“DATE”前按“HOLD”键。

4.3 仪器不用时应放于湿度<80%、温度在20℃(±10℃)的洁净环境中。

4.4 仪器不用时应取下电池，防止电池腐蚀，损害仪器。

5 技术依据

参照《HD2302.0型紫外线辐照计使用说明书》。

（杨凌 撰写）

第二节 饮水卫生现场检测常用仪器操作规程

一、浊度现场检测操作规程

（一）2100P浊度仪

1 适用范围

本仪器可广泛应用于野外或实验室水质浊度测定。

2 技术特性

2.1 使用环境 温度：0℃～50℃

相对湿度：30℃：0%～90%

40℃：0%～80%

50℃：0%～70%

2.2 主要技术参数

2.2.1 测量范围：0～1 000 NTU。可选量程0～9.99 NTU，

0～99.9 NTU,0～1 000 NTU。

2.2.2　分辨率：0.01NTU(最小测量范围)。

2.2.3　重现性：读数的±1%或0.01 NTU。

2.2.4　反应时间：6 s。

2.2.5　漂移度：<0.02 NTU。

2.2.6　样品要求：15 mL。

3　操作方法

3.1　测量

3.1.1　测量前的准备

将二级样品放入测量室内，按“READ”键，待读数稳定后，若示数与二级样品标定值的相对误差在2%以内，说明仪器处于正常工作状态。

3.1.2　测量样品

3.1.2.1　将样品放在一个清洁的容器内。倒入小瓶至刻度线(约15 mL)，盖上瓶盖。

3.1.2.2　用软麻布擦去瓶身上的水滴和指印。

3.1.2.3　将几滴硅树脂滴在瓶身上，用软布擦开，使瓶身上有一层薄而均匀的油。

3.1.2.4　按“I/O”键打开仪器。测量时将它放在平整的表面上。

3.1.2.5　将待测小瓶放入仪器的测量小室内，盖上盖子。

3.1.2.6　按“RANGE”键自动选择量程。

3.1.2.7　按“SIGNAL AVERAGE”键，屏幕显示“SIG AVE”。

3.1.2.8　按“READ”键，灯灭后屏幕显示浑浊度数值。

4　注意事项

4.1　避免过长时间地暴露于紫外光或太阳光下。

4.2　测量时，不要将仪器拿在手上，要将它放在平整的表面上。

4.3　测量、存放时都要将测量室的盖子盖上。

5　技术依据

参照《2100P 浊度仪使用说明书》。

(二) 2100Q 浊度仪

1　适用范围

本仪器可广泛应用于野外或实验室水质浊度测定。

2　技术特性

使用环境　温度：0℃～50℃

相对湿度：30℃：0%～90%

40℃：0%～80%

50℃：0%～70%

测量范围：0～9.99 NTU，10～99.9 NTU，100～1 000 NTU

分辨率：0.01 NTU(最低量程下)

重复性：≤2%

示值稳定性：±1.5% F.S/30 min，10 NTU

零点漂移：±1.5% F.S/30 min，10 NTU

样品要求：15 mL

3　操作方法

3.1　测量前的准备

将二级样品(10 NTU 标样)放入测量室内，按“READ”键，待读数稳定后，若示数与二级样品标定值的相对误差在10%以内，说明仪器处于正常工作状态。

3.2　测量样品

3.2.1　将样品放在一个清洁的容器内。倒入小瓶至刻度线(约 15 mL)，盖上容器盖。

3.2.2　用软麻布擦去瓶身上的水滴和指印。

3.2.3　将几滴硅树脂滴在瓶身上，用软布擦开，使瓶身上有一层薄而均匀的油。

3.2.4　将仪器放在一个平坦稳定的表面，打开电源键，开启仪表。

3.2.5　将待测小瓶放入仪器的测量小室内，菱形或定向标记与容器室前面凸起的定向标记对齐，盖上盖子。

3.2.6　按下读取，显示屏显示正在稳定处理，然后显示浊度数值，读数。

4　注意事项

4.1　测量时不要手持仪器，将它放在平整的表面上。

4.2　测量、存放时始终关闭测量室的盖子。

4.3　如仪器要存放较长时间（超过一个月），请从仪器中取出试样容器和电池。

4.4　合上试样室盖子，以防灰尘和污物进入。

5　技术依据

参照《2100Q 浊度仪使用说明书》。

二、余氯总氯分析仪操作规程

HI93711 余氯总氯分析仪

1　适用范围

HI93711 余氯总氯分析仪适用于测定自来水、游泳池的余氯的含量。

2　技术规范

测定范围：余氯：0.001～2.50 mg/L。

　　　　　总氯：0.001～3.50 mg/L。

分辨率：0.01 mg/L。

精度：±0.03 mg/L 读数的±3%。

标准 EMC 偏差：±0.01 mg/L。

光源：LEPa555nm。

方法：EPA 牛 DPD 方法 330.5 氯和试剂反应，使样品呈淡紫红。

3 操作步骤

3.1 按下 ON/OFF 键，打开仪器。

3.2 当 LCD 显现……，一切就绪。

3.3 对于 HI93711 通过按 FREE/TOTAL 键，选择余氯或总氯测量模式，LCD 的右上角出现的“I”“C”分别代表余氯或总氯测量。

3.3 比色皿内注入 10 mL 的未反应样品至口边缘 1.5 cm，盖上盖。

3.4 将无色的比色皿放入测量槽内，确保槽口吻合。

3.5 按 ZERO 键，期间显示 SIP。

3.6 几秒钟后出现“-0-”，现在仪器归零，可以测量。

3.7 取出比色皿，并将上盖打开。

3.8 加入一袋 H93711-01 试剂，摞紧上盖，轻摇。

3.9 按下 READ DIRECT 键，测量期间显示 SIP。

3.10 测量总氯时，在按下 READ 键之前必须等两分三十秒。

3.11 仪器直接显示余氯或总氯的浓度(mg/L)。

4 注意事项

4.1 不要用手触摸比色皿壁。

4.2 为使读零和测量处于同环境，需要盖紧比色皿，避免污染。

4.3 加入试剂后，不要让测量槽中有指印、油污或灰尘。在插入前可用纯棉布擦拭。

4.4 可在一组测量中进行多次读数，但是每一个样品都必须读零，并且读零与测量样剂使用同一比色皿。

5 技术依据

参照《HI93711 余氯总氯分析仪使用说明书》。

（傅蓉华 撰写）

第三节　采光照明现场检测常用仪器操作规程

TES-1334A 数字式照度计

1　适用范围

数位式照度计是一台精密仪器，适合在公共场所等各种场合测量照度。

2　技术特性

测量范围：0.01～20 000 lux(勒克斯)。

准确度：±3%。

3　测点布置

3.1　整体照明

3.1.1　测点数量：室内面积不足 50 m^2 的设置一个测点，50～200 m^2 的设置 2 个测点，200 m^2 以上的设置 3～5 个测点。

3.1.2　测点位置：室内 1 个测点的应设置在中央，2 个测点的应设置在室内对称点上，3 个测点的设置在室内对角线四等分的 3 个等分点上，5 个测点的按梅花布点，其他按均匀布点原则布置。

3.1.3　测点距地面高度 1～1.5 m。

3.2　局部照明

如特殊需要的局部照明情况下，可测量其中有代表性的一点，如果是局部照明和整体照明兼用的情况下，应根据实际情况合理选择整体照明的灯光关闭还是开启，并在测定结果中注明。

4　操作方法

4.1　打开电源。

4.2　选择适合测量档位。

4.3 打开光检测器头盖，并将光检测器放在欲测光源之水平位置。

4.4 读取照度计 LCD 之测量值。

4.5 读取之测量值，如左测最高位数“1”显示，即表示过载现象，应立刻选择较高档位测量。

注：设定 20 000 LUX/fc 档位时，所显示读值，须×10 倍才是测量的真值。设定 200 000 LUX 档位时，所显示读值，须×100 倍才是测定的真值。

4.6 读值锁定开关：压 HOLD 开关一下，LCD 显示“H”符号，且显示锁定读值。再压一下 HOLD 开关，则可取消读值锁定功能。

4.7 峰值锁定：欲测量光脉动信号，压 PEAK 开关一次，LCD 显示“P”符号，及脉动峰值。再压 PEAK 开关一次，即恢复正常测试。

4.8 测量工作完成后，将光检测器关盖盖回，电源开关切至 OFF。

5 注意事项

5.1 电池不足时，LCD 上出现“BT”指示，表示需更换电池。

5.2 请勿在高温、高湿场所下测量。

5.3 使用时，光检测器需保持干净。

5.4 光源测试参考单位在受光球面正顶端。

6 技术依据

参照《TES-1334A 数字式照度计使用说明书》。

（杨凌　撰写）

第四节　职业卫生现场检测常用仪器操作规程

（一）AWA5610D型积分声级计

见本章第一节。

（二）QT32-34-36 WBGT指数仪

1　适用范围

用以测量工作环境中黑球、干球、湿球、WBGT室内、WBGT室外、WBGT计权平均（如果设置了3个传感器）、相对湿度以及热指数（Humidex）。

2　技术特性

精度：±0.5℃。

温度：0℃～120℃。

相对湿度：±5%。

工作的温度范围：传感器组：－5℃～100℃，电子部件：－5℃～60℃。

3　操作步骤

3.1　开机和初始化

首先，打开WGBT热指数仪的电源开关，等待数秒钟让仪器进行初始化。在仪器显示屏上，可以看到温度、相对湿度和WGBT热指数的实时数值。

3.2　放置仪器

将仪器放置在待测区域的适当位置，确保它能准确地测量环境的热舒适度。建议将仪器放置在离人体活动区域不远的位置，如桌子上或近墙壁的位置。

3.3　稳定数值

等待一段时间，让仪器稳定下来，并获取准确的温度和湿度数值。这一步通常需要几分钟时间，可以用来记录其他相关信息，例如室内外的温度差异、空调或加热系统的运行状态等。

3.4　功能使用

在使用仪器的过程中，可以利用功能按钮进行操作，如最大/最小显示、趋势分析和报警设置等。最大/最小显示可以帮助记录环境的温度和湿度数值，趋势分析功能可以显示温度和湿度的变化趋势，报警设置功能可以根据设定的温度和湿度范围触发报警提示。

3.5　关机和保养

使用完毕后，关闭 WGBT 热指数仪的电源，以节约能源并延长其使用寿命。同时，可以进行仪器的清洁和保养，如擦拭仪器表面、更换电池等。

4　注意事项

4.1　仪器的防护等级为 IP54，可适用于灰尘、粉尘、油和水等暴露环境。

4.2　确保所有连接正确无误，避免在使用过程中出现错误。

4.3　定期进行仪器的维护和校准，确保测量数据的准确性。

5　技术依据

参照《QT32-34-36WBGT 指数仪适用说明书》。

(三) XC200 工频场强仪

1　适用范围

用于测量各种复杂电磁环境中的电磁辐射。

2　技术特性

测量频段：1 Hz～100 kHz；支持选频测量。

电场测量范围：4 mV/m～100 kV/m。

磁场测量范围：0.3 nT～20 mT。

电源：可拆卸式、20 000 mAh 大容量电池。

温度：操作 −15℃～+55℃；非操作（运输）−40℃～+80℃。

湿度：≤95%RH，无冷凝。

3　操作步骤

3.1　仪器校准

在进行测量前，应对场强仪进行校准。校准的目的是确保仪器的准确性和可靠性。通常应使用标准电场发生器对仪器进行校准，以确保测量结果的准确性。

3.2　测量位置选择

在进行工频场强测量时，应选择在离电力设施一定距离的位置进行测量，以获得较为准确的测量结果。同时，应避免在有导电物体或磁场干扰较大的区域进行测量。

3.3　测量操作

在测量时，应将场强仪的电场感应器放置在待测位置上，并保持感应器与地面平行。同时，应避免感应器与导电物体接触，以免影响测量结果。在一定时间间隔内读取仪器显示的场强值，并进行记录。

3.4　数据处理

在测量结束后，应对数据进行处理和分析。通常应采用统计分析方法对多组数据进行处理，以获得较为准确的平均值和标准差等统计结果。这些结果可以用于评估电力设施周围电磁环境的影响。

4　注意事项

4.1　连接电缆长度：需要适宜的连接电缆长度。连接电缆过长会有损耗导致结果不准确。倘若非用长电缆不可时，则需要在仪表的读数上加上电缆的损耗，特别是测量高频段时。

4.2　环境温度：环境温度要适宜，不应过冷或过热。冬季要注意采取保温措施，夏季要避免将仪器直接置于日晒之下，否则读数误差将会很大。

4.3 避免碰撞：要经常移动使用场强仪，不要碰撞，以免损耗仪器的外壳导致准确度发生变化。

4.4 定期校验：需要进行周期计划测量读数或与经过专门计划过的测量读数进行对比校验，避免仪器不准确得出错误的结果。

5 技术依据

参照《XC200 工频场强仪适用说明书》。

(四) G100 REV. 200526 高频场强仪

1 适用范围

适用于各种复杂环境中的电磁辐射测量。

2 技术特性

频率范围：1 Hz～300 GHz 的超宽频率范围。

温度：－15℃～＋60℃。

相对湿度：≤95%RH，无冷凝。

3 操作方法

3.1 开机与模式设置

按下电源开关，仪器默认进入磁场辐射强度检测模式。如果需要，可以通过长按检测模式转换按钮约 2 s，切换到电场辐射强度检测模式。

3.2 对准与测量

将仪器对准待测物体，缓慢移动使其接近待测物体，直到实际接触。距离越近，电磁场或电场的强度会增大，报警频率也会加快。

3.3 改变角度与位置

在测量过程中，尽量改变仪器对被测对象的角度与位置，以获得最大的读数。

3.4 峰值锁定

在测量过程中，可以通过峰值锁定功能锁定检测过程中的最大值，方便记录和分析。

3.5　报警设置

可以通过短按报警设置按钮来打开或关闭警报声音。

4　注意事项

4.1　由于环境中的电磁场干扰，开机时仪器可能会有微小的读数，这是正常现象。

4.2　在测量过程中，如果电源被关闭后再重新开启，在磁场辐射强度检测模式下，仪器读数应归零；在电场辐射强度检测模式下，仍然可以检测到电磁波信号，这属于外部信号，对人体无害。

4.3　如果数字显示不清楚或闪烁及不能归零，表明电池电量不足，需要及时更换电池。

5　技术依据

参照《G100 REV. 200526 高频场强仪适用说明书》。

(五) GilAir 空气采样仪

1　适用范围

适用于采集作业场所中的粉尘和毒物样本，用于检测和评估工作环境中的有毒物质暴露。

2　技术特性

流量范围：20～5 000 cc/min（高流量模式下为 450～5 000 cc/min，低流量模式下为 20～449 cc/min）。

恒定流量控制：误差：±5%之内或者±3 cc/min 之内，从最小压强 2 英寸水柱到指定的最大值。

恒定压强控制：背压的±10%。

温度：0℃～45℃。

湿度：5%～95%相对湿度，不结霜。

3　操作方法

3.1　开机　长按开机按钮并保持，开机→空闲模式→主菜单。

3.2 流速设置

3.2.1 流速范围的设置：低流速运行状态(Lo)：20～449 cc/min，高流速运行状态(Hi)：450～5 000 cc/min。使用六角扳手改变流速控制阀的位置来实现的。

3.2.2 流速设置：主菜单界面上，使用“▼”键来移动光标至“流速设置(FlowSet)”。按“+”和“-”按钮来调整流速至所需要的数值。按开机键确认。

3.2.3 流速校准：连接流速校准仪校准(Gilibrator-2)——采样媒介——Plus GilAir空气采样泵，利用流速校准仪校准流量。

3.3 样品采集

3.3.1 手动采样模式采样

仪器设置为“恒定流速控制模式(CF，20～5 000 cc/min)”，设定流速，运行采样前校准，按“Run”键直接进行采样并手动计时，记录所需数据，运行采样后校准。长按开机键关机。

3.3.2 定时运行模式采样

仪器设置为“恒定流速控制模式(CF，20～5 000 cc/min)”，设定流速，运行采样前校准，设定启动时间、定时时长，按“Run”键，进行自动采样，记录所需数据，运行采样后校准。长按开机键关机。

3.3.3 程序运行模式采样

按所选程序要求流速进行采样前流速校准，选择编写好适合采样工作的采样运行程序，按按“Run”键，程序启动采样，记录所需数据，运行采样后校准。长按开机键关机。

3.4 结果记录

3.4.1 实时记录：采样完成后现场查看采样仪上记录的数据并记录。

3.4.2 事件回顾(Review)：运行“事件回顾”查看最近16次采样的结果，根据需要选取其中的数据并记录。

3.5 数据清除(Clear Datalog) 进入“数据清除”程序清除前

面存储的数据。

3.6　维护(Maintenance)　进入“维护”程序清除 Plus GilAir 泵存储器和校准传感器的控制功能。

4　注意事项

4.1　采样媒介采用在采样场所中使用的样品采集器。

4.2　气体吸附管缓冲棉多的一端、滤膜有绒面朝向采样进气口方向。

4.3　呼尘和有害气体的采样操作均要使进气口处于呼吸带，总尘的采样则将仪器固定在三脚架上。

4.4　如设备长期没使用，每月充次电。

4.5　采样泵启动前必须连接好捕集器和采样介质以保护过滤器。如果在流速为 5 000 cc/min 的情况下，通过过滤器的压降值高于 2 英寸水柱，更换过滤器。

5　技术依据

参照《Plus GilAir 空气采样泵使用说明书》。

（沈斌　撰写）

第五节　放射卫生现场检测常用仪器操作规程

常用仪器：451P & 451P-DE-SI 加压电离室巡测仪

1　适用范围

该仪器用于测量 X 射线和超过 25 KeV 的 γ 射线，也可测定辐射超过 1 MeV 的 β 射线。

2　技术特征

2.1　使用环境

该仪器在环境温度 −20℃～50℃，相对湿度 0%～100%。

2.2　主要计数参数

2.2.1　测量范围

2.2.1.1　剂量率量程

0～5 μSv/h、0～50 μSv/h、0～500 μSv/h、0～5 000 μSv/h 和 0～50 000 μSv/h

2.2.1.2　能量响应

X、γ：＞25 keV　β：1 MeV 以上

2.2.2　测量误差

量程的 10%～100%范围内测量误差为 10%。(刻度源为 Cs-137)

2.2.3　响应时间

0～5 μSv/h	5 秒
0～50 μSv/h	2 秒
0～500 μSv/h	1.8 秒
0～5 mSv/h	1.8 秒
0～50 mSv/h	1.8 秒

2.2.4 供电

2 节 9 V 碱性电池，能持续使用 200 小时以上。

2.2.5 仪器尺寸

21 cm×11.4 cm×21.3 cm（长×宽×高）。

3 操作方法

3.1 确认电池电压在仪器的正常工作范围之内。

3.2 按下 ON 开关键，预热 1 分钟以上。

3.3 按下 MODE 键选择，在比例状态和最新的可选保持或累计状态之间可进行切换选择。

3.4 进行现场测量。

3.5 按下 OFF 键关机。

4 注意事项

4.1 探测器窗较薄，使用时应仔细以防损坏计数管。

4.2 探棒组件在出厂时已调校到最佳状态，更换探测器时须与探棒组件一起更换。

4.3 装配电池和探测器前必须关闭电源。

4.4 操作前请仔细阅读本仪器的操作说明书，仪器发生故障经维修后，要重新进行计量检定后方可使用。

5 技术依据

参照《451 P & 451P-DE-SI 加压电离室巡测仪使用说明书》。

（陈勇 撰写）

第六节　消毒剂有效浓度现场检测操作规程

1　余氯浓度检测(馨晟试牌、三爱思牌指示卡)

1.1　准备过余氯浓度试纸,并查看是否在有效期内。

1.2　将试纸浸入待测液,立即取出。

1.3　平放 15 s,与色卡比较,读取数值。

2　过氧乙酸浓度检测(磐水牌指示卡)

2.1　准备过氧乙酸浓度试纸,并查看是否在有效期内。

2.2　将试纸浸入待测液中摆动 5 s。

2.3　甩掉试纸上多余的溶液。

2.4　1 min 后与色卡颜色对比,查看相应浓度。

3　邻苯二甲醛消毒液浓度检测(德新康牌指示卡)

3.1　准备邻苯二甲醛消毒液浓度检测试纸,并查看是否在有效期内。

3.2　将检测卡末端的显色块完全浸泡于(液面高于勿超过虚线),保持 3 s 后取出。

3.3　水平放置让其自然显色,3～4 min 后(说明:若时间超过 5 min,色卡会变深,不得以此结果判断)与标准色卡比较,查看相应浓度。

4　戊二醛浓度检测(德新康牌指示卡)

4.1　准备戊二醛浓度检测试纸,并查看是否在有效期内。

4.2　将指示色块完全浸泡在戊二醛溶液中,3 s 后取出。

4.3　将色块面朝上,观察 5～8 min 内的颜色变化,判读结果。

(吴梦安　撰写)

第七节　公共场所空气状况卫生监测规范

1　宾馆、饭店、旅店、招待所等住宿场所空气卫生状况监测

监测频次：空气质量监测为 1 d，上午、下午各监测 1 次；经常性卫生监测为随机监测。

监测样本量：客房数量≤100 间的场所，抽取客房数量的 3%～5%进行监测；客房数量＞100 间的住宿场所，抽取客房数量的 1%～3%进行监测；且每个场所监测的客房数量不得少于 2 间，每间客房布 1 个监测点。

2　饮用水卫生状况

饮水监测：按 GB5749 执行。

3　影剧院、音乐厅、录像厅(室)、游艺厅、歌舞厅等场所空气卫生状况监测

3.1　监测频次

空气质量监测在场所监测 1 d，在 1 d 中监测 1 场～2 场，每场开映前 10 min、开映后 10 min 和结束前 10 min 各监测 1 次；经常性卫生监测只随机监测 1 场，开映前 10 min、开映后 10 min 和结束前 10 min 各监测 1 次。

3.2　监测样本量

座位数量＜300 个的场所布置 1～2 个监测点，座位数量 300～500 个的场所布置 2～3 个监测点，座位数量 501～1 000 个的场所布置 3～4 个监测点，座位数量＞1 000 个的场所布置 5 个监测点。

4　游艺厅、歌舞厅等空气卫生状况监测

4.1　监测频次

空气质量监测在场所监测 1 d，在 1 d 中营业的客流高峰和低峰时各监测 1 次；经常性卫生监测为随机监测。

4.2 监测样本量

营业面积＜50 m^2 的场所布置 1 个监测点，营业面积 50～200 m^2 的场所布置 2 个监测点，营业面积＞200 m^2 的场所布置 3～5 个监测点。

5 公共浴室、游泳馆等场所空气卫生状况监测

5.1 监测频次

经常性卫生监测在场所营业的客流高峰时段监测 1 次。

5.2 监测样本量

营业面积＜50 m^2 的场所布置 1 个监测点，营业面积 50 m^2～200 m^2 的场所布置 2 个监测点，营业面积＞200 m^2 的场所布置 3～5 个监测点。

注：场所营业面积应按不同功能(如更衣室、休息室、浴室、游泳池等)分别计算。

6 游泳池水卫生状况监测

6.1 监测频次

人工游泳场所经常性卫生监测在场所营业的客流高峰时段监测。

6.2 监测样本量

儿童泳池布置 1～2 个采样点，成人泳池面积≤1 000 m^2 的布置 2 个采样点，成人泳池面积＞1 000 m^2 的布置 3 个采样点。

6.3 样品采集

在泳池水面下 30 cm 处采集水样 500 mL。

7 沐浴水卫生状况监测

7.1 监测频次

经常性卫生监测为随机监测。

7.2 监测样本量

随机选择 5 个淋浴喷头，各采集淋浴水样 500 mL；在沐浴池选择 3 个采样点，采集水面下 30 cm 处水样 500 mL。

8　美容店、理(美)发店等场所空气卫生状况监测

8.1　监测频次

空气质量监测为 1 d,在 1 d 的营业时间内监测 2～3 次;经常性卫生监测为随机监测。

8.2　监测样本量

座(床)位数量<10 个的场所布置 1 个监测点,座(床)位数量 10～30 个的场所布置 2 个监测点,座(床)位数量>30 个的场所布置 3 个监测点。

9　体育场(馆)空气卫生状况监测

9.1　监测频次

经常性卫生监测为随机监测。

9.2　监测样本量

观众座位数量<1 000 个的场所布置 2 个监测点,座位数量 1 000～5 000 个的场所布置 3 个监测点,座位数量>5 000 个的场所布置 5 个监测点。

10　展览馆、博物馆、图书馆、美术馆、商场(店)、书店、候车(机、船)室、餐饮等场所空气卫生状况监测

10.1　监测频次

经常性卫生监测为场所营业的客流高峰时段随机监测 1 次。

10.2　监测样本量

营业面积<200 m^2 的场所布置 1 个监测点,营业面积 200～1 000 m^2 的场所布置 2 个监测点,营业面积>1 000 m^2 的场所布置 3 个监测点。

11　公共场所卫生学评价

开展公共场所卫生学评价时,要连续监测 3 d,每次监测应采集平行样品。

12　公共用品用具监测样本量要求

公共用品用具的监测样本量按各类物品投入使用总数的 3%～

5%抽取。当某类用品用具投入使用总数不足30件时，此类物品的采样数量至少应为1件。

13 现场采样操作的质量控制

13.1 每次监测前应对现场监测人员进行工作培训，其内容包括监测目的、计划安排、监测技术的具体指导和要求、记录填写等，以确保工作质量。

13.2 现场采样前，应详细阅读仪器的使用说明，熟悉仪器性能及适用范围，能正确使用监测仪器。

13.3 每件仪器应定期进行检定，修理后的仪器应重新进行计量检定。每次连续监测前应对仪器进行常规检查。

13.4 采样器的流量于每次采样之前进行流量校正。

13.5 使用化学法现场采集样品时，应设空白对照，采平行样。

13.6 微生物采样应无菌操作。采样用具，如采样器皿、试管、广口瓶、剪子等，应经灭菌处理，无菌保存。

14 样品送检要求

采样前或采样后应立即贴上标签，每件样品应标记清楚（如名称、来源、数量、采样地点、采样人及采样年月日）。

样品（特别是微生物样品）应尽快送实验室。为防止在运输过程中样品的损失或污染，存放样品的器具应密封性好，小心运送。

第八节　公共场所公共用品用具微生物采样方法

（参照 GB/T 18204.4—2013 《公共场所卫生检验方法第 4 部分：公共用品用具微生物》）

1　范围

公共场所公共用品用具。

2　一般要求

随机抽取清洗消毒后准备使用的公共用品用具，无菌操作，使用灭菌干燥棉拭子，于 10 mL 灭菌生理盐水内浸润（吸取约 1 mL 溶液）后，在用品用具的适当部位来回均匀涂抹进行样品采集，再用灭菌剪刀剪去棉签手接触的部分，将棉拭子放入剩余的 9 mL 生理盐水内，4 h 内送检。

3　采集部位与采样面积

3.1　杯具

在茶具内、外缘与口唇接触处，即 1～5 cm 高处进行一圈采样。采样面积为 50 cm^2。

3.2　棉织品

在毛巾、枕巾、浴巾对折后两面的中央 5 cm×5 cm（25 cm^2）面积范围内分别均匀涂抹 5 次，每 25 cm^2 采样面积为 1 份样品，每件用品共采集 2 份样品，在床单、被单的上下两部，即与颈部、脚部接触部位 5 cm×5 cm（25 cm^2）面积范围内分别均匀涂抹 5 次，每 25 cm^2 采样面积为 1 份样品，每件用品共采集 2 份样品。

睡衣、睡裤随机选择 2 个 5 cm×5 cm（25 cm^2）面积范围内分别均匀涂抹 5 次，每 25 cm^2 采样面积为 1 份样品，每件用品共采集 2

份样品。

3.3　洁具

3.3.1　浴盆

在盆内一侧壁二分之一高度及盆底中央 5 cm×5 cm(25 cm^2)面积范围内分别涂抹采样,每 25 cm^2 采样面积为 1 份样品,每件用具共采集 2 份样品。

脸(脚)盆:在盆内二分之一高度相对两侧壁 5 cm×5 cm (25 cm^2)面积范围内分别涂抹采样,每 25 cm^2 采样面积为 1 份样品,每件用具共采集 2 份样品。

3.3.2　坐便器

在坐便圈前部弯曲处选择 2 个 5 cm×5 cm(25 cm^2)面积范围内分别涂抹采样,每 25 cm^2 采样面积为 1 份样品,每件用具共采集 2 份样品。

3.3.3　按摩床(椅)

在床(椅)面中部选择 2 个 5 cm×5 cm(25 cm^2)面积范围内分别涂抹采样,每 25 cm^2 采样面积为 1 份样品,每件用具共采集 2 份样品。

3.4　鞋类

在每只鞋的鞋内与脚趾接触处 5 cm×5 cm(25 cm^2)面积范围内分别均匀涂抹 5 次,1 双鞋为 1 份样品,采样总面积为 50 cm^2。

3.5　购物车(框)

在车(框)把手处选择 2 个 5 cm×5 cm(25 cm^2)面积范围内分别均匀涂抹 5 次,1 件物品为 1 份样品,采样总面积为 50 cm^2。

3.6　美容美发美甲用品

3.6.1　理发推子

应在推子的前部上下均匀各涂抹 3 次,采样面积达到 25 cm^2 为 1 份样品。

3.6.2　理发刀、剪

在刀、剪两个面各涂抹 1 次,采样面积达 25 cm^2 为 1 份样品。

3.6.3　美容美甲用品

与人体接触处涂抹采样，采样面积达 25 cm^2 为 1 份样品。

3.6.4　修脚工具

在修脚工具与人体接触处涂抹采样，采样面积达 50 cm^2 为 1 份样品。

3.7　其他用品

在用品与人体接触处选择 2 个 5 cm×5 cm(25 cm^2)面积范围内分别采样，每 25 cm^2 采样面积为 1 份样品，每件用品共采集 2 份样品。

第九节　工作场所中有毒物质监测的采样规范

（参照 GBZ 159—2004《工作场所空气中有害物质监测的采样规范》）

1　范围

适用于职业卫生监督部门对用人单位进行监督时，对工作场所空气中有害物质浓度进行的监测。

2　术语

2.1　短时间采样(Short time sampling)，指采样时间一般不超过 15 min 的采样。

2.2　长时间采样(Long time sampling)，指采样时间一般在 1 h 以上的采样。

2.3　采样流量(Sampling flow)，指在采集空气样品时，每分钟通过空气收集器的空气体积。

2.4　标准采样体积(Standard sample volume)，指在气温为 20℃，大气压为 101.3 kPa(760 mmHg)下，采集空气样品的体积，以

L 表示。

3　采集空气样品的基本要求

3.1　应满足工作场所有害物质职业接触限值对采样的要求。

3.2　应满足职业卫生评价对采样的要求。

3.3　应满足工作场所环境条件对采样的要求。

3.4　在采样的同时应做样品空白试验，即将空气收集器带至采样点，除不连接空气采样器采集空气样品外，其余操作同样品。

3.5　采样时应避免有害物质直接飞溅入空气收集器内；空气收集器的进气口应避免被衣物等阻隔。用无泵型采样器采样时应避免风扇等直吹。

3.6　在易燃、易爆工作场所采样时，应采用防爆型空气采样器。

3.7　采样过程中应保持采样流量稳定。长时间采样时应记录采样前后的流量，计算时取流量均值。

3.8　工作场所空气样品的采样体积，在采样点温度低于 3℃和高于 35℃、大气压低于 98.8 kPa 和高于 103.4 kPa 时，应将采样体积换算成标准采样体积。

3.9　在样品的采集、运输和保存的过程中，应注意防止样品的污染。

3.10　采样时，采样人员应注意个体防护。

3.11　采样时，应在专用的采样记录表上，边采样边记录。

4　监督监测采样要求

4.1　日常监督监测

4.1.1　在评价职业接触限值为时间加权平均容许浓度时，应选定具有代表性的工作日和采样点进行采样。

4.1.2　在评价职业接触限值为短时间接触容许浓度或最高容许浓度时，应选定具有代表性的采样点，在一个工作班内空气中有害物质浓度最高的时段进行采样。

4.2　事故性监测

4.2.1　适用于对工作场所发生职业危害事故时，进行的紧急采样监测。

4.2.2　根据现场情况确定采样点。监测至空气中有害物质浓度低于短时间接触容许浓度或最高容许浓度为止。

5　采样前的准备

5.1　现场调查

为正确选择采样点、采样对象、采样方法和采样时机等必须在采样前对工作场所进行现场调查。必要时可进行预采格调查内容主要包括：

5.1.1　工作过程中使用的原料、辅助材料，生产的产品、副产品和中间产物等的种类、数量、纯度、杂质及其理化性质等。

5.1.2　工作流程包括原料投入方式、加热温度和时间、生产方式和生产设备的完好程度等。

5.1.3　劳动者的工作状况，包括劳动者数，在工作地点停留时间、工作方式、接触有害物质的程度、频度及持续时间等。

5.1.4　工作地点空气中有害物质的产生和扩散规律存在状态、估计浓度等。

5.1.5　工作地点的卫生状况和环境条件、卫生防护设施及其使用情况、个人防护设施及使用状况等。

5.2　采样仪器的准备

5.2.1　检查所用的空气收集器和空气采样器的性能和规格，应符合 GB/T 17061 要求。

5.2.2　检查所用的空气收集器的空白、采样效率和解吸效率或洗脱效率。

5.2.3　测量空气采样器的采样流量。在校正时，必须串联与采样相同的空气收集器。

5.2.4　使用定时装置控制采样时间的采样，应校正定时装置。

6　定点采样

6.1　采样点的选择原则

6.1.1　选择有代表性的工作地点，其中应包括空气中有害物质浓度最高、劳动者接触时间最长的工作地点。

6.1.2　在不影响劳动者工作的情况下，采样点尽可能靠近劳动者；空气收集器应尽量接近劳动者工作时的呼吸带。

6.1.3　在评价工作场所防护设备或措施的防护效果时，应根据设备的情况选定采样点，在工作地点劳动者工作时的呼吸带进行采样。

6.1.4　采样点应设在工作地点的下风向，应远离排气口和可能产生涡流的地点。

6.2　采样点数目的确定

6.2.1　工作场所按产品的生产工艺流程，凡逸散或存在有害物质的工作地点，至少应设置1个采样点。

6.2.2　一个有代表性的工作场所内有多台同类生产设备时，1～3台设置1个采样点；4～10台设置2个采样点；10台以上，至少设置3个采样点。

6.2.3　一个有代表性的工作场所内，有2台以上不同类型的生产设备，逸散同一种有害物质时，采样点应设置在逸散有害物质浓度大的设备附近的工作地点；逸散不同种有害物质时，将采样点设置在逸散待测有害物质设备的工作地点，采样点的数目参照6.2.2确定。

6.2.4　劳动者在多个工作地点工作时，在每个工作地点设置1个采样点。

6.2.5　劳动者工作是流动的时，在流动的范围内，一般每10米设置1个采样点。

6.2.6　仪表控制室和劳动者休息室，至少设置1个采样点。

6.3　采样时段的选择

6.3.1　采样必须在正常工作状态和环境下进行，避免人为因素的影响。

6.3.2　空气中有害物质浓度随季节发生变化的工作场所，应将空气中有害物质浓度最高的季节选择为重点采样季节。

6.3.3　在工作周内，应将空气中有害物质浓度最高的工作日选择为重点采样日。

6.3.4　在工作日内，应将空气中有害物质浓度最高的时段选择为重点采样时段。

7　个体采样

7.1　采样对象的选定

7.1.1　要在现场调查的基础上，根据检测的目的和要求，选择采样对象。

7.1.2　在工作过程中，凡接触和可能接触有害物质的劳动者都列为采样对象范围。

7.1.3　采样对象中必须包括不同工作岗位的、接触有害物质浓度最高和接触时间最长的劳动者，其余的采样对象应随机选择。

7.2　采样对象数量的确定

7.2.1　在采样对象范围内，能够确定接触有害物质浓度最高和接触时间最长的劳动者时，每种工作岗位按下表选定采样对象的数量，其中应包括接触有害物质浓度最高和接触时间最长的劳动者。每种工作岗位劳动者数不足 3 名时，全部选为采样对象（详见表 6-1）。

表 6-1　采样对象数量的确定①

劳动者数	采样对象数
3～5	2
6～10	3
＞10	4

7.2.2　在采样对象范围内，不能确定接触有害物质浓度最高和接触时间最长的劳动者时，每种工作岗位按下表选定采样对象的数量。每种工作岗位劳动者数不足 6 名时，全部选为采样对象（详见表 6-2）。

表 6-2　采样对象数量的确定②

劳动者数	采样对象数
6	5
7～9	6
10～14	7
15～26	8
27～50	9
50>	11

8　职业接触限值为最高容许浓度的有害物质的采样

8.1　用定点的、短时间采样方法进行采样。

8.2　选定有代表性的、空气中有害物质浓度最高的工作地点作为重点采样点。

8.3　将空气收集器的进气口尽量安装在劳动者工作时的呼吸带。

8.4　在空气中有害物质浓度最高的时段进行采样。

8.5　采样时间一般不超过 15 min；当劳动者实际接触时间不足 15 min 时，按实际接触时间进行采样。

9　职业接触限值为短时间接触容许浓度的有害物质的采样

9.1　用定点的、短时间采样方法进行采样。

9.2　选定有代表性的、空气中有害物质浓度最高的工作地点作为重点采样点。

9.3　将空气收集器的进气口尽量安装在劳动者工作时的呼吸带。

9.4　在空气中有害物质浓度最高的时段进行采样。

9.5　采样时间一般为 15 min；采样时间不足 15 min 时，可进行 1 次以上的采样。

9.6　采样时间不足 15 min，进行 1 次以上采样时，按 15 min 时间加权平均接触浓度计算。

9.7　劳动者接触时间不足 15 min，按 15 min 时间加权平均接触浓度计算。

10　职业接触限值为时间加权平均容许浓度的有害物质的采样

根据工作场所空气中有害物质浓度的存在状况，或采样仪器的操作性能，可选择个体采样或定点采样，长时间采样或短时间采样方法。以个体采样和长时间采样为主。

10.1　采用个体采样方法的采样

10.1.1　一般采用长时间采样方法。

10.1.2　选择有代表性的、接触空气中有害物质浓度最高的劳动者作为重点采样对象。

10.1.3　按照 7.2 项确定采样对象的数目。

10.1.4　将个体采样仪器的空气收集器佩戴在采样对象的前胸上，进气口尽量接近呼吸带。

10.1.5　采样仪器不能满足全工作日连续一次性采样时，可根据采样仪器的操作时间，在全工作日内进行 2 次或 2 次以上的采样。

10.2　采用定点采样方法的采样

10.2.1　劳动者在一个工作地点工作时采样

可采用长时间采样方法或短时间采样方法采存。

10.2.1.1　用长时间采样方法的采样

10.2.1.1.1　选定有代表性的、空气中有害物质浓度最高的工作地点作为重点采样点。

10.2.1.1.2　将空气收集器的进气口尽量安装在劳动者工作时的呼吸带。

10.2.1.1.3　采样仪器能够满足全工作日连续二次性采样。

10.2.1.1.4　采样仪器不能满足全工作日连续一次性采样时，可根据采样仪器的操作时间，在全工作日内进行 2 次或 2 次以上的采样。

10.2.1.2　用短时间采样方法的采样

10.2.1.2.1　选定有代表性的、空气中有害物质浓度最高的工作地点作为重点采样点。

10.2.1.2.2　将空气收集器的进气口尽量安装在劳动者工作时的呼吸带。

10.2.1.2.3　在空气中有害物质不同浓度的时段分别进行采样，并记录每个时段劳动者的工作时间，每次采样时间一般为 15 min。

10.2.2　劳动者在一个以上工作地点工作或移动工作时采样

10.2.2.1　在劳动者的每个工作地点或移动范围内设立采样点，分别进行采样；并记录每个采样点劳动者的工作时间。

10.2.2.2　在每个采样点，应在劳动者工作时，空气中有害物质浓度最高的时段进行采样。

10.2.2.3　将空气收集器的进气口尽量安装在劳动者工作时的呼吸带。

10.2.2.4　每次采样时间一般为 15 min。

第十节　水样的采集和保存

（参照 GB/T 5750.2—2023《生活饮用水标准检验方法第 2 部分：水样的采集与保存》）

1　范围

生活饮用水及体水源水的样品采集、保存、管理、运输和采样质量控制的基本原则、措施和要求。

2　采样计划

采样前应根据水质检验目的和任务制定采样计划，内容包括：采样目的、检验指标、采样时间、采样地点、采样方法、采样频率、采样数量、采样容器与清洗、采样体积、样品保存方法、样品标签、现场测定指标、采样质量控制、样品运输工具和贮存条件等。

3　采样容器的选择

3.1　应根据待测组分的特性选择合适的采样容器。

3.2　容器或容器盖(塞)的材质应具有化学和生物隋性,不应与水样中组分发生反应,容器壁和容器盖(塞)不溶出、吸收或吸附待测组分。

3.3　采样容器应可适应环境温度的变化,具有一定的抗震性能。

3.4　采样容器的大小与采样量相适宜,能严密封口,并容易打开,且易清洗。

3.5　宜尽量选用细口容器,容器的盖(塞)的材质应与容器材质统一。在特殊情况下需用软木塞或橡胶塞时,应用稳定的金属箔或聚乙烯薄膜包裹,且宜有蜡封(检测石油类水样除外)。采集供有机物和某些微生物检测用的样品时不能用具橡胶塞的容器,水样呈碱性时不能用玻璃塞的采集容器。

3.6　测定无机物、金属和类金属及放射性元素的水样应使用有机材质的采样容器,如聚乙烯或聚四氟乙烯容器等。

3.7　测定有机物指标的水样应使用玻璃材质的采样容器。

3.8　测定微生物指标的水样应使用玻璃材质的采样容器,也可以使用符合要求的一次性采样袋或采样瓶。

3.9　测定特殊指标的水样可选用其他化学惰性材质的容器。如热敏物质应选用热吸收玻璃容器;温度高和(或)压力大的样品应选用不锈钢容器;生物(含藻类)样品应选用不透明的非活性玻璃容器;光敏性物质应选用棕色或深色的容器。

4　采样容器的洗涤

4.1　测定一般理化指标采样容器的洗涤

将容器用水和洗涤剂清洗,除去灰尘和油垢后用自来水冲洗干净,然后用质量分数为10%的硝酸(或盐酸)浸泡8 h以上,取出沥干后用自来水冲洗3次，并用纯水充分淋洗干净。

4.2　测定有机物指标采样容器的洗涤

用重铬酸钾洗液浸泡24 h，然后用自来水冲洗干净，用纯水淋洗并沥干后置于烘箱内180℃烘4 h，冷却后备用；必要时再用纯化过的正己烷、丙酮和甲醇冲洗数次。

4.3　测定微生物指标采样容器的洗涤和灭菌

4.3.1　容器洗涤

将容器用自来水和洗涤剂洗涤，并用自来水彻底冲洗后用质量分数为10%的硝酸（或盐酸）浸泡8 h以上，然后依次用自来水和纯水洗净。

4.3.2　容器灭菌

容器灭菌可采用干热或高压蒸汽灭菌两种。干热灭菌要求160℃下维持2 h；高压蒸汽灭菌要求121℃下维持15 min，高压蒸汽灭菌后的容器如不立即使用，应于60℃烘箱内将瓶内冷凝水烘干。灭菌后的容器应在2周内使用。

5　采样器

5.1　对有一定深度水源水样品的采集，采样前应选择适宜的采样器。

5.2　塑料或玻璃材质的采样器及用于采样的橡胶管、乳胶管或硅胶管可按照4.1洗净备用。

5.3　金属材质的采样器，应先用洗涤剂清除油垢，再依次用自来水和纯水冲洗干净后晾干备用。

5.4　特殊采样器的清洗方法可参照仪器说明书。

6　水样采集

6.1　一般要求

6.1.1　理化指标

采样前应先用待采集的水样荡洗采样器、容器和塞子2～3次（测定石油类水样除外）。

6.1.2　微生物指标

采样时应做好个人防护，采取无菌操作直接采集，不应用水样荡洗已灭菌的采样瓶或采样袋，并避免手指和其他物品对瓶口或袋口的沾污。

6.1.3　注意事项

6.1.3.1　采集几类检测指标的水样时，应先采集供微生物指标检测的水样。

6.1.3.2　采样时应去掉水龙头上的过滤器和(或)雾化喷头等。

6.1.3.3　采样时不可搅动水底的沉积物。

6.1.3.4　采集测定石油类的水样时，应在水面至水面下 30 cm 采集柱状水样，全部用于测定。不能用水样荡洗采样器(瓶)。

6.1.3.5　采集测定溶解氧、生化需氧量和有机污染物的水样时应先将水样充满容器，上部不留空间，并采用水封。

6.1.3.6　含有可沉降性固体(如泥沙等)的水样，应分离除去沉淀后的可沉降性固体。分离方法为：将所采水样摇匀后倒入筒形玻璃容器(如量筒)，静置 30 min，将上层水样移入采样容器并加入保存剂。测定总悬浮物和石油类的水样除外。需要分别测定悬浮物和水中所含组分时，应在现场将水样经 0.45 μm 滤膜过滤后，分别加入固定剂保存。

6.1.3.7　石油类、生化需氧量、硫化物、微生物和放射性等指标检测应单独采样。

6.1.3.8　采样前注意观察可能对样品检测造成影响的环境因素，比如异常气味，并应采取相应的措施进行消除。

6.1.3.9　完成现场测定的水样，不能带回实验室供其他指标测定使用。

6.2　水源水的采集

6.2.1　采样点设置

水源水的采样点通常设置在汲水处。

6.2.2　表层水的采集

在河流或湖泊可以直接汲水的场合，可用适当的容器采样。从桥上等地方采样时，可将系着绳子的桶或带有坠子的采样瓶投入水中汲水。注意不能混入漂浮于水面上的物质。

6.2.3　一定深度的水

在湖泊或水库等地采集具有一定深度的水时，可用直立式采样器。这类装置是在下沉过程中水从采样器中流过，当达到预定深度时容器能自动闭合而汲取水样。在河水流动缓慢的情况下使用上述方法时，宜在采样器下系上适当质量的坠子，当水深流急时要系上相应质量的铅鱼，并配备绞车。上述所采集的水样均应充分混合后作为待检样品送检，以保证水样的代表性。

6.2.4　泉水和井水的采集

对于自喷的泉水可在涌口处直接采样。采集不自喷泉水时，应将停滞在抽水管中的水汲出，待新水更替后再进行采样。从井水采集水样，应在充分抽汲后进行，以保证水样的代表性。

6.3　出厂水的采集

出厂水的采样点应设置在出厂水进入输(配)送管道之前。

6.4　末梢水的采集

末梢水的采样点应设置在出厂水经输配水管网输送至用户的水龙头处。采样时，通常宜放水数分钟，排除沉积物，特殊情况可适当延长放水时间。采集用于微生物指标检验的样品前应对水龙头进行消毒。

6.5　二次供水的采集

可根据实际工作需要在水箱(或蓄水池)进水、出水和(或)末梢水处进行水样采集。

6.6　分散式供水的采集

可根据实际使用情况在取水点或用户储水容器中采集。

7　采样体积

7.1　根据测定指标、检验方法以及平行样检测所需样品量等情况计算并确定采样体积。

7.2　样品采集时应分类采集，采样体积可参考表6-3，也可根据具体检验方法选择采样体积。

7.3　有特殊要求指标的采样体积应根据检验方法的具体要求确定。

表6-3　生活饮用水常规指标及扩展指标的采样体积

指标类型	指标分类	采样容器	保存方法	采样体积/L
常规指标	一般理化	G，P	0℃～4℃冷藏，避光	3～5
	氰化物[a]	G	加入氢氧化钠（NaOH），调至pH≥12，0℃～4℃冷藏，避光。水样如有余氯，现场加入适量抗坏血酸除去	1
	一般金属和类金属	P	加入硝酸（HNO_3），调至pH≤2	0.5～1
	砷	P	加入硝酸（HNO_3），调至pH≤2。采用氢化物发生技术分析时，加入盐酸（HCl）调至pH≤2	0.2
	铬（六价）	G，P（内壁无磨损）	加入氢氧化钠（NaOH），将pH调至7～9	0.2
	高锰酸盐指数	G	每升水样加入0.8 mL浓硫酸（H_2SO_4），0℃～4℃冷藏	0.5
	挥发性有机物	G	加入盐酸（HCl）（1＋1），调至pH≤2，水样应充满容器至溢流并密封，0℃～4℃冷藏，避光。对于含余氯等消毒剂的水样，每升水样加入0.01 g～0.02 g抗坏血酸	0.2
	氨（以N计）	G，P	每升水样加入0.8 mL浓硫酸（H_2SO_4），0℃～4℃冷藏，避光	0.5
	放射性指标	P	加入硝酸（HNO_3），调至pH＜2	3～5
	微生物（细菌类）	G（无菌）	0℃～4℃冷藏，避光。对于含余氯等消毒剂的水样，每升水样加入0.8 mg硫代硫酸钠（$Na_2S_2O_3 \cdot 5H_2O$）	0.5
		P（市售无菌即用型）	0℃～4℃冷藏，避光	

(续表)

指标类型	指标分类	采样容器	保存方法	采样体积/L
扩展指标	挥发酚类[a]	G	加入氢氧化钠(NaOH),调至 pH≥12,0℃～4℃冷藏,避光。水样如有余氯,现场加入适量抗坏血酸除去	1
	一般金属和类金属	P	加入硝酸(HNO_3),调至 pH≤2	0.5～1
	银	G,P(棕色)	加入硝酸(HNO_3),调至 pH≤2	0.5
	硼	P	—	0.2
	挥发性有机物	G	加入盐酸(HCl)(1+1),调至 pH≤2,水样应充满容器至溢流并密封,0℃～4℃冷藏,避光。对于含余氯等消毒剂的水样,每升水样加入 0.01 g～0.02 g	0.2
	农药类	G(衬聚四氟乙烯盖)	0℃～4℃冷藏,避光。对于含余氯等消毒剂的水样,每升水样加入 0.01 g～0.02 g 抗坏血酸	2.5
	邻苯二甲酸酯类	G	0℃～4℃冷藏,避光。对于含余氯等消毒剂的水样,每升水样加入 0.01 g～0.02 g 抗坏血酸	1
	贾第鞭毛虫和隐孢子虫	P	0℃～4℃冷藏,避光	根据采用的检测方法确定

注:G 为洁净磨口硬质玻璃瓶;P 为洁净聚乙烯瓶(桶或袋);P(市售无菌即用型)中含有保存剂。

[a] 对于含余氯等消毒剂的水样,现场根据余氯含量确定加入抗坏血酸的量。余氯含量与加入抗坏血酸的量呈线性关系,当水样中余氯含量为 0.05 mg/L 时,每升水样加入 1.6 mg 抗坏血酸;余氯含量为 0.3 mg/L 时,每升水样加入 3.0 mg 抗坏血酸;余氯含量为 1.0 mg/L 时,每升水样加入 6.0 mg 抗坏血酸。

8 水样的过滤和离心分离

在采样时或采样后不久,必要时用滤纸、滤膜或砂芯漏斗或玻璃纤维等过滤样品或将样品离心分离除去其中的悬浮物、沉积物、藻类及其他微生物。在分析时,过滤的目的主要是区分溶解态和吸附态,在滤器的选择上要注意可能的吸附损失,如测有机项目时,一般选用砂芯漏斗和玻璃纤维过滤，测定无机项目时，则常用 0.45 μm 的滤膜过滤。

9　水样保存

9.1　保存措施

应根据测定指标选择适宜的保存方法，主要有冷藏、避光和加入保存剂等。

9.2　保存剂

9.2.1　保存剂不应干扰待测物的测定，不能影响待测物的浓度。如果是液体，应校正体积的变化。保存剂的纯度和等级应达到分析的要求。

9.2.2　保存剂可预先加入采样容器中，也可在采样后立即加入。易变质的保存剂不能预先添加。

9.3　保存条件

9.3.1　水样的保存

10　样品管理和运输

10.1　样品管理

10.1.1　除用于现场测定的样品外，其余水样都应运回实验室进行检验分析。在水样的运输和实验室管理过程中应保证其性质稳定、完整、不受污染、损坏和丢失。

10.1.2　现场测试样品：应详细记录现场检测结果并妥善保管。

10.1.3　实验室测试样品：应准确填写采样记录和标签，并将标签粘贴在采样容器上，注明水样编号、采样者、日期、时间及地点等相关信息。在采样时，还应记录所有野外调查及采样情况，包括采样目的、采样地点、样品种类、编号、数量、样品保存方法及采样时的气候条件等。

10.2　样品运输

10.2.1　水样采集后应立即送回实验室检验分析。样品运送应根据采样点的地理位置和测定指标的最长可保存时间选用适当的运输方式，在现场采样工作开始之前应安排好运输工作，以防延误。

10.2.2 样品装运前应逐一与样品登记表、样品标签和采样记录进行核对，核对无误后分类装箱。

10.2.3 塑料容器要塞紧内塞，拧紧外盖，贴好密封带。玻璃瓶要塞紧磨口塞，并用细绳将瓶塞与瓶颈拴紧，或用封口胶（或石蜡）封口。待测石油类的水样不能用石蜡封口。

10.2.4 需要冷藏的样品（见表6-4），应配备专门的隔热容器，并放入制冷剂。

10.2.5 冬季应采取保温措施，以防采样容器冻裂。

10.2.6 样品在运输过程中应做好保护措施，防止样品中因震动和（或）碰撞而导致损失或污染。

表6-4 采样容器和水样的保存方法

项目	采样容器	保存方法	保存时间
浑浊度与色度[a]	G,P	0℃～4℃冷藏	24 h
pH[a]	G,P	0℃～4℃冷藏	12 h
电导率[a]	G,P	—	12 h
碱度	G,P	0℃～4℃冷藏，避光	12 h
酸度	G,P	0℃～4℃冷藏，避光	30 d
高锰酸盐指数	G	每升水样加入0.8 mL浓硫酸（H_2SO_4），0℃～4℃冷藏	24 h
溶解氧[a]	溶解氧瓶	加入硫酸锰（$MnSO_4$）、碱性碘化钾（KI）-叠氮化钠（NaN_3）溶液，现场固定	24 h
生化需氧量	溶解氧瓶	0℃～4℃冷藏，避光	6 h
总有机碳	G	加入硫酸（H_2SO_4），调至pH≤2	7 d
氟化物	P	0℃～4℃冷藏，避光	14 d
氯化物	G,P	0℃～4℃冷藏，避光	28 d

（续表）

项目	采样容器	保存方法	保存时间
溴化物	G,P	0℃～4℃冷藏，避光	14 h
碘化物	G,P	水样充满容器至溢流并密封保存，0℃～4℃冷藏，避光	30 d
硫酸盐	G,P	0℃～4℃冷藏，避光	28 d
磷酸盐	G	0℃～4℃冷藏，避光	48 h
氨（以 N 计）	G,P	每升水样加入 0.8 mL 浓硫酸（H_2SO_4），0℃～4℃冷藏，避光	24 h
亚硝酸盐（以 N 计）	G,P	0℃～4℃冷藏，避光	尽快测定
硝酸盐（以 N 计）	G,P	0℃～4℃冷藏，避光	48 h
硫化物	G	每 500 mL 水样加入 1 mL 乙酸锌溶液（220 g/L），混匀后再加入 1 mL 氢氧化钠溶液（40 g/L），避光	7 d
氰化物与挥发酚类[b]	G	加入氢氧化钠（NaOH），调至 pH≥12，0℃～4℃冷藏，避光。水样如有余氯，现场加入适量抗坏血酸除去	24 h
硼	P	—	14 d
一般金属和类金属	P	加入硝酸（HNO_3），调至 pH≤2	14 d
银	G,P（棕色）	加入硝酸（HNO_3），调至 pH≤2	14 d
砷	P	加入硝酸（HNO_3），调至 pH≤2。采用氢化物发生技术分析时，加入盐酸（HCl），调至 pH≤2	14 d
铬（六价）	G,P（内壁无磨损）	加入氢氧化钠（NaOH），将 pH 调至 7～9	48 h
石油类	G（广口瓶）	加入盐酸（HCl），调至 pH≤2	7 d

（续表）

项目	采样容器	保存方法	保存时间
农药类	G（衬聚四氟乙烯盖）	0℃～4℃冷藏，避光。对于含余氯等消毒剂的水样，每升水样加入 0.01 g～0.02 g 抗坏血酸	24 h
邻苯二甲酸酯类	G	0℃～4℃冷藏，避光。对于含余氯等消毒剂的水样，每升水样加入 0.01 g～0.02 g 抗坏血酸	24 h
挥发性有机物	G	加入盐酸（HCl）（1＋1），调至 pH≤2，水样应充满容器至溢流并密封，0℃～4℃冷藏，避光。对于含余氯等消毒剂的水样，每升水样加入 0.01 g～0.02 g 抗坏血酸	12 h
甲醛，乙醛，丙烯醛	G	每升水样加入 1 mL 浓硫酸（H_2SO_4），0℃～4℃冷藏，避光	24 h
放射性指标	P	加入硝酸（HNO_3），调至 pH＜2	30 d
微生物（细菌类）	G（无菌）	0℃～4℃冷藏，避光。对于含余氯等消毒剂的水样，每升水样加入 0.8 mg 硫代硫酸钠（$Na_2S_2O_3 \cdot 5H_2O$）	8 h
	P（市售无菌即用型）	0℃～4℃冷藏，避光	
贾第鞭毛虫和隐孢子虫	P	0℃～4℃冷藏，避光	72 h

注：G 为洁净磨口硬质玻璃瓶；P 为洁净聚乙烯瓶（桶或袋）；P（市售无菌即用型）中含有保存剂。

[a] 表示宜现场测定。

[b] 对于含余氯等消毒剂的水样，现场根据余氯含量确定加入抗坏血酸的量。余氯含量与加入抗坏血酸的量呈线性关系，当水样中余氯含量为 0.05 mg/L 时，每升水样加入 1.6 mg 抗坏血酸；余氯含量为 0.3 mg/L 时，每升水样加入 3.0 mg 抗坏血酸；余氯含量为 1.0 mg/L 时，每升水样加入 6.0 mg 抗坏血酸。

11 采样质量控制

11.1 质量控制的目的

保证采样全过程质量，防止样品采集过程中水样受到污染或发生性状改变。

11.2 现场空白

11.2.1 现场空白是指在采样现场以纯水作样品，按照测定指标的采样方法和要求，在与样品相同条件下装瓶、保存、运输，直至送交实验室分析。

11.2.2 通过将现场空白与实验室空白测定结果相对照，掌握采样过程中操作步骤和环境条件对样品中待测物浓度影响的状况。

11.2.3 现场空白所用的纯水要用洁净的专用容器，由采样人员带到采样现场，运输过程中应注意防止污染。

11.3 运输空白

11.3.1 运输空白是以纯水作为样品，从实验室到采样现场又返回实验室。运输空白可用来掌握样品运输、现场处理和贮存期间带来的可能污染。

11.3.2 每批样品至少设一个运输空白。

11.4 现场平行样

11.4.1 现场平行样是在相同的采样条件下，采集平行双样送实验室分析。

11.4.2 现场平行样要注意控制采样操作和条件的一致。对水样中非均相物质或分布不均匀的污染物，在样品灌装时应摇动采样器，使样品保持均匀。

11.4.3 现场平行样的数量一般控制在样品总量的10%以上。

11.5 现场加标样或质控样

11.5.1 现场加标样是取一组现场平行样，将实验室配制的一定浓度的被测物质的标准溶液加入到其中一份，另一份不加，然后按样品要求进行处理，送实验室分析。将测定结果与实验室加标样对比，掌握测定对象在采样和运输过程中的准确度变化情况。现场加标样除加标过程在采样现场进行外，其他要求与实验室加标样一致。现场使用的标准溶液与实验室使用的应为同一标准溶液。

11.5.2　现场质控样是将与样品基体组分接近的质控样带到采样现场,按样品要求处理后与样品一起送实验室分析。

11.5.3　现场加标样或质控样的数量一般控制在样品总量的10%以上。

第七章

投诉举报处置

本章重点介绍了投诉举报案件的处置规范，内容包括：相关文件政策、处置流程等，并收集了各专业条线31类常见投诉举报案例，为新入职卫生监督员在实际工作中提供参考依据。

第一节　监管依据（政策文件）

《关于卫生监督体系建设的若干规定》（2005年1月5日卫生部令第39号发布）中明确规定，卫生监督机构“负责受理对违法行为的投诉、举报”，投诉举报受理与查处是卫生监督机构的基本职能，加强卫生监督投诉举报案件执法力度、正确处理投诉举报对化解社会矛盾、保障群众健康权益发挥着重要意义（见表7-1）。

表7-1　国家层面卫生监督投诉举报相关法律法规

年份（年）	文件名称	文号	发文目的	发文单位
1997	卫生行政处罚程序	卫生部令第53号	受理社会举报的依据	卫生部
2001	全国卫生监督机构工作规范	/	指导和规范卫生监督投诉举报处置流程	卫生部
2005	关于卫生监督体系建设的若干规定	卫生部令第39号	受理与查处投诉举报的依据	卫生部
2005	卫生行政执法责任制若干规定	卫监督发〔2005〕233号	明确建立投诉举报受理制度及处置的依据	卫生部
2006	卫生部办公厅关于印发《卫生行政执法考核评议办法》的通知	卫办监督发〔2006〕217号	贯彻落实投诉举报工作责任制	卫生部
2007	卫生监督员手册——总论	/	规范举报投诉案件调查处理的原则和程序	人民卫生出版社

（续表）

年份（年）	文件名称	文号	发文目的	发文单位
2008	卫生部办公厅关于印发《卫生监督执法考核评议量化指标体系》的通知	卫办监督发〔2008〕187号	加强投诉举报考核评议工作	卫生部
2011	卫生部印发《卫生监督机构绩效考核实施办法（试行）》	卫办监督发〔2011〕55号	加强投诉举报绩效考核工作	卫生部
2012	卫生部关于进一步加强12320公共卫生公益电话建设工作的通知	卫办发〔2012〕14号	加强投诉举报电话建设工作	卫生部

（曹波　撰写）

第二节　工作流程

一、登记受理环节

（一）来源

1　来电

1.1　市民热线、卫生热线。

1.2　本单位首接。

2　来访

2.1　专业部门统一接访登记。

2.2　设有派出部门的，由派出部门负责接访登记。

3　来信

3.1　本单位首接人民来信投诉举报。

3.2　上级部门交办的信访分类件（包括国信网）。

4　网上投诉

4.1　微信公众号等自媒体。

4.2　电子邮件。

4.3　城市网格化综合管理案件工单。

5　其他

5.1　媒体监测。

5.2　上级部门及领导交办。

5.3　其他部门移交、协查等。

(二) 操作规程

1　工作日时间：由单位相关责任部门负责接收各类热线转办单、微信公众号等来源的投诉举报，在1个工作日内转交专业部门进行登记并受理。

2　非工作日时间：值班人员接听来电投诉举报，填写《来电来访登记单》，在1个工作日内转交专业部门进行登记并受理。

3　派出部门接访登记的投诉举报材料须在1个工作日内转交专业部门进行受理。

4　接访部门如实记录投诉举报人的基本信息和诉求，接收其提供的证据材料，并将诉求及材料同时记录在《来电来访登记单》，由投诉举报人签名确认；对不宜或不能妥善保管的物品应书面客观记录物品情况后退回投诉举报人，必要时可对相关物品、资料进行拍照或复制。

5　单位统一负责对外媒体的联络沟通。

6　接报人员不得隐瞒、谎报投诉举报信息，无法判断投诉举报类别或可能涉及重大、较重大投诉举报时，应立即报告。

7　投诉举报可能涉及突发公共卫生应急事件的，应立即报告，具体调查处理按突发公共卫生应急事件处置相关规定执行。

8　不同投诉举报人反映同一违法事实的，应分别登记和受理。

9　同一投诉举报人重复投诉同一违法行为，已调查并回复的，不予重复受理。

10　投诉举报人提供的违法主体不详或违法事实和诉求等描述不清的，不予受理。

11　接报人员应做好投诉举报相关信息保密工作。

(三) 接待技巧

1　倾听：专注倾听投诉举报人的倾诉，认可和接纳对方的情感体验，使其感到被理解、被重视，此过程中可通过观察、释义、总结等收集相关信息。

2　聚集：向举报投诉人反馈对其倾诉内容的理解，当对方表述不明时可适时进行询问，及时引导对方将话题聚集至关键问题。

3　稳定：遇言词激烈者，杜绝一开始就用法律狂轰乱炸，语气应保持温柔而坚定，引导对方控制情绪并给予安全感，或适当使用沉默技术使对方平复心情后再给予回应。

4　无论投诉举报人是出于正义、维护自身利益、同行竞争中的不满还是出于恶意举报的目的，在沟通时都应注重客观证据和法律事实，表意准确，逻辑性强。

(四) 常见非卫生监督类投诉举报

1　反映医疗机构管理问题，如医务人员服务态度差、不在岗、配不到药等，建议投诉举报人直接向相关医疗机构院办、纠纷办反映，或向所在区域卫生健康主管部门反映。

2　反映许可办证、备案等相关问题，建议向卫健委反映。

3　反映未取得公共场所卫生许可证擅自营业问题，建议向所在地街镇反映。

4　反映医院乱收费、药品、医疗器械等质量问题及食品卫生问题，建议向市场监督管理部门反映。

5　咨询接种疫苗问题，建议向疾病预防控制中心反映。

6　反映在美容店等公共场所发生经济纠纷、要求退款等问题，建议向市场监督管理部门、消保委或人民法院提起民事诉讼。

7 反映医疗机构外有丢弃的医疗废物，建议同时向环保部门反映。

8 反映虚假广告问题，建议向市场监督管理部门反映。

9 投诉吸烟问题时同时反映消防隐患问题，建议向消防管理部门反映。

10 反映游泳场所对泳客健康检查管理不严问题，建议向体育部门反映。

11 反映对医院的治疗效果不满意、对诊疗技术和用药适应性有疑问及身体受到损害等医疗纠纷问题，建议通过以下途径解决。

（1）进一步与医院进行协商，本着实事求是的原则争取当事双方协商解决。

（2）向医患纠纷人民调解委员会申请调解。

（3）在法定时效内向医疗事故处理办公室申请医疗事故技术鉴定。

（4）法定时效内向人民法院提起民事诉讼。

（5）向卫生行政部门申请行政调解。

12 反映下列室内吸烟问题，建议向归口的职能部门反映。

（1）教委负责高等学校、中等职业学校、中等及以下各级各类学校。

（2）文化执法总队负责图书馆、影剧院、博物馆等文化场所，健身房、室内球馆、游泳馆、保龄球馆及其他体育场馆，KTV、游戏机房及台球房等娱乐场所，旅馆、宾馆等。

（3）空港地区办负责机场地区公共场所、餐饮单位及网吧；交通委负责机场地区出租车点、出租汽车、公交车、长途车、旅游客船、渡口渡船及港口客运站。

（4）路局负责铁路车站及地区铁路单位。

（5）地铁集团负责轨道交通。

（6）市场监督管理部门负责餐饮业经营场所。

(7) 公安部门负责网吧等互联网上网服务营业场所。

(8) 住建部门负责物业管理区域内的公共电梯。

(备注：遇非卫生监督职能受理范围的投诉举报，如不能确定监管部门，可告知投诉举报人拨打市民服务热线进行咨询和反映。)

(五) 案例分享

1　当工作人员无法确认投诉举报人表述的事项是否为受理范围，需先行记录投诉举报人联系方式及具体内容，待明确后再另行反馈，避免被诉不作为。

如：投诉举报人傅某某复议某市卫生健康管理部门不作为，理由是未受理其诉求。

2　投诉举报人来访时需出示身份信息后进行性别等登记，避免产生新矛盾。

如：陈某，身穿长裙、齐肩长发的来访人在投诉举报室外徘徊数小时，工作人员三番五次上前询问，对方支支吾吾不肯言语亦未离开，最终引导其进入投诉举报接待室。陈某反映医疗机构未询问其性别自行填写病历，导致其性别一栏将男性错误写成女性。工作人员发现陈某疑为变性人，随即要求其自行填写性别等基本信息并核对身份证件。

二、调查处理环节

操作规程

1　转办时限：专业部门受理投诉举报后 1 个工作日内派发至承办部门，并于 2 个工作日内将投诉举报信息录入投诉举报系统，超过 2 个工作日补录的投诉举报需在系统内予以注明。

2　回避与保密：经办人员如发现投诉举报案件与本人有利害关系，应主动申请回避，经办人员对投诉举报信息做好保密工作。

3　调查前沟通：实名投诉举报(指通过投诉举报人留有的联系

方式能取得联系)中,承办部门根据调查需要应与投诉举报人进行调查前沟通,进一步确认诉求,或对举报人开展询问调查获取证据等。电话沟通需进行电话录音并制作电话记录单(见附件 1)。如投诉举报人提出新的诉求,应一并登记受理并调查。

4　调查时限:符合投诉举报响应级别和时限要求(见表 7-2)。

表 7-2　响应级别与调查时限

<table>
<tr><th>投诉举报分类</th><th>响应级别</th><th>投诉分类</th><th>响应时限</th><th>备注</th></tr>
<tr><td>重大投诉举报</td><td>一级</td><td>① 本市举办重大活动保障期间与活动本身直接相关的
② 严重影响社会稳定或涉及 30 人以上的群体性事件
③ 涉及人员致伤、致残、致死的
④ 新闻媒体曝光造成恶劣社会影响的事件
⑤ 上级部门或者领导交办,要求立即查办的</td><td>2 小时现场响应,当天完成初步调查报告和上报</td><td rowspan="3">投诉举报系统内 14 自然日(长假除外)完成</td></tr>
<tr><td>较重大投诉举报</td><td>二级</td><td>① 人员密集的公共场所或违法行为影响较多人员的
② 有一定社会危害程度但未造成人员致伤、致残、致死等严重后果
③ 媒体曝光后产生一定社会影响</td><td>24 小时现场响应,次日完成初步调查报告和上报</td></tr>
<tr><td>一般投诉举报</td><td>三级</td><td>除上述情形外的其他投诉举报</td><td>48 小时响应</td></tr>
</table>

备注:延期申请 20 日,检验、检测、鉴定、其他行政机关协查等所需的时间,不计入上述规定的期限,因故不能按时完成的,承办部门按规定在系统内申请延长调查处理期限,并打印书面延期报告报分管领导签字同意。(参考《全国卫生监督机构工作规范》延长 20 日,提前 3 天进行延期申请)

5　调查完整:对明确提及名称或姓名的涉案单位和人员应逐一进行调查,对符合立案条件的,应当按照行政处罚有关规定,做好立案查处工作。

6　对于法律法规暂无明确规定的,但调查表明投诉举报内容属实且被举报人存在明显失当的,应当采取不良执业行为记分、发放卫生监督意见书、诫勉谈话等手段,做到有处理、有记录、有作为。

7　对需要其他部门协助调查的，应及时向管辖部门发送协查函。

8　对属于其他部门职责范围的，应及时移送相关部门。

9　对涉嫌构成犯罪的，应及时移送司法机关依法追究当事人刑事责任。

三、调查情况报告和回复

（一）调查情况报告

1　调查结束后需制作调查情况报告，包括来源、诉求、调查处理及回复等；如遇复杂案件或一、二级响应的投诉举报，需视具体情况分别制作初步报告、进程报告及最终报告。

2　以内部文书制作保存的调查报告（无需对外上报），落款为本所且无需用章。

3　需外部上报上级部门（如卫健委相关处室、上级卫监所、纪委监察委等）的调查报告，需加盖本所公章。

4　卫健委转办的信访分类件调查报告（所代委撰写），落款为XX区卫生健康委员会，需加盖卫生监督专用章（见附件2）。

5　调查报告标题字体使用华文中宋，字号小三，加粗；正文和落款使用四号仿宋字体。

（二）电话回复和书面回复

1　留有联系方式的投诉举报需在调查结束后进行电话或书面回复。

2　电话回复时需进行录音并制作电话记录单（见附件3）。

3　书面回复信落款为XX区卫生健康委员会，需加盖卫生监督专用章（见附件4），其中通过邮政寄送（EMS/双挂号等）时，需将寄件凭证与书面回复信复印件共同保存至投诉举报档案。

4　当面回复的需做好书面记录，填写《来电来访登记单》或进行询问调查，并经投诉举报人签字确认。

5　回复内容完整，对每项诉求逐条回复，非卫生监督职能范围的诉求需告知投诉举报人相关管辖部门。

6　仅针对投诉举报人提出的诉求进行履职调查结果的回复，避免将调查中过程性的内容回复给举报人，调查中发现的其他问题无需回复，避免扩大矛盾；未作出正式处理前，回复时要讲究分寸，留有余地。

7　因案情复杂或其他特殊原因不能及时答复投诉举报人完整处置情况和结果的，应告知投诉举报人案件进展情况，待调查处理终结后给予完整答复。

8　如投诉举报人要求出示调查相关文书，告知其内部调查文书非依法主动公开的内容，建议其通过信息公开途径尝试获取。

（三）调查报告上报时限和书面回复时限

1　市民热线工单、卫生热线转送单、区市民服务热线案件工单受理后7个自然日内由承办部门根据工单格式负责填写（初步）调查情况，并报送专业部门进行审核。

2　区城市网格化综合管理案件工单受理后1—3个工作日内（具体按工单要求）由承办部门填写（初步）调查情况报送专业部门进行审核。

3　区卫生健康委员会信访分类件受理后30个自然日（遇复杂案情可延长20个自然日）内由承办部门撰写调查情况，同时将调查处理相关材料报送专业部门审核用章，专业部门通过国信网完成信访分类件的上报。

4　区卫健委、区纪委监察委等其他上级交办件受理后由承办部门在规定时限撰写调查情况，并将调查处理相关材料报送专业部门审核用章，专业部门负责上报。

5　投诉举报书面回复由承办部门在调查处理结束后撰写，并将调查处理相关材料报送专业部门审核用章。

四、质量评估与档案管理

(一) 质量评估

1 投诉举报调查结束或投诉举报系统清稿后5个工作日内，承办部门将投诉举报相关材料交专业部门。

2 专业部门根据承办部门提交的投诉举报材料，结合投诉举报系统录入情况进行质量评估，并制作质量评估表。

3 专业部门对质量评估中发现的问题应及时向承办科室反馈。

(二) 档案管理

1 专业部门负责整理投诉举报档案，按规定期限交所部档案室。

2 投诉举报档案包括以下材料(原件或复印件)：卷内目录、投诉举报立案报告、投诉举报人提供的书面或其他证据材料、延长期限审批单、调查报告、电话记录单或答复信、立案报告、行政处罚决定书、现场检查笔录、询问笔录、记分通知书、卫生监督意见书、案件移送书、检测报告和鉴定结论、调查中主要的书证等。

3 投诉举报档案保存期应不少于5年。

4 投诉举报档案的借阅、管理遵循档案管理制度。

(曹波 撰写)

第三节　常见投诉举报调查要点及方法

一、无证行医类常见投诉举报(4 种)

(一) 常见情形

1　反映无证行医者在某固定场所或流动设摊为患者看病，包括吊盐水、做 B 超、人流、开药、针灸、拔牙、镶牙、医疗美容及无证行医致残致死等情形。

2　反映美容店内开展医疗美容项目或其他诊疗活动。

3　反映无证行医人员上门为患者开展医疗美容项目或其他诊疗活动。

4　反映某小区内存在非法开展义诊活动。

……

(二) 调查依据

主要依据《中华人民共和国基本医疗卫生与健康促进法》《中华人民共和国医师法》《医疗机构管理条例》《医疗机构管理条例实施细则》《医疗器械监督管理条例》等。

(三) 响应级别

1　无证行医致残致死、无证行医人被公安控制、无证行医人正在进行吊盐水、做 B 超、人流等情形适用一级响应。

2　除上述情形外适用三级响应。

(四) 调查方法

1　如投诉举报人留有联系方式且愿意配合，现场调查前对投诉举报人进行沟通与询问，收集相关信息与证据。

2　系统查询：根据投诉举报人提供的信息，查询美容店或无证行医人员的历史处罚信息，如无证行医人已经二次被行政处罚的可联系公安部门联合处置。

3　外围调查：借助街镇、基层协管等力量摸清行医规律及周围情况，发现行医场所情况复杂，必要时联系街镇等部门联合执法。

3.1　案例情形 1

3.1.1　无证行医人员若在行医现场，对行医人身份、行医资格、行医点的医疗执业许可证等进行确认。

3.1.2　现场有正在接受治疗的患者，对患者进行询问调查。

3.1.3　现场调查是否有行医标记的挂牌、药品器械、经营项目价格、账簿、患者或顾客登记本、处方和病历等证据，做好证据保存；如不宜当场清点的，可以使用封条先行封装；需要调取电脑、电子产品等电子数据的，做好拍照和摄影等证据固定。

3.1.4　调查行医点内使用的器械是否为医疗器械，无法确认时需向医疗器械监督管理部门发协查函。

3.1.5　调查无证行医主体从事行医活动的时间、违法所得、是否曾因无证行医受过卫生行政处罚。

3.1.6　患者或顾客登记本内发现有涉嫌开展过诊疗活动的信息，在对方愿意配合的情况下需进行询问调查，收集违法所得等证据。

3.1.7　行医人员若逃逸，对行医点周边商户或居民、物业、房东、街镇等相关人员做好询问举证，必要时可请公安机关予以协查。

3.1.8　涉嫌无证行医场所关门，或无证行医人员拒绝签名或逃逸的，现场检查笔录、询问笔录等由两名以上监督人员签名并注明情况，也可以邀请见证人签字。

3.1.9　调查发现涉嫌无证行医致残致死的，立即拨打 110 和 120；发现涉嫌售卖假药的，移送药品监督管理部门；发现涉嫌非法行医罪的，移送公安部门。

3.1.10　根据调查结果依法处理。

3.2　案例情形 2

3.2.1　调查美容店经营主体及开展无证行医活动的人员信息。

3.2.2　其他参照“3.1　案例情形 1”。

3.3　案例情形 3

3.3.1　如投诉举报人提供明确的行医人员身份信息和联系方式，需联系行医人员配合调查，具体参考“3.1　案例情形 1”。

3.3.2　如投诉举报人提供的行医人员信息有误或无法联系或否认并拒绝配合调查的，建议投诉举报人向公安部门反映，待公安部门控制行医人员后另行调查。

3.4　案例情形 4

系统查询开展义诊是否按规定进行备案，如无备案参考 3.1 开展调查。

二、医疗执业类常见投诉举报(10 种)

(一) 反映某医疗机构取得设置许可，但未获得《医疗机构执业许可证》擅自执业

1　调查依据

主要依据《中华人民共和国基本医疗卫生与健康促进法》《医疗机构管理条例》《医疗机构管理条例实施细则》《中华人民共和国中医药法》《中医诊所备案管理暂行办法》等。

2　响应级别

二级响应，符合其他响应级别的情形除外。

3　调查方法

3.1　如投诉举报人留有联系方式且愿意配合，现场调查前对投诉举报人进行沟通与询问，收集相关信息与证据。

3.2　系统查询医疗机构一户一档信息，初步判断该机构是否取得《医疗机构执业许可证》。

3.3 现场检查医疗机构的标识、名称等；诊疗活动的主体、项目、服务对象；诊疗活动相关的登记本、病史、处方、检验报告、诊断报告、收费单据等；使用的药品、器械等。

3.4 对开展卫生服务的人员进行询问：包括从事诊疗活动的时间、地点、内容、对象，使用的药品、器械、技术手段、服务收费等。

3.5 对服务对象（病人）进行询问：包括就诊的时间、地点、内容、诊疗费用，从业人员治疗方式、使用的仪器、药物等。

3.6 对医院法定代表人或其委托人进行调查：确认违法主体、是否取得执业许可、开展诊疗活动的时间、从业人员的资质、开展的项目、使用的药品、器械、收费等，根据调查结果依法处理。

（二）反映某医疗机构超出登记的诊疗科目范围看性病（开展全身麻醉）等问题

1 调查依据

主要依据《中华人民共和国基本医疗卫生与健康促进法》《医疗机构管理条例》《医疗机构管理条例实施细则》等。

2 响应级别

三级响应，符合其他响应级别的情形除外。

3 调查方法

3.1 如投诉举报人留有联系方式且愿意配合，现场调查前对投诉举报人进行沟通与询问，收集相关信息与证据。

3.2 系统查询该机构一户一档信息，初步判断该医疗机构是否核准有皮肤病与性病专业（全身麻醉）。

3.3 调查该机构《医疗机构执业许可证》上名称、地址、诊疗科目，并调查开诊科室是否有正在从事性病诊疗（全身麻醉）的行为。

3.4 调查病历、处方、检验报告、诊断报告等医学文书、与诊疗活动相关的登记本、治疗单、收费单据是否与性病诊疗（全身麻醉）有关。

3.5 调查在诊疗活动中是否使用与性病诊疗(全身麻醉)有关的药品、器械、技术手段等。

3.6 对医院法定代表人或其委托人、相关的医护人员及病人进行询问调查,确认违法主体和违法事实,根据调查结果依法处理。

(三) 反映某医疗机构非法开展人流(取环)等问题

1 调查依据

主要依据《中华人民共和国人口与计划生育法》《中华人民共和国母婴保健法》《中华人民共和国母婴保健法实施办法》等。

2 响应级别

三级响应,符合其他响应级别的情形除外。

3 调查方法

3.1 如投诉举报人留有联系方式且愿意配合,现场调查前对投诉举报人进行沟通与询问,收集相关信息与证据。

3.2 系统查询该机构一户一档信息,初步判断该医疗机构是否核准有计划生育技术服务专业、是否持有《母婴保健技术服务执业许可证》,是否核有终止妊娠、节育等技术服务。

3.3 调查该机构《医疗机构执业许可证》上名称、地址、诊疗科目及《母婴保健技术服务执业许可证》上技术服务项目。

3.4 调查相关从业人员是否持有执业资质和专项许可资质,如《母婴保健技术考核合格证书》,是否核有节育和终止妊娠技术等考核项目。

3.5 调查病历、处方、检查报告、诊断报告等医学文书、与诊疗活动相关的登记本、治疗单、收费单据是否与计划生育技术服务有关。

3.6 对已经发生的行为调查在诊疗活动是否使用与计划生育技术服务有关的药品、器械、技术手段等。

3.7 现场检查妇科门诊、手术室等场地,是否存在开展人流的行为；如发现正在开展人流的行为，对相关医生、护士等人员进行调查。现场在输液室或观察室询问相关输液病人和留院病人，询问是否人流等，根据调查结果依法处理。

（四）反映某医疗机构使用非卫生技术人员从事诊疗活动的问题（包括无任何资质人员从事医师执业活动、未取得医师资格的大学毕业生独立从事诊疗活动、取得医师资格但未经注册的人员独立从事诊疗活动、无任何资质人员从事医学检验工作、无任何资质人员从事超声、心电图、病理检查及诊断工作）。

1　调查依据

主要依据《中华人民共和国基本医疗卫生与健康促进法》《中华人民共和国医师法》《医疗机构管理条例》《医疗事故处理条例》《医疗机构管理条例实施细则》《护士条例》《麻醉药品和精神药品管理条例》《处方管理办法》《放射诊疗管理规定》《外国医师来华短期行医暂行管理办法》《台湾地区医师在大陆短期行医管理规定》《香港、澳门特别行政区医师在内地短期行医管理规定》等。

2　响应级别

三级响应，符合其他响应级别的情形除外。

3　调查方法

3.1　如投诉举报人留有联系方式且愿意配合，现场调查前对投诉举报人进行沟通与询问，收集相关信息与证据。

3.2　系统查询被投诉人员信息，初步判断被投诉人员是否具有相关资质。

3.3　调查该机构《医疗机构执业许可证》上名称、地址、诊疗科目。

3.4　调查被投诉人员是否持有有效《医师执业证书》或《护士执业证书》等相关资质证明。

3.5　调查被投诉人员是否存在诊疗行为或护理行为。

3.6　调查被投诉人员所在科室的处方、病历，是否出具相应的医学文书或是否存在护理行为的记录等书证。

3.7　调查手术登记本、值班登记本等是否有被投诉人员从事相关医学活动的记录。

3.8　对被投诉人员进行询问调查，核实其资质及执业行为情况；对其周围的同事等其他医护人员进行询问调查；如被投诉人员为医学院在校大学生或规培医生，需调查该医疗机构是否有带教或规培相关协议和计划、是否有带教医师，并对带教医师进行询问调查。

3.9　对医院法定代表人或其委托人进行调查，确认违法主体和违法事实，根据调查结果依法处理。

4　其他按照使用非卫受理与调查处理的情况

医疗机构使用卫生技术人员从事本专业以外的诊疗活动，按使用非卫处理。包括临床科室医师从事非本专业以外诊疗活动、技工从事医师执业工作、护士从事医师执业工作、其他临床医师（非医学影像和放射治疗专业医师）出具超声诊断报告、心电图诊断报告、其他临床医师（非医学检验、病理专业医师）出具病理诊断报告、聘用未经大陆短期行医执业注册的台湾医师从事诊疗活动及聘用未经内地短期行医执业注册的港澳医师从事诊疗活动。

（五）反映某医疗机构的医生病史书写不规范或篡改、伪造、撕毁病历

1　调查依据

主要依据《中华人民共和国医师法》《医疗纠纷预防和处理条例》《医疗事故处理条例》《病历书写基本规范》等。

2　响应级别

三级响应，符合其他响应级别的情形除外。

3　调查方法

3.1　如投诉举报人留有联系方式且愿意配合，现场调查前对

投诉举报人进行沟通与询问，收集原始病史资料。

3.2　调查该机构《医疗机构执业许可证》上名称、地址、诊疗科目。

3.3　对举报涉及的当事医师进行询问调查，并调查医师的相关资质和医疗文书书写情况。

3.4　如投诉举报人提供病史资料，需与医院机构保存的病史进行核查，确认病史书写是否符合规范。

3.5　涉嫌篡改、伪造、撕毁病历的，调查病历中是否有内容的篡改、伪造及冒用签名等情况；如医疗机构与医生否认冒用签名，建议投诉举报人至司法部门进行笔迹鉴定。

3.6　根据需要对被投诉医生周围同事等其他相关医护人员进行询问调查。

3.7　对医院法定代表人或其委托人进行调查，确认违法主体和违法事实，根据调查结果依法处理。

(六) 反映某医疗机构医生处方开具不规范问题

1　调查依据

主要依据《中华人民共和国医师法》《麻醉药品和精神药品管理条例》《处方管理办法》。

2　响应级别

三级响应，符合其他响应级别的情形除外。

3　调查方法

3.1　如投诉举报人留有联系方式且愿意配合，现场调查前对投诉举报人进行沟通与询问，收集相关证据。

3.2　调查该机构《医疗机构执业许可证》上名称、地址、诊疗科目。

3.3　调查投诉举报人反映的处方，检查处方是否按规定开具。

3.4　对涉及的当事医师或药师进行询问调查，并调查医师或药师的相关资质(药师资格证名称)和处方开具、调剂情况。

3.5　涉及精麻方的调查要点:

3.5.1　医院是否取得麻醉药品和第一类精神药品的购用印鉴卡、是否设有精麻药品储存专柜,实行双人双锁管理。

3.5.2　医师是否经过麻醉药品和精神药品实用知识培训考核并取得相应的处方资格、是否使用专用精麻处方及开具的精麻药品剂型剂量是否符合临床诊断疾病的需要。

3.5.3　调查所使用的精麻处方是否进行专册登记,保存期限是否符合要求。

3.5.4　根据调查结果依法处理。

(七) 反映某医疗机构使用未注册在本机构的医生行医

1　调查依据

主要依据《中华人民共和国医师法》《医疗机构管理条例》《医疗机构管理条例实施细则》《处方管理办法》《医师外出会诊管理暂行规定》等。

2　响应级别

三级响应,符合其他响应级别的情形除外。

3　调查方法

3.1　如投诉举报人留有联系方式且愿意配合,现场调查前对投诉举报人进行询问调查,收集相关证据。

3.2　调查该机构《医疗机构执业许可证》上名称、地址、诊疗科目。

3.3　调查被投诉医生实际执业地点和注册地点、所从事的医疗执业行为(具体诊疗内容、是否出具医学文书)、执业时间等。

3.4　对属于会诊情形的,调查是否办理相关会诊手续,会诊双方单位是否具备相应资质等。

3.5　对属于本市医师外出行医管理情形的,调查相关协议签订情况，双方医疗机构是否具有相应资质，是否超出被邀请医生执业范围，医师医学专业技术职务任职资格情况，外出执业机构数和执业时间等，根据调查结果依法处理。

（八）反映医疗机构未征得患者同意施行手术、特殊检查或者特殊治疗

1　调查依据

主要依据《中华人民共和国医师法》《医疗纠纷预防和处理条例》《医疗事故处理条例》《病历书写基本规范》等。

2　响应级别

三级响应，符合其他响应级别的情形除外。

3　调查方法

3.1　如投诉举报人留有联系方式且愿意配合，现场调查前对投诉举报人进行沟通与询问，收集相关证据。

3.2　调查该机构《医疗机构执业许可证》上名称、地址、诊疗科目。

3.3　根据投诉举报人提供的病历资料，确认为患者施行的是否属于手术、特殊检查、特殊治疗等需要告知的诊疗技术。

3.4　调查病历中留存的相关知情同意书情况，是否有主治医师及患者或家属签名等。

3.5　对医疗机构法定代表人或其委托人及相关医生进行调查，确认违法主体和违法事实，根据调查结果依法处理。

（九）反映医疗机构出具虚假医学证明文件（健康证、病假单）

1　调查依据

主要依据《中华人民共和国医师法》《医疗机构管理条例》《医疗机构管理条例实施细则》等。

2　响应级别

三级响应，符合其他响应级别的情形除外。

3 调查方法

3.1 如投诉举报人留有联系方式且愿意配合，现场调查前对投诉举报人进行沟通与询问，确认是否有医务人员未经亲自诊查出具医学证明、收受不正当利益的情况。

3.2 调查该机构《医疗机构执业许可证》上名称、地址、诊疗科目，调查是否核准有健康体检服务方式。

3.3 如反映未经体检擅自办理健康证问题，确认身份信息后立即通过上海市从业人员预防性健康检查信息系统查询相关健康合格证明信息并固定证据。

3.4 对投诉举报人的诊疗过程进行调查，确认患者的姓名、病历、诊治科目、经治医师的姓名，病情及医学证明开具过程。

3.5 调查医疗机构开具医学证明的相关制度规定，并确认投诉事项中涉及的医务人员具体情况。

3.6 对涉及的医务人员（医生、护士）进行询问，确定是否存在未经亲自诊查开具医学证明的事实。

3.7 调查涉嫌虚假文件证明的内容，作出证明的具体诊断过程，检查实验室检验报告等原始记录，调查虚假文件造成的后果等。

3.8 对医疗机构法定代表人或其委托人及相关医生进行询问调查，确认违法主体和违法事实，根据调查结果依法处理。

（十）反映某医疗机构超出医疗器械治疗范围对患者开展医疗美容行为。

1 调查依据

主要依据《医疗器械临床使用管理办法》等。

2 响应级别

三级响应，符合其他响应级别的情形除外。

3 调查方法

3.1 如投诉举报人留有联系方式且愿意配合，现场调查前对

投诉举报人进行沟通与询问，收集相关证据。

3.2　核查该机构《医疗机构执业许可证》上名称、地址、诊疗科目。

3.3　调查患者病历资料，核查是否有投诉举报人所述医疗美容项目。

3.4　调查该机构是否建立并执行医疗器械进货查验记录制度、是否对使用医疗器械的工作人员进行技术培训，并核查投诉举报人所述医疗器械的注册证、适用范围等。

3.5　调查该机构内使用医疗器械的人员资质。

3.6　对医疗机构法定代表人或其委托人及相关医生进行询问调查，确认违法主体和违法事实，根据调查结果依法处理。

三、传染病防治类常见投诉举报(4种)

(一) 反映某医疗机构消毒隔离不规范(口腔科)

1　调查依据

主要依据《中华人民共和国传染病防治法》《消毒管理办法》等。

2　响应级别

三级响应，符合其他响应级别的情形除外。

3　调查方法

3.1　如投诉举报人留有联系方式且愿意配合，现场调查前对投诉举报人进行沟通与询问，收集相关证据。

3.2　调查该机构《医疗机构执业许可证》上名称、地址、诊疗科目。

3.3　调查制度建立和落实：检查口腔科消毒隔离制度是否建立，以及落实情况。

3.4　调查环境布局、设施配置和消毒情况：检查诊疗、清洗和消毒区域是否分开，是否配置器械酶洗、超声清洗或其他清洗设备，诊疗场所环境是否整洁，是否有每日消毒记录。

3.5 调查诊疗器械、灭菌物品和消毒器械的包装、消毒、使用是否符合消毒技术规范的要求：灭菌物品包装、化学消毒剂浓度、一次性使用医疗器械使用、诊疗器械清洗方法、灭菌物品的标识、接触口腔黏膜和进入人体无菌组织的口腔诊疗器械灭菌方法和灭菌效果等是否符合要求。

3.6 调查工作人员隔离防护、手卫生等是否符合要求。

3.7 调查医院感染监测是否符合要求：使用中的消毒剂浓度监测周期、灭菌设备的生物监测是否开展，生物监测周期是否达到每月一次，使用中的消毒剂、灭菌机的生物污染监测是否开展。

3.8 监督采样检测：必要时对相关物品或环节表面、工作人员手、使用中的消毒剂等进行采样，送专业检测机构检测。

3.9 对涉及的医务人员以及医院法定代表人或其委托人、从事消毒隔离工作的相关人员进行询问调查，确认违法主体和违法事实，根据调查结果依法处理。

(二) 反映某医疗机构未按规定处理医疗废物(分类收集、暂存设施、运送堆放、人员防护等)

1 调查依据

主要依据《中华人民共和国传染病防治法》《医疗废物管理条例》等。

2 响应级别

三级响应，符合其他响应级别的情形除外。

3 调查方法

3.1 如投诉举报人留有联系方式且愿意配合，现场调查前对投诉举报人进行沟通与询问，收集相关证据。

3.2 调查该机构《医疗机构执业许可证》上名称、地址、诊疗科目。

3.3 调查医疗机构是否建立、健全医疗废物管理制度、发生意外事故时的应急方案、专(兼职)人员管理和培训。

3.4　调查医疗机构内生活垃圾桶内是否存在医疗废物,确认医疗废物种类。

3.5　调查医疗机构内从事医疗废物处置相关人员职业卫生防护情况。

3.6　调查是否按照医疗废物类别使用专用包装物或容器,是否按规定进行分类收集并转运。

3.7　调查医疗废物暂存设施、设备及相关安全措施是否符合要求,暂存点是否设置符合规定的警示标识等。

3.8　调查医疗废物登记、医疗机构内部运送及集中处置交接登记情况。

3.9　调查医疗机构废水是否经消毒处理并开展监测。

3.10　对医院法定代表人或其委托人及从事医疗废物处置的相关人员进行询问调查,确认违法主体和违法事实,根据调查结果依法处理。

(三) 反映某基层医疗机构未按规定落实预检分诊问题(医疗机构不测体温、医务人员不戴口罩等疫情防控)

1　调查依据

主要依据《中华人民共和国传染病防治法》《上海市公共卫生应急管理条例》等。

2　响应级别

二级响应,符合其他响应级别的情形除外。

3　调查方法

3.1　如投诉举报人留有联系方式且愿意配合,现场调查前对投诉举报人进行沟通与询问,收集相关证据。

3.2　调查该机构《医疗机构执业许可证》上名称、地址、诊疗科目。

3.3　调查是否建立传染病预检、分诊制度，以及医务人员配备情况。

3.4　调查预检分诊是否有明显标识，设有测温设备、预检分诊登记本。

3.5　调查是否对就诊患者落实预检分诊、登记、报告及转诊：医疗机构门口“亮码、测温、戴口罩”等管理、询问患者的流行病学史、做好患者信息登记、发现发热或有流行病学史患者按疫情防控相关文件要求报告并转诊至定点医疗机构（注意第一时间调取医疗机构监控录像保存证据，以信息防丢失或被覆盖）。

3.6　调查门诊初诊医生是否对患者进行流行病学史问诊。

3.7　对医院法定代表人或其委托人及从事预检分诊和初诊的相关人员进行询问调查，确认违法主体和违法事实，根据调查结果依法处理。

（四）反映某医疗机构内发生医院感染问题

1　调查依据

主要依据《中华人民共和国传染病防治法》《医院感染管理办法》《上海市公共卫生应急管理条例》《消毒管理办法》等。

2　响应级别

二级响应，符合其他响应级别的情形除外。

3　调查方法

3.1　如投诉举报人留有联系方式且愿意配合，现场调查前对投诉举报人进行沟通与询问，了解发生院感时间和涉及具体人员、部门等信息，收集相关证据。

3.2　根据投诉举报人提供的信息，现场调查前向医疗机构核实是否发生院感，发生时间和涉及具体人员、部门、环节，是否采取具体的控制措施等。

3.3　调查该机构《医疗机构执业许可证》上名称、地址、诊疗科目。

3.4　调查医疗机构是否建立健全医院感染管理制度、应急措施，设置管理组织与部门、配备专（兼）职人员并定期开展相关知识与技术培训。

3.5　调查是否对院感控制重点部门环境卫生（包括空气、物表、医务人员手）和消毒剂、相关医疗器械等定期监测。

3.6　调查医疗机构发现医院感染病例是否按规定落实报告制度。

3.7　对医院法定代表人或其委托人及从事预检分诊和初诊的相关人员进行沟通与询问，确认违法主体和违法事实，根据调查结果依法处理。

四、医托类投诉举报(2种)

(一) 反映被医托骗至某医疗机构就诊，花费数千元中医药费

1　调查依据

主要依据《中华人民共和国基本医疗卫生与健康促进法》《中华人民共和国医师法》《医疗机构管理条例》《医疗机构管理条例实施细则》等。

2　响应级别

三级响应，符合其他响应级别的情形除外。

3　调查方法

3.1　如投诉举报人留有联系方式且愿意配合，现场调查前对投诉举报人进行沟通与询问，收集相关信息与证据。

3.2　调查该机构《医疗机构执业许可证》上名称、地址、诊疗科目及人员资质。

3.3　调查医疗机构人事合同、工资发放等财务流水账、涉嫌雇佣关系的书面协议及支付医托费用等的书面记录。

3.4　对医疗机构内正在就诊的患者进行询问调查。

3.5　调查涉案科室诊疗活动，对涉案科室医务人员进行询问调查。

3.6　对医院法定代表人或其委托人进行询问调查，确认违法主体和违法事实，根据调查结果依法处理。

（二）反映辖区内某三级医院及地铁站等附近有医托揽客现象

1　调查依据

主要依据《中华人民共和国基本医疗卫生与健康促进法》《中华人民共和国医师法》《医疗机构管理条例》《医疗机构管理条例实施细则》等。

2　响应级别

三级响应，符合其他响应级别的情形除外。

3　调查方法

3.1　如投诉举报人留有联系方式且愿意配合，现场调查前对投诉举报人进行沟通与询问，收集相关信息与证据。

3.2　根据投诉举报人提供线索，协同公安、城管等相关部门联合行动，控制医托。

3.3　如控制医托，对其进行询问调查，获取雇佣医托单位的信息，现场如有患者，可对患者进行询问调查。

3.4　如雇佣医托的单位不属于本区管辖，将相关材料移交。

3.5　如雇佣医托的单位属于本区管辖，则对该单位进行现场调查。

3.6　如雇佣医托的单位为医疗机构的，参考前述“（一）反映被医托骗至某医疗机构就诊，花费数千元中医药费”的调查方法开展调查。

3.7　如雇佣医托的单位为非医疗机构，但现场发现有开展医疗活动，参考无证行医的调查方法。

五、公共场所类常见投诉举报(6种)

(一) 反映某公共场所从业人员无健康合格证或持过期健康合格证上岗

1 调查依据

主要依据《公共场所卫生管理条例》《公共场所卫生管理条例实施细则》等。

2 响应级别

三级响应,符合其他响应级别的情形除外。

3 调查方法

3.1 如投诉举报人留有联系方式且愿意配合,现场调查前对投诉举报人进行沟通与询问,收集相关证据。

3.2 系统查询一户一档,初步判定该场所是否取得《公共场所卫生许可证》。

3.3 核查该场所的公共场所卫生许可证工商营业执照等证照信息。

3.4 调查该公共场所内正在直接为顾客服务的从业人员,记录姓名和所从事岗位,与举报人提供的信息进行比对;如必要,现场对从业人员或顾客进行询问调查。

3.5 现场通过上海市从业人员预防性健康检查信息系统查询正在从事直接为顾客服务工作的从业人员的健康合格证明信息。

3.6 对该公共场所经营者及其他工作人员进行询问调查,确认违法主体和违法事实,根据调查结果依法处理。

(二) 反映某酒店房间内卫生状况差(如床单有污渍、房间有虫媒、反复使用一次性用品用具等)

1 调查依据

主要依据《公共场所卫生管理条例》《公共场所卫生管理条例实

施细则》等。

2　响应级别

三级响应，符合其他响应级别的情形除外。

3　调查方法

3.1　如投诉举报人留有联系方式且愿意配合，现场调查前对投诉举报人进行沟通与询问，收集相关证据。

3.2　系统查询一户一档，初步判定该场所是否取得公共场所卫生许可证。

3.3　核查该场所的公共场所卫生许可证、工商营业执照等证照信息。

3.4　调查该场所是否设立卫生管理部门或者配备专（兼）职卫生管理人员，建立卫生管理档案（包括制度、检测报告、从业人员培训情况等）。

3.5　现场通过上海市从业人员预防性健康检查信息系统查询正在从事直接为顾客服务工作的从业人员的健康合格证明信息。

3.6　调查该场所清洗、消毒、保洁、盥洗等设施设备和公共卫生间的设置和使用情况。

3.7　调查该场所预防控制鼠、蚊、蝇、蟑螂和其他病媒生物的设施设备以及废弃物存放专用设施设备的配备和使用情况。

3.8　调查该场所公共用品用具消毒记录、布草等外送清洗等记录。

3.9　必要时可委托第三方对公共用品用具进行采样送检。

3.10　对该公共场所经营者及其他工作人员进行询问调查，确认违法主体和违法事实，根据调查结果依法处理。

(三) 反映某公共场所空气浑浊、有甲醛味等异味问题

1　调查依据

主要依据《公共场所卫生管理条例》《公共场所卫生管理条例实

施细则》等。

2　响应级别

三级响应（如出现伤亡情况或群体不适症状适应一级响应）

3　调查方法

3.1　如投诉举报人留有联系方式且愿意配合，现场调查前对投诉举报人进行沟通与询问，收集相关证据。

3.2　系统查询一户一档，初步判定该场所是否取得公共场所卫生许可证。

3.3　核查该场所的公共场所卫生许可证、工商营业执照等证照信息。

3.4　调查公共场所空气有异味的可能原因，携带必要的采样及快速检测仪器设备进行现场采样及快速检测（CO、甲醛等）。

3.5　调查有关通风设施是否正常运行，相关卫生管理档案是否完整。

3.6　调查空气、微小气候等环境状况是否按时进行卫生检测。

3.7　调查是否制定公共场所危害健康事故应急预案或者方案，如发生危害健康事故，该场所经营者是否及时准确上报危害健康事故、是否已立即采取处置措施以避免危害扩大；及时了解人员的伤亡和不适情况变化。

3.8　对该公共场所经营者及其他工作人员进行询问调查，确认违法主体和违法事实，根据调查结果依法处理。

（四）反映某室内公共场所内有人吸烟、单位未及时劝阻等违反控烟管理问题

1　调查依据

主要依据《上海市公共场所控制吸烟条例》等。

2　响应级别

三级响应，符合其他响应级别的情形除外。

3　调查方法

3.1　如投诉举报人留有联系方式且愿意配合，现场调查前对投诉举报人进行沟通与询问，收集相关证据，进一步确定是否属于卫生健康管理部门管辖的禁烟或控烟场所。

3.2　系统查询一户一档，初步判定该场所是否取得公共场所卫生许可证。

3.3　核查该公共场所卫生许可证、工商营业执照等证照信息。

3.4　调查该公共场所是否建立禁烟管理制度，禁烟标志和监管部门电话是否设置在禁止吸烟区域的醒目位置。

3.5　调查该公共场所的禁烟场所范围内是否有人正在吸烟且不听劝阻，是否存在烟蒂。

3.6　调查该公共场所是否履行了劝阻职责，核实投诉举报人提供的证据，举报人提供的视听资料内容需经被调查人确认后方可作为证据使用。

3.7　调查禁止吸烟区域内是否设置与吸烟有关的器具、烟蒂等。

3.8　对该公共场所控烟管理单位法定代表人或其委托人及控烟管理人员进行询问调查，确认违法主体和事实，根据调查结果依法处理。

（五）反映某游泳池水质差、水浑浊、有刺激性气味，游泳后皮肤起疹子或发生尿路感染等问题

1　调查依据

主要依据《公共场所卫生管理条例》《公共场所卫生管理条例实施细则》等。

2　响应级别

二级响应，符合其他响应级别的情形除外。

3　调查方法

3.1　如投诉举报人留有联系方式且愿意配合，现场调查前对

投诉举报人进行沟通与询问，收集相关证据。

3.2　系统查询一户一档，初步判定该场所是否取得公共场所卫生许可证。

3.3　携带必要的采样及快速检测仪器设备进行采样并现场快速水质检测(余氯、浑浊度)，初步判定该游泳池水质是否符合相关卫生标准；视现场快检情况并结合投诉举报的具体问题，委托第三方进行水质采样。

3.4　核查该公共场所卫生许可证、工商营业执照等证照信息。

3.5　调查该场所内是否按规定进行水质检测(自检及委托第三方检测)和结果公示。

3.6　调查该场所是否配备池水循环消毒设备并正常运行。

3.7　调查强制通过式浸脚消毒池是否有水且符合卫生标准。

3.8　调查消毒产品使用记录和卫生许可批件索证。

3.9　现场通过上海市从业人员预防性健康检查信息系统查询正在从事直接为顾客服务工作的从业人员的健康合格证明信息。

3.10　调查该场所泳客是否有不适情况。

3.11　对该公共场所经营者进行询问调查，确认违法主体和违法事实，根据调查结果依法处理。

(六) 反映某公共场所的集中空调通风系统不及时清洗，有异味等问题

1　调查依据

主要依据《公共场所卫生管理条例》《公共场所卫生管理条例实施细则》《上海市集中空调通风系统卫生管理办法》等。

2　响应级别

三级响应，符合其他响应级别的情形除外。

3　调查方法

3.1　如投诉举报人留有联系方式且愿意配合，现场调查前对

投诉举报人进行询问调查,收集相关证据。

3.2　系统查询一户一档,查看该场所集中空调通风系统是否建档,是法定公共场所还是其他场所。

3.3　现场检查:明确集中空调通风系统卫生管理单位主体(工商营业执照、公共场所卫生许可证等信息),集中空调通风系统卫生设施及其运行情况。

3.4　调查该场所集中空调通风系统卫生管理档案资料(管理制度,应急预案,人员卫生管理〈培训〉情况,空调机组、空气过滤器、表冷器、加湿器、冷凝水盘等设备和部件清洗、消毒记录,冷却塔清洗消毒记录,集中空调通风系统检测情况等)是否符合要求。

3.5　委托第三方对冷却水、冷凝水中嗜肺军团菌、新风量、送风中可吸入颗粒物、送风中微生物、致病菌、风管内表面积尘量、风管内表面微生物等关键指标进行检测。

3.6　对该公共场所法定代表人或其委托人进行询问调查,确认违法主体和违法事实,根据调查结果依法处理。

六、生活饮用水类常见投诉举报(2种)

(一) 反映居民家中自来水中有红虫,水黄、浑浊、有杂质、有异味等问题

1　调查依据

主要依据《上海市生活饮用水二次供水卫生管理办法》等。

2　响应级别

2.1　群体反映或出现群体不适现象,适用一级响应。

2.2　个体反映或未出现人员不适等其他情形,适用二级响应。

3　调查方法

3.1　如投诉举报人留有联系方式且愿意配合,现场调查前对投诉举报人进行沟通与询问,收集相关证据,并与投诉举报人约定上门调查时间;如投诉举报人未留联系方式,系统查询并联系投诉

点的二次供水管理单位了解是否存在所诉情况或直接至投诉举报地点开展调查。

3.2　携带必要的现场检测仪器(浊度仪、余氯计)、专用采样瓶至现场进行快速检测浑浊度、余氯,并采集水样。

3.3　询问投诉举报人及物业公司,了解投诉事项发生的时间、范围、严重程度、水箱日常维护和清洗情况,相邻住宅二次供水水质情况。

3.4　调查水箱、管道等二次供水设施及周边情况,判断是否存在环境污染;如调查发现水质污染在于城市管网或者水厂污染,应及时通知环保和水务部门介入调查,如影响范围较大,或出现介水传染病或化学中毒患者,应按照突发事件及时上报,并由疾控部门及时展开流行病学调查。

3.5　调查二次供水设施,顺序从低位蓄水池到高位水箱,主要查看二次供水设施密封情况,如:水箱入口是否加盖,水箱顶部、侧壁、转角是否有较大缝隙,溢水管口是否加网罩,溢水管是否有破损等。

3.6　调查二次供水管道(包括进用户前的小水管),是否存在U型结构。

3.7　调查居民家中是否自行安装有净水设备。

3.8　调查物业二次供水日常管理情况,包括清洗单位的资质、管水人员健康合格证、产品批件等方面。

3.9　对二次供水管理单位的法定代表人或其委托人、投诉举报人、小区居民等相关人员进行询问调查,确定违法主体和违法事实,根据调查结果依法处理。

3.10　如调查中发现二次供水管道存在产品质量等问题,需联合街镇、房管部门、开发商及物业等协调解决。

(二) 反映某小区水箱清洗消毒人员未进行健康体检问题

1　调查依据

主要依据《上海市生活饮用水二次供水卫生管理办法》等。

2　响应级别

三级响应,符合其他响应级别的情形除外。

3　调查方法

3.1　如投诉举报人留有联系方式且愿意配合,现场调查前对投诉举报人进行沟通与询问,收集相关证据。

3.2　携带必要的现场检测仪器(浊度仪、余氯计)至投诉点,如有必要,进行现场快速检测。

3.3　现场向物业公司调查水箱清洗的承担单位名称、是否取得资质、注册地和营业地、与小区物业的关系、是否签订委托合同,检查清洗登记记录和清洗人员名单。

3.4　调查清洗单位健康证办理情况、水箱清洗记录档案;必要时对水箱清洗消毒人员做询问调查。

3.5　对二次供水管理单位的法定代表人或其委托人、水箱清洗的承担单位或清洗人员进行询问调查,确定违法主体和违法事实,根据调查结果依法处理。

七、职业卫生类常见投诉举报(2种)

(一) 反映用人单位不安排接触职业病危害因素的员工体检。

1　调查依据

主要依据《中华人民共和国职业病防治法》等。

2　响应级别

三级响应,符合其他响应级别的情形除外。

3　调查方法

3.1　如投诉举报人留有联系方式且愿意配合,现场调查前对投诉举报人进行沟通与询问,包括劳动合同、从事岗位、接触职业病危害因素及历年职业健康检查情况等基本信息,并收集相关证据,初步判断调查重点是上岗前、在岗期间或离岗时职业健康体检。

3.2　系统查询用人单位一户一档信息,了解用人单位基本信息及申报职业病危害因素的情况。

3.3　现场调查用人单位职业病危害因素申报情况、接触职业病危害因素劳动者的职业健康体检资料。

3.4　调查举报人所述岗位，结合该作业场所职业病危害因素检测报告，确认举报人接触职业病危害因素的种类。

3.5　调查举报人的劳动合同，确认其是否为劳务派遣员工，是否为新上岗、非新上岗或已离岗员工。

3.6　对用人单位法定代表人或其委托人进行询问调查（必要时对投诉人周围的劳动者进行询问调查），确认违法主体和事实，根据调查结果依法处理。

（二）反映用人单位拒绝配合提供职业病诊断相关资料

1　调查依据

主要依据《中华人民共和国职业病防治法》《职业病诊断与鉴定管理办法》等。

2　响应级别

三级响应，符合其他响应级别的情形除外。

3　调查方法

3.1　如投诉举报人留有联系方式且愿意配合，现场调查前对投诉举报人进行沟通与询问，包括劳动合同、从事岗位、接触职业病危害因素及历年职业健康检查情况等基本信息，并收集相关证据，初步判断调查重点是上岗前、在岗期间或离岗时职业健康体检。如投诉人未向职业病诊断机构提出过申请，需告知投诉人自行至职业病诊断机构申请职业病诊断。

3.2　系统查询用人单位一户一档信息，了解用人单位基本信息及职业病危害因素的申报情况。

3.3　调查用人单位是否如实申报职业病危害因素。

3.4　调查用人单位接触职业病危害因素劳动者的职业健康体

检资料，核查是否有疑似职业病人等信息。

3.5　调查举报人的岗位及职业健康体检资料，结合职业病危害因素检测情况，确认举报人接触职业病危害因素的种类。

3.6　调查举报人的劳动合同，确认其是否为劳务派遣员工，是否为新上岗、非新上岗或已离岗员工。

3.7　对用人单位法定代表人或其委托人进行询问调查，确认违法主体和事实，根据调查结果依法处理。

3.8　如用人单位已配合劳动者申请职业病诊断工作，应告知用人单位应当如实提供相关资料。

八、消毒产品类常见投诉举报(3种)

(一) 反映在商店(如卖场、药房)购买的消毒产品标签问题，包括高效、消炎、治疗疾病、缓解症状等夸大宣传的情形

1　调查依据

主要依据《消毒管理办法》《消毒产品标签说明书管理规范》等。

2　响应级别

三级响应，符合其他响应级别的情形除外。

3　调查方法

3.1　如投诉举报人留有联系方式且愿意配合，现场调查前对投诉举报人进行沟通与询问，收集相关产品证据(如产品照片、付款票据等)。

3.2　根据投诉人举报内容和提供的材料，首先查看产品名称是否符合消毒产品命名要求、产品标签是否标注有消证字号、产品适用范围是否符合《消毒产品分类目录》内容等，初步判断投诉举报的产品是否属于消毒产品，依据《消毒产品标签说明书管理规范》要求，初步判断产品标签是否存在问题。

3.3　调查被投诉的商店核实购销情况，确认投诉产品为该商店销售的产品。查看产品实物，调查该种消毒产品包装和标签说明

书等相关信息内容是否存在夸大宣传、治疗疾病等情形。同时向商家了解索证情况，包括生产企业工商营业执照、消毒产品生产企业卫生许可证，并查看该批消毒产品购入时间、购入凭证、发货单据、销售清单等购买销售的相关凭证等。

3.4　若发现消毒产品生产企业所在地为外省市，需发协查函至当地卫生行政部门进行确认。

3.5　对消毒产品生产经营单位法定代表人或其委托人及消毒产品经营单位分别进行询问调查，确认违法主体和事实，根据调查结果依法处理。

3.6　若调查中发现投诉的产品不属于消毒产品(包括非消毒产品标注有消证字号的)，对经营单位开具卫生监督意见书，产品下架处理。同时发协查函至产品生产企业所在卫生行政部门，要求生产企业进行标签整改。

3.7　涉嫌生产、销售假冒伪劣产品，移送其他相关监管部门依法处理。

(二) 反映在商店(如卖场、药房)购买的消毒产品无证

1　调查依据

主要依据《消毒管理办法》《消毒产品标签说明书管理规范》等。

2　响应级别

三级响应，符合其他响应级别的情形除外。

3　调查方法

3.1　如投诉举报人留有联系方式且愿意配合，现场调查前对投诉举报人进行沟通与询问，收集相关产品证据(如产品照片、付款票据等)。

3.2　根据投诉人提供的产品，初步判断投诉举报的产品是否属于消毒产品：查看产品标签上是否标注有消证字号、产品名称是否符合消毒产品命名要求、产品适用范围等，结合《消毒产品分类目录》等内容进行初步判定。

3.3 调查被投诉的商店核实购销情况，确认投诉产品为该商店销售的产品。查看产品实物，进一步确认是否为消毒产品，同时查看该批消毒产品购入时间、购入凭证、发货单据、销售清单等购买销售的相关凭证等。

3.4 对消毒产品生产经营单位法定代表人或其委托人进行询问调查，确认违法主体和事实，根据调查结果依法处理。若为消毒产品，要求商家提供相关索证材料，包括生产企业工商营业执照、消毒产品生产企业卫生许可证。核对投诉举报的产品是否在生产企业许可证生产类别范围内，生产时间是否在许可证有效期内。

3.5 若发现被投诉的消毒产品涉嫌无卫生许可证，需进一步与生产企业进行产品确认，或发协查函至当地卫生行政部门进行调查确认，确实为无证生产的消毒产品（超范围生产也属于无证），需对经营单位进行立案处罚。

3.6 调查该产品为非消毒产品而标注有消证字号的，对经营单位开具卫生监督意见书，产品下架处理。同时发协查函至产品生产企业所在卫生行政部门，要求生产企业进行标签整改。

3.7 涉嫌生产、销售假冒伪劣产品，移送其他相关监管部门依法处理。

（三）反映商店（如卖场、药房）购买的消毒产品质量存在问题（包括产品卫生安全评价不合格的）

1 调查依据

主要依据《消毒管理办法》《消毒产品卫生安全评价技术要求》等。

2 响应级别

三级响应，符合其他响应级别的情形除外。

3　调查方法

3.1　如投诉举报人留有联系方式且愿意配合，现场调查前对投诉举报人进行沟通与询问，收集相关产品证据（如产品照片、付款票据、具体产品质量问题等）。

3.2　根据投诉人提供的产品，初步判断投诉举报的产品是否属于消毒产品：查看产品标签上是否标注有消证字号、产品名称是否符合消毒产品命名要求、产品适用范围等，结合《消毒产品分类目录》进行初步判定。

3.3　调查被投诉的商店核实购销情况，确认投诉产品为该商店销售的产品；查看产品实物，进一步确认是否为消毒产品，同时查看该批消毒产品购入时间、购入凭证、发货单据、销售清单等购买销售的相关凭证等。

若为消毒产品，要求商家提供相关索证材料，包括生产企业工商营业执照、消毒产品生产企业卫生许可证、该批次产品出厂检测报告、第一第二类消毒产品卫生安全评价报告等。

3.4　对消毒产品生产经营单位法定代表人或其委托人进行询问调查，确认违法主体和事实，根据调查结果依法处理。若发现被投诉的消毒产品涉嫌产品质量问题（包括无质检报告、报告不合格、第一第二类产品卫生安全评价不合格等），需进一步与生产企业进行产品确认，或发协查函至当地卫生行政部门进行调查确认，确实为产品质量问题，需对经营单位进行立案处罚。

3.5　涉嫌生产、销售假冒伪劣产品，移送其他相关监管部门依法处理。

九、涉水产品类常见投诉举报(1 种)

反映购买的水管、净水器等涉水产品无卫生许可批件

1　调查依据

主要依据《生活饮用水卫生监督管理办法》等。

2 响应级别

三级响应,符合其他响应级别的情形除外。

3 调查方法

3.1 如投诉举报人留有联系方式且愿意配合,现场调查前对投诉举报人进行沟通与询问,收集相关产品证据。

3.2 系统查询生产企业信息和产品是否取得卫生许可批件。

3.3 现场核实经销单位能否提供相关产品的卫生许可批件和生产单位工商营业执照。

3.4 必要时对生产相关产品的企业进行现场调查,了解该产品是否进行卫生安全评价,是否取得卫生许可批件,检查批件中核准的产品范围和种类;调查销售的渠道和销售数量,生产和销售的清单,以及销售所得等。

3.5 对外省市生产的涉水产品,应向生产企业所在地省级卫生监督机构提出协查要求或进行移送。

3.6 对销售无卫生许可批准文件的,涉及饮用水卫生安全的产品的生产企业、经销单位或个人进行调查询问,确认违法主体和违法事实,根据调查结果依法处理。

3.7 调查生产经营单位有制假、伪造卫生许可批件的,可移送公安部门依法处理。

3.8 调查发现涉嫌生产、销售伪劣产品,移送市场监管部门依法处理。

(曹波　撰写)

附件 1　调查前电话沟通记录

电话记录(模板)

去电人姓名 电话	监督员姓名 录音电话号码	接电人 姓名电话	接电人姓名 接电人电话号码
时间	* 年 * 月 * 日 * 时 * 分	记录人	监督员姓名
电话内容	监督员：您好，我是 * * 卫生健康委员会监督所工作人员，您是 * * * 吗？ 接电人：……(按实际情况记录)。 监督员：接到您反映 * * * 的问题，您的诉求是 * * * 对吗？ 投诉举报人：……(按实际情况记录，如对上述有修改或新的诉求，一并记录开展调查)。 监督员：您对反映的问题有什么证据提供吗？愿意配合调查吗？ 投诉举报人：……(按实际情况记录)。 监督员：……(如投诉举报人愿意提供书面证据或配合询问调查，监督员应提供地址、电子邮箱等相应的联系方式)。 监督员：您反映的问题我们将开展调查，待调查结束后另行电话回复。 投诉举报人：……(1. 如投诉举报人提出寄送书面回复的要求，监督员记录具体寄送地址；2. 如投诉举报人询问调查和回复时限，监督员仅需告知对方将按照投诉举报处置流程进行调查，调查结果会视案件调查进展情况及时沟通)。 (注：关于投诉举报回复时限，在法律法规层面未有明确规定。)		

使用说明：用于投诉举报案件调查，答复过程中记录电话内容。

附件 2-1　调查报告模板 1(内部文书保存,无需上报)

关于×××(被投诉举报单位/人)涉嫌×××(主要投诉举报内容)的调查情况报告

我所于×年×月×日接到投诉举报人×××……(来电/来访/来信等写明投诉举报来源)投诉举报,现将有关情况汇报如下:

一、投诉举报反映的问题

(逐一列出投诉举报反映的问题)

(一) ×××医院使用无资质人员×××从事……

(二) ×××医院未经许可擅自开展……

(三) ……

二、现场检查情况

(结合投诉举报内容写明现场检查的情况、相关证据的名称和数量。不需现场检查的此部分内容可省略。)

我所于×年×月×日对……进行了监督检查。现场查见……

三、调查情况

(应体现调查人员证据收集的工作过程,以及相关证据是否能论证投诉举报内容或所查事实存在与否。应写明何时向何单位/人进行了调查,获取了哪些与投诉举报案件事实有关的证据材料,相关当事人是否承认或有何辩称陈述。上述证据对案件事实有何证明力、如何认定。有多项投诉举报内容的应逐一写明。如是重复投诉举报,应写明以往调查处理情况。)

×年×月×日对……进行了调查询问。经调查……

四、处理意见

（应写明处理意见和答复情况。处理意见中应对投诉举报内容和调查中发现的违法违规行为逐一提出处理意见。对免除、减轻、从轻、从重处理的应写明事实依据和法律依据。有多项投诉举报内容的或发现多项违法违规行为的，应逐条写明，做到条理清楚。答复情况应写明答复时间和答复方式。）

（一）关于使用无资质人员×××从事……的问题，拟予以立案处罚。

（二）关于未经许可擅自开展……的问题，因……难以认定该院存在未经许可擅自开展……的行为，故不予处理。

（三）投诉举报内容中提及的……问题，非卫生监督部门管理职责，建议投诉举报人向……反映。

（四）在检查中发现的……问题，拟对该院给予不良记分处理。

已于×年×月×日书面/电话答复投诉举报人。

××区卫生健康委员会监督所

×年×月×日

附件 2-2　调查报告模板 2(上报区卫健委各处室/市所/纪委监察委等)

关于×××(被投诉举报单位/人)涉嫌×××(主要投诉举报内容)的调查情况报告

××区卫生健康委员会/××市卫生健康委员会监督所/纪委监察委等上级部门：

我所于×年×月×日接到……(上级转办单的编号或来电/来访/来信等来源)的投诉举报，现将有关情况汇报如下：

……

(具体检查和调查处理情况格式同调查报告模板 1)

特此报告。

××区卫生健康委员会监督所

×年×月×日

附件 2-3　调查报告模板 3(区卫健委信访分类件)

关于×卫信(年份)×××号的调查情况报告

×卫信(年份)×××号来信已收悉,针对信访人×××反映(被投诉举报单位/人)涉嫌×××(主要投诉举报内容)的投诉举报,现将有关情况汇报如下:

……

(以"本机关"为第一人称,其他调查情况报告内容同调查报告模板 1)

××区卫生健康委员会

×年×月×日

附件 3　回复电话记录模板

电话记录(模板)

去电人姓名 电话	监督员姓名 录音电话号码	接电人姓名电话	接电人姓名 接电人电话号码
时间	* 年 * 月 * 日 * 时 * 分	记录人	监督员姓名
电话内容	以问答式进行记录 监督员：您好，我是××区卫生健康委员会监督所工作人员，您是 * * * 吗？ 接电人：……(按实际情况记录)。 监督员：现在对您反映 * * * 的问题进行回复。1. 关于您反映×××的问题，已立案调查，准备对×××进行行政处罚；2. 关于您反映×××的问题，已/拟开具监督意见书(责令改正通知书等)；3. 关于您反映×××的问题，非本单位职能，建议您向其他监督部门反映……您对上述调查处置情况清楚了吗？ 投诉举报人：……(按实际情况记录)。 监督员：您还有其他问题吗？ 投诉举报人：……(按实际情况记录)。		

使用说明：用于投诉举报案件调查，答复过程中记录电话内容。

附件 4　书面回复模板

×××：

您好！您来电/来访/来信反映×××(主要投诉举报内容)，现回复如下(仅需针对举报内容进行回复)：

1. 关于您反映×××的问题，经调查，查实×××(当事人)存在……(查实的违法行为)行为，已对其立案拟进行行政处罚/记分/责令改正通知书/监督意见书(不同违法行为依次列出问题与对应的处理)。

2. 关于您反映×××的问题，经调查……(概述对当事人的调查情况)，故依据不足，不予处理。

3. 关于您反映×××的问题，非卫生监督部门管理职责，建议您向……(相关职能部门)反映。

如您对本机关的答复不服，可自收到本答复之日起六十日之内向××区人民政府申请复议，或者六个月内向××市××区人民法院提起行政诉讼。

此复。

××区卫生健康委员会

×年×月×日

参考文献

[1] 刘艳. 卫生监督员实用手册[M]. 上海：上海科学技术出版社，2023.

[2] 徐天强. 卫生监督工作指南（第 2 版）[M]. 上海：上海科学技术出版社，2012.

[3] 国家卫生健康委卫生健康监督中心. 传染病防治执法监督工作手册[M]. 北京：中国人口出版社，2019.

[4] 国家卫生健康委卫生健康监督中心. 卫生行政执法办案基础与实务 100 问[M]. 北京：中国人口出版社，2019.

[5] 国家卫生健康委员会综合监督局等. 医疗机构依法执业指引[M]. 北京：中国人口出版社，2020.

[6] 达庆东，戴金增. 卫生监督[M]. 上海：复旦大学出版社，2003.

[7] 范稷. 卫生监督基础[M]. 上海：上海交通大学出版社，2018.

[8] 莫伟文. 公共场所卫生监督[M]. 上海：上海交通大学出版社，2018.

[9] 陈春晖. 放射与职业卫生监督[M]. 上海：上海交通大学出版社，2018.

[10] 王绍鑫. 传染病防治监督[M]. 上海：上海交通大学出版社，2018.

[11] 刘洪. 卫生技术人员监督[M]. 上海：上海交通大学出版社，2018.

[12] 唐燕. 医疗机构执业监督[M]. 上海：上海交通大学出版社，2018.

[13] 应亮. 生活饮用水和健康相关产品卫生监督[M]. 上海：上海交通大学出版社，2018.

[14] 杨艰萍. 学校与托幼机构卫生监督[M]. 上海：上海交通大学出版社，2018.